Carl-Auer

Dieses Buch ist meiner Mutter Joan gewidmet,
die immer liebevoll und großmütig war
und unermüdlich in ihrem Bemühen,
ihren Kindern die Möglichkeiten im Leben zu geben,
die ihr selbst versagt waren.

Michael White

Landkarten der narrativen Therapie

Mit einem Vorwort von Wolfgang Loth

Aus dem Englischen von Astrid Hildenbrand

Dritte Auflage, 2026

Umschlaggestaltung: Uwe Göbel
Umschlagfoto: Philippe Devanne – Fotolia.com
Redaktion: Markus Pohlmann
Satz: Verlagsservice Hegele, Heiligkreuzsteinach
Printed in Germany
Druck und Bindung: CPI books GmbH, Leck

Dritte Auflage, 2026
ISBN 978-3-89670-741-3

Die Originalausgabe dieses Buches erschien unter dem Titel »Maps of Narrative Practice«
bei W. W. Norton & Company, Inc., New York

Bibliografische Information der Deutschen Nationalbibliothek:
Die Deutsche Nationalbibliothek verzeichnet diese Publikation
in der Deutschen Nationalbibliografie; detaillierte bibliografische
Daten sind im Internet über http://dnb.d-nb.de abrufbar.

Inhalt

Vorwort

Landkarten stehen für ebenso praktische wie magische Assoziationen. Als älteste bekannte Landkarte gilt eine etwa 20 000 Jahre alte Schnitzerei aus Mammutelfenbein. Sie wird als Lageplan von Jägern und Sammlern auf dem Gebiet der heutigen Ukraine gedeutet (Probst 1992). Das Erkunden so genannter »weißer Flecken« auf späteren Landkarten war ein ungemein bewegendes Motiv für viele, sowohl als aktive Erforscher wie auch für ein gebanntes Publikum, das den Berichten über das Erkunden dieser weißen Flecken folgte. Wenn Michael White zu Beginn dieses Buches über seine eigene Faszination für Landkarten schreibt, wird etwas spürbar sowohl von der praktischen Hilfe, wie auch von der Magie, die sich für ihn damit verband. Und doch lässt sich vielleicht gerade über diesen Bedeutungsreichtum des Begriffs Landkarte eine Frage ins Spiel bringen, die mir für das Verständnis Narrativer Therapie wesentlich erscheint.

Die Frage: Was wären die »weißen Flecken«, die Michael White erkundet hat? Zugegeben: ein Wortspiel, doch das wäre nur die Ablenkung am Rande. Folgenreicher scheint mir, dass eine solche Frage zum Kern vordringt, ohne ihn als solchen auszuweisen. Wer sich auf sie einlässt, hat sich eine Weichenstellung eingefangen, die zunächst meist unbeachtet bleibt und womöglich erst sehr viel später wirkmächtig daherkommt. Hat das etwas mit Michael White zu tun? Nun, ich könnte jetzt vielleicht damit beginnen, die Flecken auszumalen, vielleicht sogar einen Kontinent, der sich durch Michael Whites Erkundungen plastisch und womöglich präzise erfahren lässt. Und hätte damit Michael White womöglich zu einem Kolonisator stilisiert, zu jemandem, der einen Kontinent – oder weniger bildhaft – einen Sinnzusammenhang – »besetzt« hat. Dies dürfte in Grundwiderspruch stehen zu Michael Whites Intentionen und Handlungen, und die Lektüre des vorliegenden Buches erschließt das zuhauf. Dazu später.

Ein anderer Aspekt ergibt sich aus der Frage, welchen Unterschied es macht, Michael Whites Publikation als »Text« oder als »Kontext« zu lesen. Auch diese Frage erschöpft sich nicht im Wortspiel. Der Unterschied liegt darin, dass im Kontext-Fall zwei Themen viel deutlicher in den Vordergrund geraten: Zum einen wird deutlich, dass Michael White in seinen Publikationen Denkmäler unbedingter Kollaboration setzt. Was hier zusammenkommt, ist immer als ein gemeinsames Werden erkennbar. Das andere Thema ist der Entstehungszusammenhang Narrativer Therapie selbst. Cheryl White beschreibt es auf eine Weise, die ein ungemein lebendiges Kraftfeld vor dem inneren Auge entstehen lässt, das Michael White und David Epston Anfang der 1980er Jahre miteinander – ja was eigentlich: schufen? Nein, mir scheint eher zu treffen: miteinander *waren*, und ihre Partnerinnen Cheryl White und Ann Epston waren Teil dieses Kraftfeldes. »Die Ursprünge dessen, was jetzt als Narrative Therapie bekannt ist«, schreibt Cheryl White, »entwickelte sich gemeinsam aus einer miteinander geteilten politischen Philosophie und über endlose Stunden des Miteinanderredens« (White 2009, S. 60, Übers. WL).

Als »Kontext« verstanden, lässt sich nun im Einklang mit Michael Whites Grundhaltung darüber nachdenken, wie nachhaltig er selbst zu diesem Geschehen beigesteuert hat, sodass sein Name heutzutage sozusagen für das Programm steht. Seine infrastrukturelle Position Ende der 1970er Jahre als Herausgeber des *Australian Family Therapy Journal* und als Ausbilder dürfte für das Ausstrahlen des Kraftfeldes White/Epston ebenso bedeutsam gewesen sein wie seine Fähigkeit, sich in etwas »reinzudrehen«. Wie Cheryl White schreibt, war David Epston bekannt dafür, dass er tausend Bücher las, aber alle nur einmal, während Michael White sich immer für eine Zeit auf einen bestimmten Autor konzentrierte und dann ein und dasselbe Buch die sprichwörtlichen tausend Male immer wieder las und immer wieder Neues und Inspirierendes dabei entdeckte. Mir scheint, dass ihm das dabei geholfen hat, ein Kunststück zu vollbringen: Das Kunststück, auf der Basis eines poststrukturalistischen Denkens Strukturen nachzuzeichnen, die nicht kategorisieren, sondern orientieren. Wenn man so will: Landkarten für Struktouren …

Wie zeigt sich das in den hier vorliegenden »Landkarten«? Das Kunststück besteht meines Erachtens zum einen darin, wirklichen Freiraum zu schaffen – »wirklich« im Sinne von: nicht durch Zugeständnisse oder neue Verpflichtungen erkauft. Und das Freie am »Freiraum«? Mir scheint, es besteht darin, im menschenmöglichen Maß »neu anfangen« zu können, nicht bei »Null«, aber bei der Idee, sich als ein »umfassenderer« Mensch verstehen und verständigen zu können. Und hier beginnt das »zum anderen«: Der Freiraum ist nicht leer, sondern offen. Die Beiträge von Therapeuten können darin bestehen, sich im offenen Raum neu orientieren zu lernen.

Die Radikalität, mit der Michael White dabei auf Netz und doppelten Boden verzichtet, ist umso bemerkenswerter in einer Zeit, in der therapeutische und beraterische Hilfen zunehmend in technizistische und digitalisierende Rahmen festgeschrieben zu werden scheinen. Demgegenüber zieht sich ein aufmerksames, unerschrockenes Zutrauen wie ein roter Faden durch Michael Whites Geschichten und Berichte. Diese Geschichten handeln zunächst von Menschen, die mit Vorstellungen von sich in der Welt identisch geworden zu sein scheinen. Dies verwundert zunächst einmal nicht, enthält die gängige (westliche) Vorstellung von Identität doch genau diese zuverlässige Anbindung einer (Lebens-)Geschichte an ihren jeweiligen Autor. Je identischer allerdings ein Autor und seine Geschichte geworden sind, desto enger kann das Spektrum werden, innerhalb dessen sie sich von ihrer Umgebung angenommen wiederfinden. Häufiger stoßen sie an, erfahren Korrekturbemühungen, werden »Gegenstand« von Kritik. Dann passt es wieder: Autor, Geschichte und Kritik werden zu »einem«. Wie es Michael White gelingt, zu solch »einem« Beziehung aufzunehmen und Bewegung entstehen zu lassen, erschließt sich auf anschauliche und auch berührende Weise in den Geschichten dieses Buches.

Whites Buch ist jedoch nicht nur eine Sammlung interessanter und berührender Geschichten, sondern auch professionelle Reflexion. Zwar vermögen Beschreibungen unmittelbar zu beeindrucken, in denen hilfreiche Veränderungen nachspürbar werden in Geschichten, die unter dem Stern erheblich beschädigten Lebens begonnen haben. Und Geschichten darüber gehören zum Fundus der meisten professionellen Helfer. Es gehört ebenfalls zum Fundus, dass dies auf sehr unterschiedliche Weise geschehen kann. Zum Professionellen an unserer Arbeit gehört es jedoch, nicht nur auf das Hervorbringen von guten und günstigen Geschichten zu achten. Zum Professionellen gehört auch die Fähigkeit und Bereitschaft, die eigenen Vorannahmen transparent zu machen, auf denen das eigene Beisteuern zu diesen Geschichten beruht. In der Einleitung des vorliegenden Buches kommt Michael White darauf zu sprechen,

> ... dass wir bei der Gestaltung von Therapiegesprächen generell auf irgendwelche Leitgedanken zurückgreifen, obwohl wir sie sehr oft als

> so selbstverständlich hinnehmen, dass sie unsichtbar geworden sind und sich der kritischen Reflexion entziehen. Das ist aus meiner Sicht eine gefährliche Entwicklung. Denn sie kann dazu führen, dass wir uns kritiklos auf die Reproduktion dessen beschränken, was uns von der therapeutischen Praxis her vertraut ist, und dabei die Konsequenzen für das Leben unserer Klienten übersehen.« (S. 18.)

Ein solches Argument ist geradezu kennzeichnend für Michael White. Immer wieder verblüfft er damit, wie aufmerksam er bleibt für die Gefahr eines als Dialog verkleideten Zugriffs.

In der Untersuchung einer Therapiestunde mit Michael White haben Kogan & Gale (1997) einmal herausgearbeitet, dass die Position der Therapeuten in der Narrativen Therapie dezentralisiert sei. Sie steht nicht im Mittelpunkt. Das relativiert ihre Bedeutung. Relativieren heißt allerdings nicht: Es ist gleichgültig, was sie tun. Es heißt vielmehr: Es steht in Beziehung zum Verhalten der Klienten, und ohne das ist es vielleicht Selbstbeschreibung – aber keine Therapie oder andere Art der Hilfe. Dabei sind Therapeuten keineswegs untätig. Sie seien aktiv, schreiben Kogan & Gale, doch entspringe ihre Aktivität aus einer Insiderposition innerhalb der Interaktion. Michael White fügt dem hinzu, die Position der Therapeuten sei sowohl dezentriert als auch wichtig. Er weist unmissverständlich darauf hin, dass Therapeuten für die Konsequenzen dessen verantwortlich sind, was sie tun, sagen und denken. In einem Gespräch mit Michael Hoyt steuert er eine sehr schöne und handlungsrelevante Übersetzung der Neutralitätsfrage bei (Hoyt 2001a, S. 77, Übers. WL):

> »Weil die Unmöglichkeit von Neutralität bedeutet, dass ich nicht vermeiden kann, ›für‹ etwas zu sein, übernehme ich Verantwortung dafür, allem zu misstrauen, wofür ich bin – d. h. meiner Art zu leben und meiner Art zu denken –, und das kann ich auf verschiedene Weise tun.«

Michael White zieht selbstkritisch in Erwägung, mit dem Privileg zu sprechen, sein Gesagtes werde für bare Münze genommen, und sich dessen selbst dabei nicht bewusst zu sein. Vielleicht lässt ihn das vorsichtig sein und dagegen Stellung beziehen, Narrative Therapie als gesellschaftspolitische Bewegung zu verstehen (Hoyt 2001b, S. 288), trotz des ausgeprägten politischen Bewusstseins, von dem Cheryl White berichtet.

In diesem Sinn sind die in diesem Buch vorgestellten Landkarten keine Handlungsvorschriften. Sie sind auch keine einfachen Selbstvergewisserungen. Sie sind Hilfsmittel, um die eigene Verantwortlichkeit im Blick zu haben – im Sinne von: die eigenen Leitgedanken transparent zu machen –, und sie sind Reflexionshilfen. Sie dienen sowohl zur aktuell mitlaufenden Reflexion: Was ist es, worauf ich gerade achte? Und zur nachträglichen Reflexion: Wie kann ich beschreiben, worauf ich geachtet habe, welche Querverbindungen ich dabei erspürt habe, wieso ich dieses nicht und anderes vermehrt getan habe, und so weiter.

Sechs Landkarten sind es, die White im vorliegenden Buch detailliert beschreibt. Die gesonderte Darstellung einzelner Landkarten dient dabei ausschließlich dem einfacheren Nachvollziehen. In der Praxis überschneiden sie sich, gehen ineinander über und regen sich gegenseitig an. Narrative Konversationen seien nicht »diszipliniert«, schreibt White (S. 233). »Sie verlaufen nicht in geordneter Kochbuchmanier, sondern sind irgendwie widerspenstig. Die Mitwirkung des Therapeuten an solchen Gesprächen hängt in hohem Maße von den Reaktionen der Klienten ab, und es führt selten zum Erfolg, wenn er eine Frage stellt, noch bevor der Klient die zuvor an ihn gerichtete Frage beantwortet hat.« Landkarten sind im White'schen Sinn daher keine Planungs-, sondern Reflexionshilfen. White riskiert dabei volle Präsenz. Es sei unmöglich, das Ziel beim Start vorherzusagen. Was er jedoch zu wissen wagt: »dass man sich am Ende in Lebens- und Identitätsbereichen befindet, die man sich am Anfang noch nicht vorstellen konnte« und »die den Antworten der Klienten innewohnenden Möglichkeiten bestimmen über die Mitwirkung des Therapeuten« (S. 233).

Die Gängigkeit, mit der der Begriff der Narration, des Erzählens, der Narrativität sich mittlerweile im professionellen Sprachgebrauch tummelt, mag gelegentlich verbergen, dass er oft genug oberflächlich benutzt wird. Gelegentlich wirkt es fast banal – irgendwie erzählen wir doch alle, oder? Nicht das Banale wäre dann jedoch das Problem, sondern dessen Basis als trivialisierender Eingriff: Man kann sich einen Erzählstrom vorstellen, der sich irgendwie assoziativ aneinander anschließt, irgendwie schlüssig, doch nicht notwendigerweise mit Interesse an der Person verbunden, man wartet auf das geeignete Stichwort, um dann doch eine Art Wendung anzustoßen. Die richtige Erzähl- und Zuhörtechnik als Intervention. Dies wäre etwas anderes als das, was Michael White beschreibt. Narrative Therapie ist etwas anderes als ein von außen gesteuertes Anstoßen alternativer, wohltuender Sinnerfahrung. Manchmal habe ich den Eindruck, sie wirkt eher durch eine Art unbeirrbaren Zutrauens in Verbindung mit einem hochentwickelten Gespür für Feinheiten in Erzählungen, die ein »Schaukeln der Dinge« in sich tragen und auf Unterstützung warten. Vielleicht hat es etwas mit »Ansteckung« zu tun, dass das so »funktioniert« – sich anstecken lassen vom Zutrauen, dass auch Notgeschichten von Möglichkeiten erzählen. Auch Notgeschichten brauchen Autoren. Und sie werden nicht unwahr oder überflüssig dadurch, dass ein Autor über mehrere Geschichten verfügen kann. Sie müssen auch nicht auf Lösungsgeschichten festgelegt werden. Es reicht, wenn ein Freiraum für verschiedene Geschichten entsteht und in der Verschiedenheit dieser Geschichten die umfassenderen Möglichkeiten vertraut werden.

Wenn Michael White seine Denkbezüge reflektiert, auf Foucault, Derrida, Goffman, Jerome Bruner verweist, gelingt es ihm immer wieder, deren intellektuelle und abstrakte Argumentation in praxistaugliche und nachvollziehbare Überlegungen zu übersetzen. So wird aus dem schmückenden, doch eher abgehobenen Begriff »Dekonstruieren« in Whites Beschreibungen ein lebendiges Geschehen. Auch die kritische Auseinandersetzung mit der Idee eines isolierten Selbst ergibt sich aus Whites Herangehensweise organisch und plausibel. Identität gilt hier nicht als isolierende Unterscheidung, sondern als sozialer Prozess. In diesem Prozess geht es immer wieder um die Aufmerksamkeit dafür, wie wir zueinander passen können: die Aufmerksamkeit dafür, um welchen Preis dieses Zueinanderpassen möglich ist und was geschieht, wenn ich das Passen nicht mehr spüre. Auch wenn sich das als »Ich«-Geschichte erzählen lässt (ich erlebe), ist es genauso eine »Wir«-Geschichte (wir finden uns zusammen – oder eben nicht). Wenn es gut geht, und Michael Whites Perspektive befördert das, zeigt sich Identität als Zugehörigkeit, Aufeinander-Verweisen und Sich-zuverlässig-Berücksichtigen.

Bei der Offenheit der (sozusagen) »freigesprochenen« Räume hat mich beim Lesen immer wieder die Passgenauigkeit der geschilderten Arbeiten beeindruckt, sowohl in ihren inhaltlichen Bezügen als auch in ihrer Fähigkeit, den Gebrauch der Landkarten dabei nachvollziehbar zu machen. Trotz der Distanz zu herkömmlichem Expertenwissen, Diagnosen, Störungsbegrifflichkeiten, Therapieplänen und erst recht zu Therapiemanualen wirkt Michael Whites Vorgehen »wie angegossen«. Er demonstriert nachhaltig und überzeugend einen Weg, wie eine therapeutische Arbeit ohne Rückgriff auf Störungsspezifisches auskommt und doch eine immense Störungsrelevanz beweist. Vielleicht ist es kein Zufall, dass er als Allererstes (White 1984) ein Praxisbeispiel publizierte, das eine störungsspezifische Begrifflichkeit sowohl benannte und zugleich infrage stellte: »Pseudo-Encopresis«, mit dem (eingedeutschten) programmatischen Untertitel: »Von der Lawine zum Sieg, von Teufels- zu Tugendkreisen«.

Kurz nach Erscheinen der Originalausgabe des vorliegenden Buches 2008 ist Michael White gestorben, plötzlich, wie mitten im Flug. So kann das vorliegende Werk auch als Vermächtnis verstanden werden. Ein Vermächtnis allerdings, das sich nicht als Requisite vereinnahmen lässt. Ein Vermächtnis, das für die Unruhe offen ist, für das Lebendige, eine Ermutigung, auch auf vertrauten Kontinenten immer wieder neue Ufer zu erkunden, selbst dann, wenn der vertraute Kontinent nichts anderes zu sein scheint als ein unbezwingbares Problem. Ich bin zutiefst beeindruckt von diesem Buch, von der Klarheit seiner Sprache, seiner Unmittelbarkeit, vom Feingefühl, das im beschriebenen Wirken des Autors an jeder Stelle erkennbar wird, von seiner politischen Bewusstheit, von seiner Genauigkeit und Einfachheit. Mir scheint, dass mit diesem Buch eines jener vielleicht doch eher raren Spezies vorliegt, in dem erlebtes Leben, unerschrockenes Reflektieren und Respektieren, Transparenz und Verantwortung auf glaubhafte Weise zusammenkommen. »Meine eigene therapeutische Arbeit ist eine nie endende Lehre«, schreibt Michael White (S. 20), und die »Landkarten«, so scheint mir, sind Gedächtnishilfen dabei, den Raum offen zu halten, Landkarten, die uns bewusst machen, »wie viele gangbare Wege zu den bevorzugten Zielen führen und dass Wege aufgezeichnet und einem vertraut werden können« (S. 19)

Wolfgang Loth

Bergisch Gladbach, im April 2010

Einleitung

Das Buch dreht sich vornehmlich um Landkarten narrativer Verfahren. Weshalb gerade Landkarten? Nun, persönlich haben mich unbekannte Welten schon immer fasziniert. Ich wuchs in einer Arbeiterfamilie in einem vorwiegend von Arbeitern bewohnten Viertel auf. Zugang zu anderen Lebenswelten hatte ich kaum, aber ich wollte solche Welten immer kennen lernen. Als kleiner Junge träumte ich mich mithilfe von Landkarten in andere Welten hinein und reiste in meiner Vorstellung an fremde Orte.

Dann bekam ich zu meinem 10. Geburtstag ein Fahrrad geschenkt. Bis dahin hatte ich noch nie etwas geschenkt bekommen, das mir so viel bedeutete wie dieses Fahrrad (und bis heute kann ich mir ein Leben ohne Fahrradfahren nicht vorstellen). Nun war es mir möglich, andere Welten zu besuchen. Ausgestattet mit Landkarten und in Gesellschaft meines jüngeren Bruders, von Freunden und unseres Hundes Price fuhr ich ganze Tage lang in die Welten, die an mein Wohnviertel angrenzten – Welten, die mich faszinierten, die ich aber kaum verstehen konnte. Ich erinnere mich noch heute, wie erstaunt ich bei meiner ersten Fahrt in eine Mittelschichtwelt war, die mir wie der »Amerikanische Traum« der 1950er Jahre vorkam und die ich nur durch Radio, Werbetafeln und ein paar ergatterte Zeitschriften kannte.

Besonders einschneidend war eine Unternehmung jenseits meiner Herkunftswelt, als ich 13 war: Mein Vater hatte ein »gutes« Auto gekauft; wir packten die Koffer und starteten in *die Ferien unseres Lebens* – in einen Campingurlaub, der uns auf der Küstenstraße, der »Great Ocean Road«, durch das südliche South Australia nach Victoria, in den östlichen Nachbarstaat, und bis nach Melbourne führte. Auf die Unermesslichkeit der Welt, die ich auf dieser Reise erlebte, war ich überhaupt nicht vorbereitet gewesen. Ich sah Landschaften und Lebensräume, wie ich sie mir nicht hatte vorstellen können, und erlebte Abenteuer, die bis heute in meiner Erinnerung lebendig sind.

Jeden Abend studierte ich im Schein einer Kerosinlampe die Landkarten. Dies steigerte in diesen Ferien enorm meine Vorfreude auf kommende Abenteuer und erhöhte meine Wachsamkeit. Ich erinnere mich nicht, dass wir jeden Morgen ein bestimmtes Tagesziel festlegten. Wir hatten lediglich ein paar mögliche Zielpunkte; und die Routen dahin wurden nicht im Vorhinein festgelegt. Am wichtigsten war es uns, die malerischsten Nebenstraßen zu finden.

Meine Expeditionen in die Welten, die an das Viertel angrenzten, in dem ich aufwuchs, und unsere denkwürdige Reise von Adelaide nach Melbourne entlang der Südküste Australiens liegen weit zurück. Aber selbst heute noch genieße ich die Möglichkeit, Landkarten zu studieren – gleichgültig, ob ich geschäftlich unterwegs bin oder mich als Pilot in einer Cessna oder Piper auf die Überquerung des australischen Kontinents vorbereite. Meine lebenslange Begeisterung für Landkarten hat dazu geführt, dass sie für mich in meiner Arbeit mit Menschen, die mit den unterschiedlichsten Sorgen, Schwierigkeiten und Problemen zu mir kommen, zur Metapher geworden sind. Sobald wir zusammensitzen, weiß ich, dass wir uns auf eine Reise zu einem Ziel begeben, das nicht genau zu bestimmen ist, und dass wir Wege einschlagen, die nicht vorher festgelegt werden können. Ich weiß, dass wir wahrscheinlich einige höchst malerische Routen zu diesen unbekannten Zielorten nehmen werden. Ich weiß, dass wir in andere Erfahrungswelten eintreten werden, wenn wir uns diesen Zielen nähern.

Ich weiß auch, dass solche Reisen und die damit verbundenen Abenteuer nicht das bestätigen sollen, was bereits bekannt ist, sondern dass sie zu Expeditionen in Bereiche werden, in denen die Menschen neues Wissen über ihr Leben entdecken. Das wird auf so vielfältige Weise deutlich. In Therapiegesprächen kommt es z. B. immer wieder vor, dass Klienten[1] ihre Ziele modifizieren oder neue Ziele verfolgen, die ihnen plötzlich wichtig sind, wobei sie Veränderungen vornehmen, die sie am Anfang des Gesprächs gar nicht vorhersehen konnten. Eine Klientin äußert zu Beginn des Therapiegesprächs vielleicht die Absicht, unabhängiger von anderen Menschen zu werden, verwirft diese Absicht aber im Laufe des Gesprächs und verfolgt stattdessen das Ziel, sich offener auf ein partnerschaftliches Miteinander im Leben einzustellen. Ein Paar äußert am Anfang des Gesprächs vielleicht den Wunsch, Differenzen in der Beziehung zu beseitigen, ersetzt diesen Wunsch aber mitten im Therapiegespräch durch das

1 Michael White vermeidet konsequent das Wort »Klient/in« oder »Klienten« und spricht lieber z. B. von »Menschen, die therapeutische Hilfe suchen« oder »Menschen, deren Probleme im Fokus des Gesprächs stehen«. Zur besseren Lesbarkeit des deutschen Textes ist jedoch hin und wieder von »Klienten« die Rede – Anm. d. Übers.

Ziel, die Beziehungsdifferenzen bewusst zu akzeptieren und zu zelebrieren.

Die Landkarten, mit denen ich in diesem Buch arbeite, sind wie alle Landkarten Konstruktionen, die auf Reisen – in unserem Fall auf Reisen mit Menschen, die wegen ihrer Sorgen und Nöte bei Therapeuten Rat suchen – Orientierung geben. Wie andere Landkarten helfen sie, den Weg zu Zielen zu finden, die vor der Reise nicht festgelegt werden konnten, und Routen zu nehmen, die man vorher nicht kannte. Und wie andere Pläne machen uns die hier benutzten Karten bewusst, wie viele gangbare Wege zu den bevorzugten Zielen führen und dass Wege aufgezeichnet und einem vertraut werden können. Ich habe diese Landkarten im Laufe der Jahre vor allem deshalb erstellt, weil ich gebeten wurde, die von mir entwickelten therapeutischen Prozesse anschaulicher zu machen. Ich möchte an dieser Stelle betonen, dass die Landkarten in diesem Buch weder *die* Landarten narrativer Verfahren sind noch die »echten« und »korrekten« Führer narrativer Verfahren, was immer man unter narrativen Verfahren auch versteht.

Als Autor dieser Landkarten möchte ich klarstellen, dass ich sie nicht benutze, um damit die Gespräche mit meinen Klienten zu steuern. Therapiegespräche verlaufen nicht geordnet, und meine Reaktion auf die Äußerungen meiner Klienten lege ich nicht im Vorhinein fest. Ich bin mir jedoch bewusst, dass ich mithilfe solcher Landkarten auf Menschen so reagieren kann, dass sich ihnen Möglichkeiten bieten, vernachlässigte Aspekte in ihrem Leben zu erkunden. Dies eröffnet ihnen Wege, auf denen sie die Sorgen und Nöte ihres Lebens so angehen können, wie sie es sich bis dahin nicht hätten vorstellen können.

Derlei Landkarten dienen einer therapeutischen Erkundung, bei der Klienten plötzlich mehrere Dinge feststellen:

- dass sie die Ereignisse in ihrem Leben auf neue Weise verstehen wollen;
- dass sie sich für verloren geglaubte Aspekte ihres Lebens interessieren;
- dass sie sich für vernachlässigte Bereiche ihrer Identität begeistern;
- und dass sie manchmal vor den eigenen Reaktionen auf ihre Nöte erschrecken.

Ich bin überzeugt davon: Solche Landkarten dienen einer therapeutischen Erkundung, bei der man als Therapeut einen reichen Fundus an Geschichten über seine Arbeit und über das Leben generell entwickelt, und dies kann eine Quelle der Inspiration sein. Für mich gilt das mit Sicherheit.

Im Rahmen meiner Lehrtätigkeit werde ich gelegentlich gefragt, weshalb Landkarten für die therapeutische Praxis notwendig seien. Darauf antworte ich: »Sie sind überhaupt nicht notwendig.« Ich glaube allerdings, dass wir bei der Gestaltung von Therapiegesprächen generell auf irgendwelche Leitgedanken zurückgreifen, obwohl wir sie sehr oft als so selbstverständlich hinnehmen, dass sie unsichtbar geworden sind und sich der kritischen Reflexion entziehen. Das ist aus meiner Sicht eine gefährliche Entwicklung. Denn sie kann dazu führen, dass wir uns kritiklos auf die Reproduktion dessen beschränken, was uns von der therapeutischen Praxis her vertraut ist, und dabei die Konsequenzen für das Leben unserer Klienten übersehen. Abgesehen davon ist es eine Tatsache, dass nicht alle Therapeuten und Therapeutinnen mit den Metaphern der »Landkarte« und »Reise« arbeiten und dass es unzählige Metaphern gibt, mit denen sich therapeutische Verfahren darstellen lassen. Ich begrüße es, wenn die in diesem Buch beschriebenen Methoden in Konzepte mit anderen Metaphern übersetzt werden.

Therapeutinnen und Therapeuten, die mit den hier beschriebenen Landkarten nicht vertraut sind, empfinden diese anfangs vielleicht als umständlich, künstlich oder leblos. Das ist nicht anders zu erwarten: Denn wenn man sich neue Arten des Therapiegesprächs erschließt, kann es eine ganze Weile dauern, bis man mit ihnen vertraut ist und die mit diesen Verfahren verbundenen Fertigkeiten erworben hat. Der Schlüssel dazu liegt im kontinuierlichen Üben.

Interessanterweise befähigt genau dieses strikte Üben zur Spontaneität – denn die Lebensäußerungen, die uns besonders spontan erscheinen, sind solche, in denen wir die meiste Übung haben. Wie der Musiker, der aufgrund seiner Geübtheit virtuose Improvisationen darbieten kann, bildet sich das Geschick für gute Improvisation in Therapiegesprächen dadurch, dass wir sehr sorgfältig unsere therapeutischen Fertigkeiten entwickeln. Und die Möglichkeiten, therapeutische Fertigkeiten zu verfeinern, sind unbegrenzt.

Meine eigene therapeutische Arbeit ist eine nie endende Lehre; denn ich weiß, dass ich niemals einen Punkt erreichen werde, an dem ich mit meinem Beitrag zu einem erfolgreichen Therapiegespräch voll und ganz zufrieden bin. Bis heute kann ich ohne Ausnahme sagen, dass ich keinen einzigen Aspekt meiner Art, Therapiegespräche zu führen, ändern würde, wenn ich noch einmal von vorn beginnen könnte. Damit möchte ich weder meinen Anteil an den Therapiegesprächen negativ beurteilen oder entwerten noch die Freude schmälern, die mir solche Gespräche bereiten. Vielmehr geht es mir darum, eine reflektierende Perspektive auf meine Arbeit als Therapeut zu bewahren.

Wenn ich mich mit einer Landkarte in der Hand auf eine Reise ins Unbekannte begebe, erfüllt mich das immer mit gespannter Erwartung. Ich hoffe, es ist mir mit diesem Buch gelungen, das Gefühl der Vorfreude und Faszination zu erzeugen, wie ich es immer bei Reisen in Therapiegesprächen erlebe. Und ich bin zuversichtlich, dass die in diesem Buch präsentierten Landkarten den Leserinnen und Lesern bei ihren eigenen Erkundungen therapeutischer Verfahren helfen werden.

1 Probleme externalisieren

Viele Menschen, die therapeutische Hilfe suchen, sind der Ansicht, dass ihre Lebensprobleme Spiegelbilder der persönlichen Identität, der Identität anderer Menschen oder der Identität ihrer eigenen Beziehungen sind. Dieses Problemverständnis beeinflusst und prägt ihre Bemühungen, die Schwierigkeiten zu lösen, doch unglücklicherweise stets mit dem gegenteiligen Effekt, die Probleme noch zu verschlimmern. Dies bekräftigt die Menschen in ihrer Überzeugung, dass sich in ihren Lebensproblemen bestimmte »Wahrheiten« über ihr eigenes Wesen und ihren persönlichen Charakter, über das Wesen und den Charakter anderer Menschen oder ihrer eigenen Beziehungen spiegeln. Kurz gesagt: Am Ende glauben sie, ihre Probleme seien in ihnen selbst oder in anderen Menschen begründet: dass sie selbst oder andere das eigentliche Problem sind. Und genau diese Annahme lässt sie noch tiefer in den Problemen versinken, die sie zu lösen versuchen.

Problemexternalisierende Gespräche können ein Gegenmittel bereitstellen, indem sie das Problem verobjektivieren. Sie sind Methoden der Verobjektivierung des Problems und wirken der kulturellen Praxis der Verobjektivierung der Menschen entgegen. Dadurch können Menschen ihre persönliche Identität losgelöst von ihrem Problem erfahren; das Problem wird problematisiert und nicht die Person. In Gesprächen, welche die Probleme externalisieren, repräsentiert das Problem nicht mehr die »Wahrheit« über persönliche Identitäten, wodurch sich plötzlich Möglichkeiten der erfolgreichen Problemlösung abzeichnen und realisierbar erscheinen.

1.1 Jeffrey

Als ich ein Paar, das gerade bei mir in der Sprechstunde war, die Treppe hinunterbegleitete, nahm ich Unruhe in meinem Wartezimmer wahr. Dazwischen hörte ich die besänftigende Stimme unserer Sekretärin. Die Unruhe legte sich, und ich nahm an, der wie auch immer geartete Vorfall sei geklärt. Ich vereinbarte mit dem Paar einen neuen Termin und schaute in meinem Terminkalender nach, was als Nächstes anstand. Es war eine Sitzung mit einer dreiköpfigen Familie: Beth, Andrew und Sohn Jeffrey. Sie waren zum ersten Mal bei mir. Ich ging ins Wartezimmer, fand dort aber niemanden vor.

Dann hörte ich, wie auf der Straße mit erhobener Stimme gesprochen wurde, und beschloss, der Sache nachzugehen. Als ich gerade auf die Straße treten wollte, wurde ich fast von einer Frau umgerannt, die in die entgegengesetzte Richtung eilte. »Oh, es tut mir leid. Es tut mir leid!«, platzte sie heraus. »Sind Sie Michael White?« Ich zögerte einen Moment, leicht beunruhigt wegen möglicher Konsequenzen einer Bejahung der Frage, und gab mich dann zu erkennen. Die Frau erklärte schnell, dass ihr Sohn Jeffrey mit dem Schaukelpferd aus unserem Wartezimmer auf die Straße hinausgelaufen sei. Jeffrey habe gewusst, dass am Ende dieser Straße eine Pferderennbahn sei, und diese offensichtlich ausprobieren wollen. Beth, Andrew und schließlich auch noch unsere Sekretärin waren ihm hinterhergerannt und hatten ihm klarzumachen versucht, dass dies kein guter Zeitpunkt für ein derartiges Abenteuer sei. Das Ganze hatte sich dann zu einem Ringkampf entwickelt, aber Beth versicherte mir, nun sei alles unter Kontrolle und die übrigen Beteiligten würden gleich zurückkommen.

Tatsächlich waren bald alle in meinem Sprechzimmer versammelt: Beth und Andrew hatten auf Stühlen Platz genommen, und Jeffrey saß auf dem Schaukelpferd. Dieses hatte inzwischen anscheinend ein zusätzliches Paar Beine bekommen und war kurzsichtig geworden, denn es stieß mit allem zusammen, was ihm im Weg stand. Mir kam das seltsam vor, und dennoch konnte ich meine Aufmerksamkeit auf Andrew und Beth lenken, um sie nach dem Grund ihres Besuchs zu fragen. Als Antwort auf meine Frage sprang Andrew plötzlich von seinem Stuhl auf und stürzte auf mich zu – zuerst dachte ich, er habe sich auf mich gestürzt und sein Ziel verfehlt; denn vielleicht war auch er ein bisschen kurzsichtig. Doch glücklicherweise stellte sich heraus, dass Andrew kein bösartiges Manöver gestartet, sondern nur versucht hatte, die Schreibtafel hinter meinem Stuhl aufzufangen, damit sie nicht auf mich fiel. Obwohl mich dieser Vorfall leicht verunsicherte, war ich Andrew dankbar für seine Bemühungen. Nach einigen Minuten hatten Andrew und Beth es einigermaßen geschafft, eine gewisse Ordnung im Zimmer herzustellen. Dies bot mir die Gelegenheit, noch einmal nach dem Grund ihres Besuchs zu fragen.

ANDREW: Ich dachte, dass Sie das schnell herausfinden würden.

M: Nicht etwa die Kurzsichtigkeit?

ANDREW: Was?

M: Nichts, nichts. Ich glaube, es wäre am besten, wenn Sie das selbst sagen.

ANDREW: Okay. Sie haben bestimmt schon gemerkt, dass wir es mit Jeffrey wirklich schwer haben. Er hat ADHS, das Aufmerksamkeitsdefizit-Syndrom mit Hyperaktivität. Das haben jetzt zwei Kinderärzte und ein Schulpsychologe bestätigt.

BETH: Ja, es ist bei Jeffrey immer schon ziemlich heftig gewesen, und wir haben bis vor kurzem wirklich nicht gewusst, was es eigentlich ist. Wir erfahren jetzt einfach mehr über ADHS.

M: Die Diagnose ist also noch ziemlich frisch?

BETH: Sicher wissen wir es seit Beginn dieses Jahres – das war vor acht oder neun Monaten. Aber wir haben es schon eine ganze Weile vermutet.

M: Wie ist das, mit so einer Diagnose zu leben?

BETH: Es war eine ziemliche Erleichterung, oder, Andrew?

ANDREW: Ja, wir sind beide erleichtert, dass wir zumindest einen Namen dafür haben.

M: Und wo passe ich da hinein?

ANDREW: Wir sind noch zu einem anderen Kinderarzt gegangen, weil wir uns wegen der Medikamente Sorgen machen, und der hat uns vorgeschlagen, dass wir einen Termin bei Ihnen machen. Er sagte, Sie hätten schon viele Kinder wie Jeffrey behandelt und dass Ihnen vielleicht etwas einfallen würde.

M: Was für Sorgen machen Sie sich wegen der Medikamente?

BETH: Es ist bestimmt viel leichter für uns und für viele andere, wenn er Medikamente nimmt, aber wir beobachten Veränderungen in seiner Persönlichkeit, die uns beiden Angst machen, oder, Andrew?

ANDREW: Ja. Wir hatten Angst, etwas zu verlieren, deshalb haben wir ein bisschen davor zurückgeschreckt. Und zum anderen hatten wir einfach das Gefühl, dass wir noch nicht alle Möglichkeiten ausgeschöpft haben. Deshalb sind wir hier.

M: Weiß Jeffrey, dass er ADHS hat?

BETH: Ja. Wir haben ihm so viel darüber erzählt, wie wir selbst darüber wissen. Wir halten es für wichtig, dass er das weiß, denn es geht um sein Leben.

M: Sie haben gerade gesagt, Sie hätten noch nicht alle Möglichkeiten ausgeschöpft?

ANDREW: Wir haben vieles ausprobiert, auch das so genannte »Verhaltenstraining«. Wir sind zu Ihnen gekommen, weil wir hoffen, dass es noch etwas Anderes gibt.

BETH: Oder dass Sie irgendwie an Jeffrey herankommen könnten.

M: Nun denn.

Jeffrey befand sich inzwischen unter meinem Stuhl und ahmte ein Pferd beim Rodeo nach, indem er ständig mit dem Rücken an dessen Unterseite stieß. Ich befürchtete, er könne sich am Rücken verletzen, und machte mir auch Sorgen über meine eigene prekäre Position in dieser Szene. Deshalb unterbrach ich kurz das Gespräch mit den Eltern, um Jeffrey zur Nachahmung eines Kamels zu ermuntern, in der Hoffnung, die Situation dadurch zu verbessern. Bei dieser Gelegenheit fragte ich Jeffrey, ob es stimme, dass er ADHS habe. Er beantwortete meine Frage nicht, sondern wollte anscheinend eher wissen, wie er sich zu verhalten hätte, wenn er ein Kamel wäre. Dann fragte Andrew: »Also, was machen wir jetzt?«

M: *(wendet sich wieder Beth und Andrew zu)* Im Moment weiß ich wirklich nicht, was man tun kann.

Andrew: Was können wir Ihnen sonst noch erzählen, was hilfreich wäre? Was möchten Sie noch wissen? Wir müssen hier einfach vorankommen; und wir haben gehört, dass sie viele Kinder wie Jeffrey behandeln.

M: Nun, zuerst wäre es für mich hilfreich zu wissen, welche Art von ADHS er hat.

Beth: Welche Art von ADHS er hat? Meinen Sie damit, es gibt verschiedene Arten von ...

M: Ja. Es gibt viele Arten, und bevor wir nicht herausgefunden haben, welche Art von ADHS Jeffrey hat, werden wir nicht viel tun können. Wir werden uns einfach auf dem Holzweg befinden.

Beth: *(wendet sich Andrew zu, sieht recht entrüstet aus)* Das hat uns noch niemand gesagt! Nicht ein einziges Mal hat irgendjemand darüber etwas gesagt!

Andrew: Nun, vielleicht kann Michael uns sagen ...

M: Diagnosen zu stellen ist nicht mein Spezialgebiet.

Andrew: Sie haben aber mit Sicherheit einiges gesehen und sind vielleicht in der Lage ...

M: Ja, ich habe schon viele Kinder behandelt, bei denen ADHS diagnostiziert worden war. Aber diese Diagnose zu stellen hat nicht zu meiner Arbeit mit ihnen gehört.

Andrew: Ist das Ihr Ernst? Ist das wirklich Ihr Ernst? *(wendet sich Beth zu)* Was machen wir denn dann als Nächstes?

M: Ich habe da eine Idee, wie wir herausfinden könnten, welche Art von ADHS Ihnen allen so viele Schwierigkeiten bereitet.

Beth: *(mit einem Gesichtsausdruck, der sagt: »Das klingt vielversprechend.«)* Okay, wir hören.

M: *(wendet sich Jeffrey zu, der gerade eine Schachtel Buntstifte ausgeleert hat)* Jeffrey, was für eine Art von ADHS hast du?

Jeffrey zuckt mit den Schultern.

M: Also dann, Jeffrey, sag mir mal. Sag mir nur das eine: Welche Farbe hat dein ADHS?

JEFFREY: *(für einen Moment verblüfft, wendet sich seinen Eltern zu, die beide mit den Schultern zucken; dann wendet er sich wieder mir zu)* Weiß nich'.

M: Ah-hah! Ich hab's gewusst! Jetzt weiß ich, warum Jeffreys ADHS frei herumlaufen und alle in Aufregung versetzen kann. Wie könnte Jeffrey ihm denn Einhalt gebieten, wenn er nicht einmal weiß, wie sein ADHS überhaupt aussieht? Jeffrey, wie könntest du etwas dagegen unternehmen, was dein ADHS im Schilde führt?

Jeffrey schaut mich ratlos an. Andrew und Beth tauschen Blicke, die stille Fragen darüber signalisieren, ob sie mit ihren Sorgen am richtigen Platz sind. Dann zuckt Beth mit den Schultern, als ob sie sagen wollte: »Okay, jetzt sind wir nun mal hier, wir spielen mit und schauen, wohin das führt.«

M: Ich glaube wirklich, dass mir etwas klar wird. Es kommt mir vertrauter vor. Ja, ich denke, ich weiß wirklich, welche Art von ADHS Jeffrey hat! Ich bin sicher, ich habe es schon einmal gesehen.

ANDREW: Gut, gut. Das klingt ermutigend. Was ist mit ihm?

Jeffrey sieht erwartungsvoll aus.

M: Jeffrey, du hast doch einen jüngeren Bruder, oder?

Jeffrey nickt.

M: Wie heißt er?

JEFFREY: Christian.

M: Ich habe deinen Bruder noch nie gesehen. Aber ich glaube, genauso wie du einen Bruder hast, hat dein ADHS auch einen Bruder, und den habe ich schon gesehen. Willst du wissen, wer er ist?

JEFFREY: Sag's mir, sag's mir.

M: Weißt du, was Zwillinge sind?

JEFFREY: Yep.

M: Also, ich glaube, dass dein ADHS einen Zwillingsbruder hat und dass ich den kenne. Ja, ich habe ihn genau hier in diesem Raum erst vor ein paar Wochen kennen gelernt. Dieser Zwillingsbruder machte gerade das, was dein ADHS ständig macht. Genau dieselben Streiche, mit allem zusammenstoßen, die Schreibtafel umwerfen, so tun, als ob er ein Pferd wäre, und im ganzen Zimmer Sachen herumwerfen. Genau daran habe ich dein ADHS erkannt. Ich habe es früher schon einmal gesehen!

Jeffrey ist jetzt eindeutig bei der Sache. Beth und Andrew lächeln, wirken erleichtert und nicken mir zu, damit ich weitermache.

M: Willst du ein Bild vom Zwillingsbruder deines ADHS sehen?

Jeffrey ist sprachlos und nickt.

M: Also. Ich habe einen Jungen kennen gelernt mit einem ähnlichen Namen wie du. Er hieß Jerry. Und Jerry hatte eben dieses ADHS, das alle in Aufregung versetzte und alles in Unordnung brachte. Auch Jerry wusste nicht, wie sein ADHS aussah. Folglich blieb er bei seinem

ADHS und tat alles, was es wollte. Jedenfalls beschloss Jerry eines Nachts, dass er ein Bild von seinem ADHS haben wollte. Und weißt du, was er gemacht hat?

JEFFREY: Was?

M: Jerry hatte eine großartige Idee. Er stand mitten in der Nacht auf und konnte sein ADHS ganz genau sehen. Es fläzte sich einfach so herum, hatte die Beine hochgelegt und rauchte eine Zigarette, dachte sich neue Streiche aus, die es Jerry spielen wollte, und wartete darauf, dass Jerry aufwachte, sodass es loslegen konnte. Wie auch immer, bevor sein ADHS in Jerry zurückhüpfen konnte, fertigte er im Kopf ein Bild von ihm an. Und am nächsten Morgen malte er es aufs Papier. Ich kann dir zeigen, wie Jerrys ADHS aussieht, weil er auch für mich ein Bild davon gemalt hat. Warte, ich hole es.

JEFFREY: *(die Augen nun sehr weit offen)* Zeig es mir! Zeig es mir! Zeig es mir!

BETH: Warte, warte. Michael muss es erst holen.

M: *(verlässt das Sprechzimmer, um in sein Büro zu gehen, und kommt mit einem großen Bild von Jerrys ADHS zurück, das furchterregend aussieht)* Schau dir das mal an!

Jeffrey packt das Bild.

M: Vorsichtig! Sei vorsichtig! Halte es ganz fest! Wer weiß, was geschieht, wenn dieses ADHS freigelassen wird. Wenn dein ADHS und Jerrys ADHS zusammen frei herumlaufen und gemeinsame Sache machen würden, wer weiß, was mit diesem Haus hier oder mit diesem ganzen Viertel geschehen würde!

ANDREW: Wir müssten alle weglaufen.

BETH: Also halt es ganz fest, Jeffrey. Komm, ich helfe dir.

Jeffrey hält das Bild ganz fest, während er es mit weit geöffneten Augen genau betrachtet.

M: Jeffrey, aber ich bin doch nicht ganz sicher, ob das der Zwillingsbruder deines ADHS ist. Und das müssen wir genau wissen, wenn wir etwas dagegen tun möchten.

BETH: Wie könnten wir das herausfinden?

JEFFREY: *(voller Begeisterung)* Ja, ja! Wie können wir das herausfinden?

M: Ich weiß es nicht. Ich wollte dich, deine Mama und deinen Papa danach fragen.

Als Erstes machten Andrew und Beth sich Gedanken darüber, was getan werden könnte, um diesen Zwillingsstatus zu bestätigen. Jeffrey wies zwar alle ihre Vorschläge zurück, mir kamen einige davon aber sehr interessant vor. Deshalb bat ich, sie zur späteren Verwendung in der Arbeit mit anderen Familien aufschreiben zu dürfen. Dann hatte Jeffrey plötzlich eine eigene Idee:

JEFFREY: Ich weiß es! Ich weiß es!

M: Was?

JEFFREY: Ich stehe mitten in der Nacht auf und mache ein Bild von meinem AHS, bevor es in mich zurückhüpft! Das werde ich. Das werde ich tun. *(An dieser Stelle bemerkte ich, dass Jeffrey beim Wort ADHS immer das D wegließ. Er hatte ja schließlich kein ADHS, sondern ein AHS.)*

BETH: Das ist eine tolle Idee, Jeffrey! Und dann kannst du am nächsten Morgen ein Bild von ihm malen und es hierher bringen, damit Michael es auch sieht.

ANDREW: Ja. Das ist eine tolle Idee. Wann wirst du das machen?

JEFFREY: Ich mache das heute Nacht. Stehe plötzlich auf und mache mir ein Bild von dem AHS. Egal, wie schnell das AHS ist. Ich bin schneller.

M: Klingt nach einem guten Plan.

ANDREW: Wie können wir dabei behilflich sein? Sollen wir Jeffrey an seinen Plan erinnern, bevor er heute Abend ins Bett geht?

M: Ich würde vorschlagen, Sie sagen gar nichts. Erwähnen Sie es überhaupt nicht. Das AHS könnte davon Wind bekommen und versuchen, Jeffrey zu überlisten. Wir wollen das AHS nicht vor Jeffreys Plänen warnen. Es kann sehr trickreich sein, nicht wahr, Jeffrey?

JEFFREY: Ganz bestimmt!

ANDREW: Also, das ist eine Erleichterung, wirklich. Glauben Sie, wir können einfach die Hände in den Schoß legen und ...

M: Sie könnten Folgendes machen. Beim Frühstück könnten Sie und Beth Jeffrey einfach fragen: »Hast du's gemacht?« Wenn Jeffrey ja sagt, könnten Sie das auf irgendeine Weise feiern und ihm helfen, sein AHS zu malen. Wenn er sagt: »Was habe ich gemacht?«, könnten Sie sagen: »Vergiss es. Nichts.« Und das könnten Sie jeden Morgen machen, bis Jeffrey seinen Plan umgesetzt hat.

ANDREW: Das ist leicht.

M: Nicht ganz; denn es wäre gut, wenn Sie und Beth sich abstimmen würden. Sie können auch üben, bevor Sie den Raum hier verlassen.

Beth und Andrew lachen.

Drei Wochen später war die nächste Sitzung – dieses Mal unter völlig anderen Vorzeichen. Im Wartezimmer war alles ruhig, und ich fragte mich schon, ob die Familie vielleicht zu spät kommt. Aber nein. Jeffrey, Andrew und Beth waren da und machten einen ziemlich erwartungsvollen Eindruck. Jeffrey hielt etwas hinter seinem Rücken, das knisterte. Wir gingen zusammen hoch in mein Sprechzimmer, wobei Jeffrey etwas langsamer hinterherging. Beth, Andrew und ich hatten schon Platz genommen, als Jeffrey eintrat. Ich saß mit Blick auf die Tür, und zu meinem Entsetzen erschien plötzlich ein grausames AHS, das auf den ersten Blick frei herumzulaufen schien.

M: *(springt überrascht vom Stuhl auf)* Oh nein, was ist das denn? Hilfe! Hilfe! Helft mir! In meinem Zimmer läuft ein AHS frei herum!

BETH: Oh nein! Jeffrey! Hilf uns!

JEFFREY: *(kommt plötzlich mit einem breiten Grinsen hinter seinem Bild hervor)* Hab euch reingelegt!

M: Oh, Gott sei Dank! Du bist es, Jeffrey! Du hast mich wirklich reingelegt. Halte dieses Ding ganz fest! Lass es nicht los!

JEFFREY: Ich hab's. Ist in Ordnung. Ich hab's.

Gemeinsam untersuchten wir Jeffreys AHS und verglichen es sorgfältig mit Jerrys ADHS. Wir waren alle der Meinung, dass es der Zwillingsbruder von Jerrys ADHS sei, dass Jeffreys AHS aber eine mutierte Version von Jerrys ADHS – ein »mutierter Ninja« – und der Umgang mit ihm deshalb noch schwieriger sei. Jeffrey war währenddessen sehr munter, erzählte Geschichten von Streichen, die sein AHS gespielt hatte, und davon, wie er etwas tun konnte, um die Lage zu retten. Das gab mir Gelegenheit, nach den Konsequenzen der Aktivitäten des AHS zu fragen.

M: Da wir jetzt wissen, wie dein AHS aussieht, wollen wir noch herausfinden, was es in deinem Leben angestellt hat. Womit sollen wir anfangen?

BETH: Nun, womit wir anfangen, das ist eine gute Frage. Es gibt so viel darüber zu erzählen. In vielerlei Hinsicht hat das AHS unser Leben beherrscht.

ANDREW: Das AHS hat Jeffrey in der Schule im Weg gestanden. Es hat Jeffrey in alle möglichen Schwierigkeiten gebracht. Es hat dir in der Schule Schwierigkeiten gemacht, oder, Jeffrey?

JEFFREY: *(damit beschäftigt, ein weiteres Bild von seinem AHS zu malen)* Logo.

ANDREW: Es hat auch seinen Lehrern Kopfzerbrechen bereitet, nicht wahr, Jeffrey?

JEFFREY: Logo.

BETH: Das AHS hat auch den Umgang mit anderen Kindern erschwert und Jeffrey in einige Streitereien verwickelt, oder, Jeffrey?

JEFFREY: Logo.

M: In welcher Form den Umgang mit anderen Kindern erschwert, Jeffrey?

JEFFREY: Sie wollen einfach, dass ich von ganz allein verschwinde.

M: Wie ist das mit deiner Mama und deinem Papa, Jeffrey? Hat sich das AHS zwischen deine Mama und deinen Papa gedrängt? Hat es dir und ihnen Schwierigkeiten gemacht?

JEFFREY: Logo.

M: Was für Schwierigkeiten?

JEFFREY: Es bereitet dir auch Kopfzerbrechen, oder, Mama?

BETH: Ja, stimmt. Und es macht mich müde.

M: Wie ist das mit deinem Papa?

JEFFREY: Äh … hmm, es macht ihn ganz miesepetrig, oder, Papa?

ANDREW: Das ist wahr. Und ich bin dann überhaupt nicht zufrieden mit mir.

M: Das AHS erschwert den Umgang zwischen Jeffrey und seinen Lehrern, zwischen ihm und anderen Kindern und zwischen ihm und Ihnen beiden. Was sagt Ihnen das über das AHS? Was sagt das über das AHS?

ANDREW: Es ist vielleicht ein bisschen gemein.

M: Jeffrey, glaubst du, dass dein Papa recht hat, dass das AHS gemein ist?

JEFFREY: Ja, es ist gemein. Und es ist auch frech.

M: Du hast gesagt, das AHS spielt Streiche. Erzähl mir noch etwas über seine Streiche.

Anschließend diskutierten wir darüber, welche Taktiken und Strategien das AHS im Hinblick auf Jeffrey anwendet und wie die Konsequenzen dieser Taktiken und Strategien im Einzelnen aussehen. Auf dieser Grundlage untersuchten wir genauer, welche Pläne das AHS für Jeffreys Leben hatte. Danach fragte ich Jeffrey und seine Eltern, wie sie zu den Konsequenzen der Aktivitäten des AHS stünden und zu den Plänen, die es für das Leben des Jungen hatte.

M: Ich bekomme allmählich ein deutlicheres Bild davon, was das AHS im Schilde führt: Es erschwert den Umgang zwischen Jeffrey und seiner Mama und seinem Papa, zwischen Jeffrey und anderen Kindern sowie zwischen Jeffrey und seinen Lehrern. Und ein genaueres Bild davon, wie es Jeffrey Bauchschmerzen bereitet. Dass es auch Jeffreys Mama und Papa in Aufregung versetzt. Ich habe zudem ein deutlicheres Bild von den Plänen, die das AHS für Jeffreys Zukunft hat: Es will Jeffreys einziger Spielkamerad sein, um Jeffrey für sich zu haben.

ANDREW: Das ist das erste Mal, dass wir eine Inventur gemacht haben von all den Schwierigkeiten, die das AHS bereitet. Jeffrey, es ist wirklich das erste Mal, dass wir ein klares Bild von dem haben, was das AHS im Schilde führt, oder?

JEFFREY: Logo.

M: Wie ist das nun für euch alle? Ich meine, ist das, was das AHS im Schilde führt, für alle in Ordnung?

BETH: Überhaupt nicht. Ich bin darüber überhaupt nicht glücklich.

ANDREW: Ich auch nicht. Wir wollen unsere Familie vom AHS zurückhaben, oder, Jeffrey?

JEFFREY: Ja. Wir wollen unsere Familie zurückhaben, oder, Papa?

M: Und wie steht es mit den Plänen des AHS für Jeffreys Leben? Dass das AHS Jeffreys einziger Spielkamerad sein muss? Jeffrey, befolgst du diese Pläne gerne?

JEFFREY: Kein bisschen.

BETH: Nach diesen Plänen hätte Jeffrey ein elendes Leben, und das will er doch nicht, oder, Jeffrey?

JEFFREY: Kein bisschen. Kein bisschen.

M: Okay, in diesem Raum ist also niemand, der glücklich darüber ist, was das AHS im Schilde führt?

JEFFREY: Doch!

M: Wer?

JEFFREY: Das AHS ist glücklich darüber. *(Jeffrey, Beth, Andrew und ich lachen.)*

M: Okay, soweit ist das klar. Wenn ich das richtig verstehe, ist niemand in diesem Raum außer dem AHS glücklich darüber, was es im Schilde führt, und niemand ist glücklich darüber, die Pläne des AHS zu befolgen.

BETH: Genau.

JEFFREY: Kein bisschen.

M: Okay, soweit ist alles klar. Jetzt würde ich von euch gerne alles hören, was euch einfällt, um besser zu verstehen, weshalb das, was das AHS im Schilde führt, für euch nicht in Ordnung ist. Und warum die Pläne des AHS für euch nicht in Ordnung sind.

Im weiteren Gespräch erfuhr ich, welchen Umgang Jeffrey und seine Eltern miteinander wollten, den das AHS unmöglich macht; welches Verhältnis Jeffrey gerne zu anderen Kindern und Lehrern hätte, das das AHS verhindert; und was für Pläne Jeffrey für sein Leben hat, die nicht zu dem passten, was das AHS sich für Jeffreys Zukunft vorstellt. Im Laufe des Gesprächs sagten Andrew und Beth, dass sie zum ersten Mal hörten, wie Jeffrey eigene Vorstellungen von seinem Leben in Worten ausdrückt.

Am Ende dieser zweiten Sitzung sprachen wir darüber, was Jeffrey und seine Eltern unternehmen könnten, um die Aktivitäten des AHS zu untergraben. Die von ihnen genannten Initiativen passten zu einigen Vorsätzen, die sie in ihrem Bericht über ihren Verdruss über den Einfluss des AHS formuliert hatten. Jeffrey machte sieben Vorschläge und äußerte genaue Vorstellungen, wie er dem AHS seinen Platz zuweisen würde: Er wollte es als besonderen Freund behalten, ihm aber nicht einfach das Feld überlassen und sein Leben von ihm beherrschen lassen.

In der dritten Sitzung erfuhr ich, dass Jeffrey einige seiner Vorschläge erfolgreich umgesetzt hatte. Ich sprach mit der Familie über diese Initiativen, und manche der von Jeffrey unter Beweis gestellten

Kenntnisse und Fertigkeiten wurden für alle deutlicher sichtbar. Jeffrey war ganz stolz darauf, dass seine Kenntnisse und Fertigkeiten erkannt wurden und wie er diese bei der Umsetzung der Pläne für sein Leben eingebracht hatte. Beth und Andrew waren ihm dabei behilflich gewesen, indem sie günstige Voraussetzungen geschaffen hatten. Auch sie hatten Erfolgserlebnisse in ihrem Bemühen, ihre Vorsätze zur Verbesserung des Umgangs miteinander und mit Jeffrey zu realisieren.

In den folgenden drei Monaten hatte ich noch sechs weitere Sitzungen mit dieser Familie, und in dieser Zeit nahm bei Jeffrey und seinen Eltern die Fähigkeit weiter zu, die Aktivitäten des AHS einzudämmen. Sie konnten ihre Handlungen zunehmend besser danach gestalten, was ihnen wichtig war. Beth und Andrew hatten mit Jeffreys Grundschullehrerin gesprochen und ihr erklärt, wie sie inzwischen mit den Aktivitäten des AHS umgingen. Diese Lehrerin spielte eine wichtige Rolle, indem sie günstige Voraussetzungen schuf, damit dieser Ansatz im Umfeld der Schule erfolgreich sein konnte.

In einer späteren Sitzung erfuhr ich dann, dass alles nach Plan lief. Obwohl das AHS manchmal noch Schwierigkeiten bereitete, machte Jeffreys Fähigkeit, in solchen Krisenzeiten positiv auf die Begleitung seiner Eltern zu reagieren und die Konsequenzen seines Handelns viel klarer vorherzusehen, gute Fortschritte. Jeffrey kam deutlich besser mit anderen Kindern aus, und seine Lehrerin bemerkte eine positive Entwicklung seiner Konzentration auf schulische Aufgaben und seiner Kooperation im Unterricht.

1.2 Der Ursprung meines Interesses an problemexternalisierenden Gesprächen

Seit meiner ersten Arbeit (White 1984) über das Externalisieren von Problemen sind jetzt über 20 Jahre vergangen. Untersucht hatte ich die Bedeutung der Externalisierung von Problemen in meiner Arbeit mit Familien mit jüngeren Kindern. Die Kinder waren wegen unterschiedlichster chronischer und hartnäckiger Probleme an mich überwiesen worden. Mich faszinierten die externalisierenden Gespräche, und die Reaktionen der Kinder und ihrer Familien bestätigten und belohnten mich sehr. Bei der Entscheidung zur Veröffentlichung dieser Explorationen wählte ich als erstes Thema die Enkopresis, das

Einkoten, mit dem automatisch Gefühle von Versagen, Scham, und Hoffnungslosigkeit sowie Konflikte, Frustration und Erschöpfung einhergehen. Ich wollte das Potenzial von Gesprächen demonstrieren, die das Problem externalisieren, und einen Rahmen schaffen, in dem einander fremd gewordene Familienmitglieder zusammenfinden, zur Lösung ihrer Probleme aktiv werden und kooperieren. Ich wollte unter Beweis stellen, wie diese Gespräche dabei halfen, das Einkoten als Problem zwischenmenschlicher Interaktion zu definieren und zu lösen. Und ich wollte zeigen, wie man ein Problem, das nicht nur als hartnäckig und chronisch, sondern in seinen sozialen Konsequenzen auch sehr unangenehm und gravierend ist, auf spielerische, leichtfüßige und freudvolle Weise angehen kann.

Ich ahnte nicht, wie groß das professionelle Interesse an diesem Artikel über Enkopresis sein würde. Dies ermutigte mich, meine Erforschung problemexternalisierender Gespräche auszudehnen, weitere Probleme und andere Kontexte zu untersuchen und meine Erkenntnisse zu veröffentlichen. Um diese Zeit begannen auch andere Therapeutinnen und Therapeuten, in ihrer Arbeit mit Kindern, Jugendlichen und Erwachsenen im Rahmen von Einzel-, Paar-, Familien- und Gruppentherapien Verfahren der Externalisierung von Problemen zu explorieren. Schon bald gab es eine Fülle von Literatur zu diesem Thema und Berichte über wunderbare neue Ideen und Techniken.

Mit dem vorliegenden Kapitel verfolge ich vier Hauptziele:

- Erstens fasse ich einige Überlegungen zusammen, auf denen das Verfahren der Problemexternalisierung beruht.
- Zweitens gehe ich auf die therapeutische Haltung in externalisierenden Gesprächen ein.
- Drittens gebe ich einen Überblick über Metaphern, die Klienten bei der Formulierung und Bewältigung ihrer Lebensprobleme unterstützen.
- Viertens präsentiere ich eine Landkarte problemexternalisierender Gespräche mit vier Kategorien von Fragen.

1.3 Leitgedanken bei der Entwicklung problemexternalisierender Gespräche

Wie schon gesagt, sind viele Menschen, die therapeutische Hilfe suchen, der Ansicht, dass ihre Lebensprobleme Spiegelbilder ihrer eigenen Identität oder der Identität anderer Menschen sind. Mit diesem Verständnis versuchen sie dann, ihre Probleme zu lösen, doch solche Bemühungen haben stets den gegenteiligen Effekt, dass die Probleme noch größer werden. Dies führt Menschen zu der noch festeren Überzeugung, dass sich in ihren Lebensproblemen bestimmte »Wahrheiten« über ihr eigenes Wesen und ihren persönlichen Charakter oder über das Wesen und den Charakter anderer Menschen spiegeln – dass ihre Probleme in ihnen selbst oder in anderen Menschen begründet sind.

Darin liegt eine gewisse Ironie; denn oft leistet dieses internalisierende, also verinnerlichende Verständnis – und das davon geprägte Handeln – einen großen Beitrag zur Entstehung der Probleme. Weil die Denkgewohnheit, die dieses verinnerlichende Verständnis vom Leben hervorbringt, in erster Linie ein kulturelles Phänomen ist, sind viele Probleme, derentwegen Menschen therapeutische Hilfe suchen, kultureller Natur. Einige Philosophen, u. a. Michel Foucault (1973, 1988), sind der Geschichte dieses kulturellen Phänomens nachgegangen. Ich verzichte an dieser Stelle darauf, Foucaults Beitrag zum Verständnis der Entstehung dieses Phänomens ausführlich zu würdigen, weil ich das andernorts schon getan habe. Ein paar Anmerkungen sollen genügen.

Foucault verfolgt den Ursprung dieses verinnerlichenden Verständnisses von Leben und Identität in der westlichen Zivilisation zurück bis in die Mitte des 17. Jahrhunderts. Er behauptet, dieses Phänomen sei teilweise auf folgende drei Entwicklungen zurückzuführen:

- Die »Ausschlusspraktiken«, mit denen man die Obdachlosen, Armen, Irren und Labilen durch *Zuschreibung* oder *Zuordnung* einer beschädigten Identität von der allgemeinen Bevölkerung trennte.
- Die Verobjektivierung des menschlichen Körpers durch die Lokalisierung und Klassifizierung von Störungen des Körpers.

- Die »normierende Sanktion« als Mechanismus sozialer Kontrolle, die Menschen dazu animiert, das eigene Handeln und Denken und das der anderen Menschen an Lebens- und Entwicklungsnormen zu messen, die in den Professionen (Recht, Medizin, Psychologie) konstruiert werden.

Ausschluss, wissenschaftliche Klassifizierung und »normierende Sanktion« begünstigten also die Verobjektivierung der menschlichen Identität. Im Rahmen der Verobjektivierung von Identität stellen viele Probleme, mit denen Menschen in ihrem Leben konfrontiert sind, die »Wahrheit« über ihre Identität dar. In den Professionen ist es z. B. nicht unüblich, dass Therapeuten einen Menschen als »gestört« oder »dysfunktional« bezeichnen, und auf einer allgemeinen Ebene findet man oft Menschen, die sich von Natur aus für »inkompetent« oder »unzulänglich« halten.

Ein Gespräch, in dem das Problem zum Problem gemacht wird und nicht die Person, kann als Verfahren bezeichnet werden, das der Praxis der Verobjektivierung menschlicher Identität entgegenwirkt. Ein solches Gespräch zielt auf die Verobjektivierung des Problems und nicht auf die in unserer Kultur praktizierte Verobjektivierung des Menschen ab.

Wird das Problem von der Person abgekoppelt und ist diese nicht an einengende »Wahrheiten« über ihre Identität und an negative »Gewissheiten« über ihr Leben gebunden, dann eröffnen sich ihr neue Handlungsoptionen im Umgang mit den Sorgen ihres Lebens. Die Trennung zwischen der Identität des Menschen und der Identität des Problems entbindet nicht von der Verantwortung, die konkreten Probleme anzugehen. Unter dieser Maßgabe ist es sogar eher möglich, Verantwortung zu übernehmen. Wenn die Person als Problem gesehen wird, kann wenig getan werden, was nicht in selbstzerstörerisches Handeln mündet. Doch wenn das Verhältnis der Person zu ihrem Problem klar und deutlich definiert wird, wie das bei der Externalisierung von Problemen der Fall ist, dann ergeben sich viele Möglichkeiten, dieses Verhältnis zu überdenken.

1.3.1 Negative Gedanken über die Identität neutralisieren

Mit problemexternalisierenden Gesprächen können Menschen negative Gedanken über ihre Identität neutralisieren, auf die sie meistens unter dem Einfluss ihres Problems gekommen sind. Ich wurde z. B.

von einer jungen Frau konsultiert, zu deren Vorgeschichte Selbstverletzungen (Hauteinritzen) und Depressionen gehörten. Sarah, so ihr Name, war fest davon überzeugt war, dass sie »hassenswert« sei und sich deshalb selbst hasste. Dieser »Selbsthass« spielte in ihrem Selbsterleben eine dominante Rolle. Schon bald kam das Gespräch auf die folgenden Fragen:

- Welche Vorstellung hatte Sarah aufgrund ihres Selbsthasses von ihrer Identität entwickelt (»ich bin wertlos und nutzlos, und ich verdiene mein Los«)?
- Was musste sie deshalb ihrem Körper antun (»ich lehne meinen Körper ab und bestrafe ihn«)?
- Wie gestaltete sie ihre Beziehungen zu anderen Menschen (»ich isoliere mich von anderen«)? usw.

Dies eröffnete Sarah die Gelegenheit, ihren Selbsthass weiter zu beschreiben: Ich bat sie zu schildern, in welchen Aktivitäten des Selbsthasses sich die Einstellungen spiegelten, die er zu Sarahs Leben habe, und wie sich der Selbsthass dazu äußern würde, wenn er eine Stimme hätte und sprechen könnte. Auf der Basis dieser intensiveren Beschreibung des Selbsthasses konnten wir explorieren, welchen Widerhall diese Einstellungen und diese Stimme in Sarahs Lebensgeschichte hatten. Dadurch war es Sarah zum ersten Mal möglich, ihr Erleben des Selbsthasses mit den Einstellungen und Stimmen der Menschen zu verknüpfen, die ihr in der Kindheit Gewalt angetan hatten. Die Externalisierung des Problems trug nicht nur dazu bei, dass Sarah die Folgerungen aus ihrem Gefühl der Verabscheuungswürdigkeit entwirren konnte. Es entstand auch Raum für Gespräche, in denen neue Erzähllinien entwickelt wurden (siehe Kap. 2), sodass schließlich Selbstverletzungen und Depressionen, die in Sarahs Leben bis dahin so präsent waren, rasch abnahmen.

Oft zeigt sich an einem solchen Entwirrungs- oder Neutralisierungsprozess die Geschichte der »Strategien« des Problems, das Menschen einen Therapeuten aufsuchen lässt. Dabei geht es um die Machtverhältnisse, denen die Betroffenen ausgesetzt waren und die ihre negativen Gedanken über das Leben und ihre Identität geprägt haben. Durch Neutralisierung werden solche Gedanken ihres »Wahrheitsanspruchs« beraubt und in Frage gestellt – mit dem Ergebnis, dass die Menschen ihr Leben nicht mehr mit diesen negativen Gedanken verbinden und so eine Position erlangen, von der aus sie andere Lebensbereiche erkunden können. Bei diesen Erkundungen kommen sie stets auf positivere Gedanken über ihre Identität. Diese Art, negative Gedanken über das Leben zu neutralisieren oder zu dekonstruieren, ist ein sehr hilfreicher Aspekt problemexternalisierender Gespräche.

1.4 Die therapeutische Haltung

Die Art der Erkundung, die beim Externalisieren eines Problems angewendet wird, erinnert an investigativen Journalismus. Dessen oberstes Ziel besteht darin, die mit Macht- und Privilegienmissbrauch verbundene Korruption aufzudecken. Obwohl Enthüllungsjournalisten politisch nicht neutral sind, begeben sie sich mit ihren Nachforschungen nicht in Bereiche, in denen Probleme gelöst, Reformen durchgeführt oder direkte Machtkämpfe mit den Akteuren ausgefochten werden, die ihre Macht und Privilegien missbraucht haben könnten. Sie haben zum Gegenstand ihrer Nachforschungen meistens keine »heiße« Verbindung, sondern verhalten sich zu ihm im Allgemeinen relativ »distanziert«.

Klienten nehmen als Reaktion auf investigative Fragen, die der Therapeut ihnen stellt, eine ähnliche Position ein wie ein Enthüllungsjournalist. So tragen sie dazu bei, den Charakter des Problems, seine Arbeitsweisen und Aktivitäten sowie die Ziele aufzudecken, welche diese Arbeitsweisen und Aktivitäten beeinflussen. An diesem Punkt sind Klienten noch nicht zu Anstrengungen bereit, das Problem zu lösen, es umzuformen oder sich direkt mit ihm auseinanderzusetzen.

Dazu ein Beispiel: Ein Therapeut wird von einem Klienten aufgesucht, der die Diagnose Schizophrenie hat und als chronisch krank gilt. Zu Beginn der ersten Sitzung bittet man ihn zu erzählen, was ihm am meisten Sorgen bereitet. Solche Sorgen werden gewöhnlich unter dem Aspekt belastender Erfahrungen im Alltag geschildert und sehr selten unter Aspekten wie »Schizophrenie«. Sie können speziell als Probleme der Lebensqualität, als Gefühl persönlichen Scheiterns und der Unzulänglichkeit oder als tyrannisierende Erfahrungen beschrieben werden, die von den »feindlichen Stimmen« (akustische Halluzinationen) ausgehen. Harold, der bei mir in Behandlung war, nannte als seine größte Sorge die Angst, die feindlichen Stimmen könnten ihn niederwerfen. Das sich daraufhin entwickelnde problemexternalisierende Gespräch motivierte ihn nicht zu einer »heißen« Auseinandersetzung mit diesen Stimmen: Er konfrontierte sie nicht, disziplinierte sie nicht und lieferte auch keinen Kampf mit ihnen. Harold fühlte sich eher dazu ermuntert, die Stimmen zu beschreiben: indem er die Art ihres Sprechens schilderte; indem er die Machtstrategien beschrieb, mit denen die Stimmen ihre Herrschaft etablierten; indem er ihre Methoden identifizierte, mit denen sie sich als Autorität über die Motive anderer stellten; und indem er die Pläne und Ziele bestimmte, die in all ihren Aktivitäten zum Ausdruck kamen.

Viele Aspekte dieser Aufdeckung tragen dazu bei, dass der Klient den Einfluss der Stimmen als weniger stark empfindet. Die Beschreibung der von den Stimmen angewandten Machttaktiken und -strategien führt z. B. dazu, dass deren Macht zurückgedrängt wird. Sobald die extreme »Partisanennatur« der Stimmen deutlicher hervortritt, werden deren Ankündigungen ihres zuvor fraglos akzeptierten »Wahrheitsstatus« beraubt. Mit dieser Art von Aufdeckung wird dem Klienten auch der Weg geebnet, auf dem er andere Ziele in seinem Leben erkennen und die Dinge identifizieren kann, die für ihn wertvoll sind, den Plänen der feindlichen Stimmen aber widersprechen.

Dann entsteht Raum, in dem diese anderen Ziele und Werte im Detail sichtbar werden, in dem sich die Geschichte der Ziele und Werte abzeichnet und zu diesen Zielen und Werten passende Handlungspläne entworfen werden. Diese Entwicklung bietet Klienten manchmal auch die Möglichkeit, Stimmen zu identifizieren, die diese anderen Ziele und Werte unterstützen, oder solche, die neutral sind und als »unsichtbare Freunde« fungieren können. Meiner Erfahrung nach wirkt es sich immer deutlich positiv auf die Lebensqualität eines Menschen aus und verringert seine Anfälligkeit für psychotisches Erleben, wenn sein Verhältnis zu seinen akustischen Halluzinationen erfolgreich überprüft wird. Das war mit Sicherheit der Fall bei Harold, für den diese Überprüfung einen Wendepunkt in seinem Leben darstellte.

Wenn ich betone, wie wichtig eine »kühle«, distanzierte Beschäftigung mit den Problemen und Sorgen der Klienten ist, behaupte ich nicht, dass Therapiegespräche emotionslos sein oder die Menschen von der Erfahrung dieser Probleme und Sorgen entbunden werden sollten. Im Gegenteil: Durch die Externalisierung von Problemen wird der Klient automatisch darin gestützt, Lebenserfahrungen auszudrücken, die er früher nicht hätte ausdrücken können.

In den frühen Gesprächsphasen, in denen man sich »kühl« mit dem Problem beschäftigt, hat der Klient die Möglichkeit, das »Spielfeld« des Problems zu verlagern, sodass das Problem kein »Heimspiel« hat. Dadurch erleben die meisten Menschen, dass ihr Gefühl der Verwundbarkeit durch ihre Lebensprobleme nachlässt und die Last ihrer Lebenssituation geringer wird. Das ist nirgends wichtiger als in einer Lebenslage, in der zu den Problemen, derentwegen Menschen therapeutische Hilfe suchen, noch ein erhebliches Stresspotenzial hinzukommt. Bei der Schizophrenie z. B. hat man eine klare Korrelation zwischen Stress und psychotischen Episoden festgestellt. Es ist verständlich, dass ein Therapiegespräch, das den als schizophren diagnostizierten Klienten zu einer »heißen« Beschäftigung mit den Stimmen der Schizophrenie auffordert – das eine direkte Konfrontation mit diesen Stimmen befördert –, ihn anfälliger macht für psychotisches Erleben.

Im Laufe der problemexternalisierenden Gespräche im Stil des investigativen Journalismus – wenn der Klient eine gewisse Distanzierung von den Problemdefinitionen seiner Identität erfährt und Ziele und Werte zu formulieren beginnt, die den mit dem Problem verbundenen Zielen und Werten widersprechen –, nimmt er an einem bestimmten Punkt meistens noch eine zweite Perspektive gegenüber dem Problem ein, oft im Wechsel bzw. in Verbindung mit der Haltung des Enthüllungsreporters. In dieser Position entwirft der Klient Aktionen, um den Einfluss des Problems zu mindern und das zu verfolgen, was er als für ihn selbst als wichtig identifiziert hat.

Diese in der zweiten Gesprächsphase eingenommene Haltung und die daraus folgenden Aktionen sind wesentlich von den Metaphern geprägt, die den Einfluss der Probleme charakterisieren: Beschreiben Menschen diesen Einfluss als bedrückend, nehmen sie eine dem entgegengerichtete Haltung ein und tun etwas, um ihr Leben von dem Problem zu »befreien«. Beschreiben sie ihn als ungerecht, nehmen sie eine moralische Haltung ein und tun etwas, um die Ungerechtigkeit zu beseitigen. Beschreiben sie den Einfluss als unwissend, nehmen sie eine belehrende Haltung ein und tun etwas, um das Problem darüber aufzuklären, was für ihr Leben am besten ist.

Obwohl es unzählige Metaphern gibt, die den Einfluss des Problems auf das Leben des Betroffenen beschreiben, ist man in der Fachliteratur manchmal der Ansicht, dass genau solche Metaphern überwiegen, die zum »Wettstreit« oder »Kampf« mit den Problemen anregen, um diese zu »schlagen« oder zu »besiegen«. An problemexternalisierenden Gesprächen wird kritisiert, dass eben solche feindlichen Metaphern routinemäßig verwendet würden. Kritiker meinen, solche Metaphern reproduzierten patriarchalische Diskurse über Leben und Identität, förderten eine hochindividualisierte und autonome Identitätsvorstellung zulasten eines beziehungsbetonenden Lebensentwurfs, dualistische Entweder-oder-Konzepte menschlichen Handelns und verschleierten das Umfeld menschlicher Erfahrungen. Auch wenn derlei Kritikpunkte auf einem Missverständnis meiner Ausführungen über problemexternalisierende Gespräche beruhen, müssen sie berücksichtigt werden. Als Therapeuten sind wir verantwortlich für die Konsequenzen unserer Taten, Worte und Gedanken. Wir müssen besonders verantwortungsvoll darüber nachdenken, wie wir vielleicht unabsichtlich Annahmen über Leben und Identität reproduzieren, welche die Vielfalt menschlicher Lebensvollzüge abwerten, und wie wir vielleicht ungewollt mit den Machtverhältnissen der Lokalkultur zusammenspielen. Zu dieser besonderen Verantwortung gehört u. a., dass wir kontinuierlich die Metaphern hinterfragen, die wir in Therapiegesprächen verwenden.

Wenn man Metaphern des »Wettstreits« oder »Kampfes« einführt oder bevorzugt, kann das auch aus anderen als den genannten Gründen riskant sein. Denn wenn es den Metaphern beim Externalisieren eines Problems schlecht gelingt, das Problem zu besiegen oder zu schlagen, und der Klient die Rückkehr des Problems erlebt, ist dies für ihn vielleicht gleichbedeutend mit persönlichem Scheitern. Das würde ihn alles andere als ermutigen, neue Initiativen zu ergreifen, um seine Beziehung zum Problem zu überprüfen. Weil die Auswahl der Metaphern hier so entscheidend ist, gehe ich diesem Thema nun gründlicher nach.

1.5 Metaphern

Das Thema Metaphern ist äußerst bedeutsam. Alle im Laufe der Externalisierung eines Problems aufgegriffenen Metaphern stammen aus einem Diskurs, der ein bestimmtes Verständnis von Leben und

Identität evoziert. Ein Diskurs hat Einfluss darauf, welche Handlungen ein Mensch zur Lösung seiner Probleme ausführt und wie er sein Leben generell gestaltet. Um auf die Behauptung zu reagieren, externalisierende Verfahren forderten den Klienten automatisch dazu auf, mit seinem Problem in einen Wettstreit oder Kampf einzutreten, damit er es schlagen oder besiegen kann, habe ich kürzlich alle Artikel durchgesehen, die ich den letzten zehn Jahren zu diesem Thema verfasst habe: Nur in einem einzigen Artikel ist von Metaphern des Kampfes und Wettstreits die Rede, und zwar im ersten Beitrag, in dem auch noch andere Metaphern präsentiert werden, sodass sich die Aufgabe ganz anders darstellt. Im Rahmen dieser Sichtung habe ich eine Liste von Metaphern angelegt, mit deren Hilfe Klienten die Handlungen beschreiben, die sie zur Überprüfung ihrer Beziehungen zu ihren Lebensproblemen vollführt haben, und in Klammern ihren jeweiligen Herkunftsbereich notiert:

- Das Problem sitzen lassen (Konzept der individuellen Kompetenz)
- Das Problem verdunkeln (astronomisch orientierte Lebensauffassung)
- Das Problem verbannen (am magischen Denken orientierte Lebensauffassung)
- Das Problem bestreiken (gewerkschaftliches Denken)
- Sich des Problems entwöhnen (medizinischer Bereich)
- Sich von dem Problem ablösen (Konzepte der Trennung und Individuation)
- Den Forderungen des Problems trotzen (Widerstandsgedanke)
- Das Problem entmachten (Bemächtigungsgedanke)
- Widerspruch gegen den Einfluss des Problems erheben (Protestgedanke)
- Das Problem aufklären (pädagogisches Konzept)
- Dem Problem entkommen bzw. sein Leben von dem Problem befreien (Freiheitsidee)
- Seinen Lebensraum vom Problem zurückfordern (architektonisch orientierte Lebensauffassung)
- Das Problem unterminieren (geologisch orientierte Lebensauffassung)
- Den Einfluss des Problems verringern (Konzept der individuellen Kompetenz)

- Aufforderungen zur Kooperation mit dem Problem verweigern oder ablehnen (Konzept der Zivilgesellschaft)
- Den Bereich des Problems verlassen (Reisegedanken)
- Von dem Problem Wiedergutmachung verlangen (Justizbereich)
- Aus dem Schatten des Problems heraustreten (Lichtkonzept)
- Dem Problem den Anspruch auf die Identität des Betroffenen aberkennen (Objektivitätsidee)
- Den Griff des Problems auf das Leben des Betroffenen lockern (physiologisch orientierte Lebensauffassung)
- Sein Leben von dem Problem zurückfordern und wieder in Besitz nehmen (ökonomische Lebensauffassung)
- Dem Problem die Fäden aus der Hand nehmen (Marionettentheater)
- Sich aus den Diensten des Problems verabschieden (Beschäftigungsgedanke)
- Sein Leben vor dem Problem retten (Rettungsgedanke)
- Einen Neuanfang machen (Welt des Sports)
- Dem Problem das eigene Leben stehlen (Diebstahlidee)
- Das Problem bändigen (Übungsgedanke)
- Das Problem vorspannen (Welt der Pferde)

Die Vielfalt solcher Metaphern ist größtenteils der Tatsache geschuldet, dass sie meistens von Klienten geprägt werden. Doch abgesehen davon spiele auch ich eine wichtige Rolle bei der Auswahl der Metapher, die im Therapiegespräch bevorzugt verwendet wird: Wenn ein Klient die Aktion beschreibt, die er in Angriff nimmt oder durchgeführt hat, um sein Verhältnis zu seinem Lebensproblem zu überprüfen, benutzt er meiner Erfahrung nach sehr selten nur eine einzige Metapher. Da es nicht oft möglich ist, alle in Therapiegesprächen benutzten Metaphern weiterzuverwenden, werden die einen zwangsläufig den anderen vorgezogen. Meine Auswahl von Metaphern beruht auf der Überlegung, was in der Situation am praktikabelsten und ethisch vertretbar ist – dieses Thema wurde in diesem Kapitel schon angerissen. Ein Kind, das von seiner Enkopresis loskommen will, könnte z. B. die Metapher »Herr Störenfried besiegen« (Metapher des Wettstreits) benutzen und die Absicht verfolgen, »mein Leben von Herr Störenfried zurückzubekommen« (Metapher der Reklamation). In diesem Fall würde ich, wenn ich das Kind aus der Reserve locken und zur Initiative ermuntern möchte, der Reklamationsmetapher den Vorzug geben; denn diese Metapher ist keine Kampfaufgabe. Ein anderes Kind, das seine Ängste ablegen möchte, könnte seine Ängste z. B. »besiegen« und »erziehen« wollen. In diesem Fall würde ich die therapeutische Erkundung eher auf die Pläne des Kindes fokussieren, die es zur Erziehung seiner Ängste entwickelt hat, als auf seine Aktionen, die Ängste zu besiegen. Der Grund dafür ist meine Sorge über die Folgen, wenn in Therapiegesprächen automatisch Kampf- und Wettstreitmetaphern reproduziert würden.

In den Gesprächen mit Jeffrey, Beth und Andrew wurden im Hinblick auf die Aktion, die diese Familie zur Überprüfung ihrer Beziehung zum AHS durchführen könnte, mehrere Metaphern verwendet, u. a. die, das AHS »zu töten«. Ich fokussierte jedoch auf die ebenfalls von der Familie vorgeschlagene Metapher des »Zurückforderns«, an der sich die weiteren Aktionspläne und die Gedanken über die Konsequenzen dieser Aktionen orientierten. In diesem Zusammenhang wurde Jeffrey sich darüber klar, dass er das AHS auf seinen Platz verweisen und es als besonderen Freund behalten wollte, aber nicht zulassen wollte, dass es sein Leben beherrscht.

Gelegentlich kommt es vor, dass zu Beginn des Gesprächs nur eine einzige Metapher für eine Aktion auftaucht oder dass ich ethische Bedenken wegen der ausgiebigen Verwendung einer Metapher habe; diese verwende ich dann nur vorübergehend. Im Laufe des Gesprächs zeigen sich unweigerlich weitere Metaphern. Ich kann mich an kein Therapiegespräch erinnern, in dem sich weitere Metaphern nicht nach Prioritäten einsetzen ließen, und zwar äußerst effizient.

1.6 Negativ pauschalisieren

Als Therapeut sollte man sich davor hüten, Probleme negativ zu pauschalisieren – d. h. ausschließlich negativ zu definieren. Die negative Pauschalisierung basiert auf den in der westlichen Kultur vorherrschenden dualistischen Entweder-oder-Denkgewohnheiten. Sich diese Denkweise und die damit verbundenen Risiken stets bewusst zu machen kann dem Therapeuten einiges abverlangen. Doch diese Bewusstheit ist wichtig, weil negative Pauschalisierungen den größeren Kontext der präsentierten Probleme verschleiern und vielleicht das entwerten, was Menschen als wertvoll betrachten und sie stützen kann. Die beiden folgenden Beispiele therapeutischer Begegnungen zeigen, wie wichtig es ist, negative Pauschalisierungen von Problemen zu vermeiden.

Jeanine, allein erziehende Mutter mit einem geistig und körperlich behinderten Sohn, suchte Rat, weil sie sich mit unrealistischen Hoffnungen quälte und dadurch anfällig war für enorme Frustration und Episoden akuter Niedergeschlagenheit. Man hatte ihr eine Therapie empfohlen, mit deren Hilfe sie diese Hoffnungen aufgeben und um den Verlust trauern könnte. Doch in einem externalisierenden Gespräch über diese Hoffnungen vermochte sie ihrem Erleben sowohl der positiven als auch der negativen Konsequenzen dieser Hoffnungen intensiv Ausdruck verleihen. Dank der Hoffnungen konnte Jeanine sich u. a. fortwährend darum bemühen, einige Härten zu mindern, die andernfalls ihr Sohn hätte erleiden müssen. Aber die Hoffnungen waren auch eine schwere Last. Im Laufe des Gesprächs gewann Jeanine allmählich Klarheit über die Ziele, auf die sie weiterhin ihre Hoffnungen setzen wollte, und modifizierte einige Hoffnungen, sodass sie sich um vernachlässigte Aspekte ihres Lebens kümmern konnte.

In der Folgesitzung bestätigte sich, dass es Jeanine im vorangegangenen Gespräch möglich gewesen war, ihr Verhältnis zu ihren Hoffnungen zu überprüfen. Bei dieser Überprüfung wurden ihre Hoffnungen zwar gewürdigt, aber nicht mehr an eine Verpflichtung geknüpft. Jeanine konnte nun besser überschauen, inwieweit sie einzelnen ihr wichtigen Zielen Hoffnung zuschreiben wollte, und war deshalb weniger anfällig für Enttäuschung und Verzagtheit. Wären ihre Hoffnungen im Rahmen einer Therapie als Hürde negativ pauschalisiert worden, wäre ein solches Resultat unmöglich gewesen.

Der achtjährige Martin und seine Eltern konsultierten mich wegen der Ängstlichkeit des Jungen. Martin war seit seinem vierten Lebensjahr überaus furchtsam. Die Auswirkungen seien zunehmend belastend und verbunden mit negativen körperlichen Zuständen wie Kopfweh und Magenschmerzen, großer Unsicherheit im sozialen Bereich, Schlaflosigkeit und einer Reihe starker, beherrschender Sorgen. Martins Eltern hatten alle Hebel in Bewegung gesetzt, um der Sache auf den Grund zu gehen. Doch alle Nachforschungen waren ergebnislos, und nun waren sie zu dem riskanten Schluss gelangt, dass Martin einfach ein ängstlicher Junge sei.

Wir gingen rasch zur Externalisierung des Problems über, und zum ersten Mal beschrieb Martin offen seine Sorgen. Ich ermutigte ihn, alle seine Sorge zu benennen und sie klar voneinander zu unterscheiden, sie zu malen, ihre Aktivitäten und Arbeitsweisen aufzudecken, etwas über die Konsequenzen dieser Aktivitäten und Arbeitsweisen zu erzählen und abschließend zu überlegen, was das alles über die Pläne aussagte, die diese Sorgen für sein Leben hätten. So wurde das Unfassbare fassbar; eingegrenzt wurde ein Problem, das zuvor in Martins Leben allumfassend präsent gewesen war. Als alle Anwesenden mit dem Wesen dieser Sorgen mehr vertraut waren, konnte ich nach den Kräften fragen, die diese Sorgen vielleicht stützten. Da Martin die Sorgen detailliert beschrieben hatte, konnte er sie ohne Schwierigkeiten mit seinem Leben in Beziehung setzen. Wie ich erfuhr, wurden seine Sorgen stark von Weltereignissen genährt, z. B. vom Tsunami im Jahr 2004, von der AIDS-Epidemie in Afrika, dem Krieg in Irak und Afghanistan und den Selbstmordattentaten im Nahen Osten. Wie kam es, dass er über diese Ereignisse so gut informiert war? Ohne dass seine Eltern es wussten, schaute er regelmäßig die Weltnachrichten im Fernsehen an.

Martin befand sich inzwischen im Austausch mit seinen Eltern, die seine Sorgen annahmen und nicht mehr als irrational betrachteten. Der Junge war mit seinen Sorgen nun nicht mehr allein. Er erfuhr außerdem eine Würdigung dessen, was für ihn wertvoll war, und spürte den Stolz seiner Eltern auf ihn. Martin war jetzt – in ihren Augen – nicht mehr nur ein ängstlicher Junge. Dass sie sich an Gesprächen über seine Sorgen beteiligten und Pläne für den Umgang damit machten, erleichterte ihn zutiefst. Die negativen körperlichen Auswirkungen dieser Sorgen waren ebenso rasch verschwunden wie seine Schlaflosigkeit und viel von seiner Unsicherheit. Obwohl Martin das Weltgeschehen weiterhin sehr am Herzen lag, beherrschten diese Gedanken nun nicht mehr sein Leben und hinderten ihn nicht mehr daran, sein Leben zu leben. Wären seine Sorgen im Rahmen einer Therapie negativ pauschalisiert worden, hätten Martin und seine Eltern sein Problem nie auf diese Weise angehen können.

1.6.1 Abschließende Bemerkung zu den Metaphern des Handelns und den Risiken negativer Pauschalisierung

Auch wenn ich die Verwendung von Kampfmetaphern und von Metaphern, die Problembeschreibungen pauschalisieren, für fraglich halte, behaupte ich nicht, dass derlei Metaphern und Pauschalisierungen nie Vorrang haben. Manchmal behandle ich Menschen, die stark das Gefühl haben, um ihr Überleben zu kämpfen. Zu ihrem Erleben des Problems passen Metaphern des Kampfes und des Wettstreits sowie eine Pauschalisierung ihres Problems, zumindest am Anfang der Therapie. Da solche Menschen oftmals Missbrauch und Ausbeutung erlitten haben, mache ich mir immer bewusst, dass das Ausbilden einer Kampfmentalität und davon geleitete Handlungen vielleicht entscheidend für ihr Überleben waren.

In solchen Fällen bestätige ich die Bedeutung dieser Geisteshaltung, würdige, wie die Betroffenen das Wesen dieser überlebenswichtigen Aktionen verstehen, und erkunde gemeinsam mit ihnen weitere Handlungsmöglichkeiten, die von diesen Metaphern geprägt sind. Ich selbst *führe* jedoch weder Kampfmetaphern *ein,* noch *initiiere* ich negative Pauschalisierungen des Problems. Wenn Klienten sich auf eine einzige Kampfmetapher konzentrieren, achte ich sorgfältig auf andere Metaphern, die sich zur Beschreibung von Handlungen oder Handlungsvorschlägen eignen, mit denen der Klient seine Beziehung zum Problem überprüfen kann. Ist das Ohr für andere Metaphern geschärft, kann man sich nach und nach auf etwas anderes als »Kampf« konzentrieren. Die Fokussierung auf Kampfmetaphern birgt Risiken, die ich bereits erwähnt habe: Sie kann eine eingefahrene »Festungsmentalität« gegenüber dem Leben oder das Erleben von Verwundbarkeit verstärken und langfristig Erschöpfung und Gefühle verminderter individueller Kompetenz erzeugen.

1.7 Weitere Formen der Externalisierung von Problemen

In diesem Kapitel geht es hauptsächlich um den Einsatz problemexternalisierender Gespräche, um die Themen anzugehen, derentwegen Menschen therapeutische Hilfe suchen. Doch Externalisierungen sind auch im breiteren Sinn einsetzbar, um die »Stärken« und »Ressourcen« von Menschen zu überprüfen und neu zu entwickeln. In einem jüngeren Beitrag über narrative Ansätze in der Arbeit mit Kindern und ihren Familien habe ich ein Beispiel für eine doppelte Externalisierung präsentiert (White 2006):

Gerry und seine Familie hatten wegen der Essprobleme des Jungen um Behandlung gebeten. In der Therapie wurde das Essproblem zunächst als »ungezogene, kleine Phobie« externalisiert. Danach forderte ich Gerry auf, die Kräfte zu externalisieren, die er bräuchte, um die für ihn wichtigen Aktivitäten auszuüben, die er wegen seiner physischen Zerbrechlichkeit meiden musste. Diese wurden »Bärenkräfte« genannt und im Laufe des Gesprächs auf eine Art und Weise beschrieben, die unmöglich gewesen wäre, wenn das Phänomen den Status einer inneren Qualität behalten hätte. Die Externalisierung der Kräfte schuf Gerry und seinen Eltern eine Basis, auf der er sein Leben von der »ungezogenen, kleinen Phobie« befreien konnte.

1.8 Die Landkarte der Positionsangabe: Vier Fragekategorien

Auf Bitten, eine Landkarte vom Verfahren der Externalisierung anzufertigen, ging ich vor etwa zehn Jahren meine Videoaufnahmen einer Reihe externalisierender Gespräche mit dem Ziel durch, die spezifischen Fragekategorien herauszuarbeiten, die solchen Gesprächen ihre Gestalt verliehen. Dabei entwickelte ich eine »Landkarte der Positionsangabe«, mit denen ich daraufhin in Workshops und Lehrveranstaltungen arbeitete. Diese Karte stellt den Ablauf externalisierender Gespräche anhand von vier Fragekategorien dar (Kartenbeispiele finden sich am Ende dieses Kapitels):

- Fragekategorie 1: Eine erfahrungsnahe, besondere Definition des Problems aushandeln
- Fragekategorie 2: Die Auswirkungen der Aktivitäten des Problems kartieren
- Fragekategorie 3: Die Auswirkungen der Aktivitäten des Problems beurteilen
- Fragekategorie 4: Die Beurteilung begründen

Auf diese vier Kategorien werde ich weiter unten näher eingehen. Seit vielen Jahren arbeite ich nun mit diesen Landkarten in Lehrveranstaltungen, deren Teilnehmer und Teilnehmerinnen meine Darstellung für ihre eigenen Verfahren des Externalisierens hilfreich finden. Diese Art der Ausarbeitung der vier Fragekategorien hat dazu gedient, die Verfahren des Externalisierens offenzulegen, sodass sie transparenter geworden sind und je nach Bedarf einmalig angewendet, wiederholt und weiterentwickelt werden können.

Wie alle in diesem Buch beschriebenen Landkarten kann auch die der Positionsangabe bei der therapeutischen Erkundung Orientierung bieten. Die Landkarte der Positionsangabe ist besonders wichtig, wenn Klienten problembeladene Berichte aus ihrem Leben ausbreiten oder äußerst negative Gedanken über ihre Identität bzw. die Identität ihrer Beziehungen äußern. Die Landkarte repräsentiert aber nicht alle Aspekte von Externalisierungen und ist auch nicht essenziell, um narrative Therapiegespräche zu führen.

Ich bezeichne die vier Fragekategorien als »Landkarte der Positionsangabe«, weil sie einen Rahmen bilden, in dem Klienten, selbst kleinere Kinder, sich gründlich danach befragen lassen, was ihnen im Leben wichtig ist. Im Rahmen dieser Befragung hat der Klient die Möglichkeit, sich gegenüber seinen Lebensproblemen zu positionieren und die Grundlagen seiner Sorgen laut und deutlich zu benennen. Für viele Menschen ist das eine neue Erfahrung, weil sie schon oft erlebt haben, dass sie sich der Haltung unterordnen mussten, die *andere* Menschen zu ihren Sorgen und Nöten eingenommen haben.

Es ist auch insofern eine »Landkarte der Positionsangabe«, als die Stellung des Therapeuten durch diese Befragung klar definiert wird. Sie ist dezentral, weil er nicht der Urheber der Haltungen ist, die die Klienten zu den Sorgen und Nöten ihres Lebens einnehmen. Seine Position hat aber Einfluss, weil er mithilfe dieser Fragekategorien den Klienten die Möglichkeit gibt, ihre Haltung gegenüber ihren Problemen zu bestimmen und das zu äußern, was diese Haltung untermauert.

Diese dezentrale, aber einflussreiche Rolle des Therapeuten ist unter Umständen schwer auszufüllen; denn wir begegnen oft Klienten, die ein hohes Maß an Frustration und Hoffnungslosigkeit zeigen, die alle anderen ihnen bekannten Wege der Problemlösung erkundet haben und verzweifelt etwas Entlastung von den drückenden Sorgen erreichen wollen. Unter solchen Bedingungen ist man als Therapeut recht anfällig dafür, zu den Problemen seiner Klienten Stellung zu beziehen, aus dieser Position heraus einseitig zu handeln und mit Rückgriff auf sein »Expertenwissen« ein paar Interventionen einzuleiten. Dies gibt der Stimme des Therapeuten Gewicht, wenn den Problemen der Klienten Sinn zugeschrieben wird; es zwingt den Klienten die Vorstellung des Therapeuten von den Konsequenzen ihrer Probleme auf; es bringt den Therapeuten dazu, im Namen oder Auftrag der Klienten eine Haltung gegenüber den Konsequenzen von deren Problemen einzunehmen; und es rechtfertigt die Haltung des Therapeuten im Hinblick darauf, was er für seine Klienten für wichtig hält: »Ich verstehe, dass dieses Problem *(wie es der Therapeut definiert)* diese Konsequenzen *(wie der Therapeut sie sieht)* für Ihr Leben hat. Dies ist eine ... *(Position, die der Therapeut festgelegt hat)*, und wir müssen etwas gegen das Problem tun, weil ... *(Rechtfertigung, die auf der normativen Lebensauffassung des Therapeuten beruht)*.« Wenn der Therapeut auf diese Weise die Urheberschaft übernimmt, verschließt er die Tür zur Kooperation. Er wird sich belastet und erschöpft fühlen, wohingegen die Menschen, die therapeutische Hilfe brauchen, sich ohnmächtig vorkommen werden.

1.8.1 Fragekategorie 1: Eine erfahrungsnahe, besondere Definition des Problems aushandeln

Im ersten Schritt hilft der Therapeut den Klienten, die Definition ihrer Sorgen und Nöte auszuhandeln, derentwegen sie therapeutische Hilfe wollen. Bei dieser Aushandlung werden diese Sorgen und Nöte detailliert beschrieben. Dadurch werden aus »erfahrungsfernen«, »allgemeinen« Definitionen »erfahrungsnahe«, »besondere«.

Eine »erfahrungsnahe« Definition des Problems ist in der Sprache der Klienten formuliert und beruht auf deren Lebensauffassung (die sich in der Kultur ihrer Familien oder Gemeinden entwickelt hat und ihre persönliche Geschichte widerspiegelt). Mit dem Wort *besonders* würdige ich die Tatsache, dass Menschen ein Problem oder Anliegen nie gleich wahrnehmen oder verstehen bzw. dass ein Problem oder Anliegen an verschiedenen Punkten im Leben eines Menschen nie gleich wahrgenommen oder verstanden wird. Kein Problem oder Anliegen ist eine direkte Nachbildung eines anderen Problems oder Anliegens, und kein Problem oder Anliegen der Gegenwart ist eine Kopie des Problems oder Anliegens der Vergangenheit. In der Arbeit mit Jeffrey, Beth und Andrew wurde diese erfahrungsnahe, besondere Definition des ADHS auf unterschiedlichen Wegen erlangt, z. B. mithilfe eines gemalten Bildes. Die unverkennbare Gestalt des Problems wurde deutlich sichtbar – es wurde auf einzigartige Weise beschrieben, sodass es sich sogar von Jerrys ADHS, seinem Zwillingsbruder, unterschied. Jeffreys ADHS war einzigartig, und was der Junge über es wusste, beschrieb er so, wie er es erlebte.

Sehr oft, vor allem in der Arbeit mit Kindern, erreicht man eine detaillierte Beschreibung dadurch, dass das Problem personifiziert wird.

Der siebenjährige Spencer kam zur Sitzung in Begleitung seiner Eltern, Sue und Rod, die das Problem des Jungen als »Enkopresis« definierten. Es sei ein langwieriges Problem, das sich trotz aller Bemühungen nicht lösen lasse. Sue und Rod berichteten von ihrer momentanen Enttäuschung darüber, dass Spencer sich zu nichts motivieren lasse, was das Problem vielleicht etwas lindert. Spencers Verhalten vermittelte mir den Eindruck, er empfinde sich selbst als das Problem, an dem er nichts ändern könne. Meine Fragen, ob er das Wort Enkopresis verstehe, bejahte er, aber ganz offensichtlich war diese allgemeine Definition von Einkoten für ihn ein erfahrungsferner Begriff. Dann stellte ich Fragen, von denen ich hoffte, dass sie der Familie helfen würden, das Phänomen als erfahrungsnahes, besonderes zu beschreiben.

M: Also, erzähl mal, wie das für euch alle so ist, unter der Herrschaft dieser Enkopresis zu leben?

SUE: *(lächelt über den Vergleich)* Sie kommt manchmal als Sturzbach und ist natürlich schmutzig.

ROD: *(ebenfalls belustigt)* Manchmal stehen wir bis zu den Knien darin. Es wird sehr rutschig. Wir verschwinden in alle möglichen Richtungen und rutschen überall aus. Das ist doch eine ganz nette Zusammenfassung, oder?

SUE: Ja. Die Situation läuft aus dem Ruder, und dann bringt man kaum etwas zustande, nicht wahr, Spencer?

SPENCER: *(wirkt etwas weniger angespannt)* Yep.

M: Wie würdet ihr das Wesen oder den Charakter einer Enkopresis beschreiben, die einfach das Leben anderer Menschen durcheinanderbringt, ohne dass sie darum gebeten wird? Wie würdet ihr eine Enkopresis beschreiben, die einen solchen Schlamassel anrichtet, dass man kaum mehr etwas zustande bringt?

SUE: Also, ich würde sagen, es ist eine Enkopresis, die die Ruhe und Ordnung stört.

ROD: Das würde ich auch sagen.

M: Was würdest du sagen, Spencer?

SPENCER: Mal schau'n. Yep, würd' ich sagen.

M: Was würdest du sagen, Spencer?

SPENCER: Es ist Herr Störenfried.

M: Okay, es ist also Herr Störenfried! Ist richtig gut, das zu wissen!

SPENCER: Logo!

Ich befragte Spencer und seine Eltern weiter nach ihren Erfahrungen mit Herrn Störenfried. Dadurch konnten sie das Problem detaillierter beschreiben und z. B. die Arbeitsweisen und Aktivitäten von Herrn

Störenfried bestimmen, wenn er gerade das Leben anderer Menschen durcheinanderbrachte. Definiert wurden auch seine Taktiken und Strategien und das, was dies über Herrn Störenfrieds Pläne für Spencers Leben aussagte. Je genauer das Problem mit erfahrungsnahen, besonderen Begriffen beschrieben wurde, desto lebhafter und fantasievoller wurde Spencer. Wie sich zeigte, wusste er zwar nicht, wie er mit der Enkopresis umgehen sollte, aber wie er Herr Störenfried überlisten konnte, das wusste er. Mithilfe seiner Eltern konnte Spencer dieses Wissen nutzen, um von Herrn Störenfried »sein Leben zurückzubekommen«.

In diesem Beispiel wurde die »professionelle« Beschreibung des Problems als Enkopresis ersetzt durch eine, die Spencers Leben näher ist – als Herr Störenfried. Damit will ich nicht vorschlagen, alle Fachbegriffe in alltägliche oder triviale Beschreibungen umzuwandeln. Ich bin aber sicher, dass jede Beschreibung durch eine detaillierte Charakterisierung des Problems erfahrungsnah und besonders werden kann. Im Laufe des Gesprächs mit Jeffrey, Beth und Andrew wurde z. B. der Fachbegriff ADHS ausführlich beschrieben.

Und in einer solch detaillierten Problemdefinition sind die einzigartigen Kenntnisse und Fertigkeiten der Klienten relevant und entscheidend, damit sie etwas gegen ihre Probleme unternehmen können. In diesem Prozess werden Menschen sich der Tatsache bewusst, dass sie durchaus ein bestimmtes Knowhow haben, das sie weiterentwickeln und einsetzen können, um mit ihren Sorgen und Nöten fertig zu werden.

1.8.2 Fragekategorie 2: Die Auswirkungen der Aktivitäten des Problems kartieren

Im zweiten Schritt untersucht man die Auswirkungen und Einflüsse des Problems in den einzelnen Lebensbereichen, in denen Komplikationen identifiziert worden sind, z. B.:

- in der Familie, am Arbeitsplatz, in der Schule, unter Gleichaltrigen,
- in den Familienbeziehungen, im Verhältnis zu sich selbst, in Freundschaften,
- in der Identität, z. B. wie sich das Problem auf Ziele, Hoffnungen, Träume, Bestrebungen und Wertvorstellungen auswirkt,
- in den Zukunftsperspektiven und Lebenshorizonten.

Diese Erkundung muss nicht allumfassend sein, sollte aber die wichtigsten Konsequenzen der Aktivitäten und Arbeitsweisen des Problems enthalten. In den Gesprächen mit Jeffrey, Beth und Andrew wurden z. B. insbesondere die Folgen beachtet, die die Aktivitäten des AHS für die Familienbeziehungen und für Jeffreys Verhältnis zu seiner Lehrerin und Gleichaltrigen hatten. Beachtung wurde auch den Konsequenzen geschenkt, die das Problem für Beths körperliches Befinden und Andrews Stimmung hatte. Im Gespräch mit Sarah, der jungen Frau mit einer langen Geschichte von Selbstverletzung und Depression, standen die Folgen im Fokus, die die Aktivitäten ihres Selbsthasses für ihr Verhältnis zum eigenen Körper und zu anderen Menschen hatten.

Durch die Erkundung der Wirkungen und Einflüsse des Problems bekommt das auf Externalisierung fokussierende Gespräch ein festes Fundament. Genau an diesem Punkt erfolgt der Übergang vom allgemeineren, auf Internalisierung fokussierenden Gespräch. Zu Beginn der Sitzung teilte Sarah z. B. mit, sie sei »wertlos« und »nutzlos« und »verdiene ihr Los«. Andere hätten schon versucht, ihr diese Gedanken auszureden, was sie als Zeichen von Unaufrichtigkeit oder fehlendem Verständnis deutete. Dies habe sich in ihren Beziehungen zu anderen Menschen befremdend ausgewirkt, und dann äußerte Sarah frank und frei, ich werde mit Sicherheit »dieselbe Nummer abziehen«. Das konnte ich verhindern. Schon bald antwortete Sarah auf meine Fragen, wovon der Selbsthass sie hatte überzeugen wollen: dass sie »wertlos« und »nutzlos« sei und »ihr Los verdiene«. Diese Begriffe hatten Sarahs inneren Dialog und die auf Internalisierung fokussierenden Gespräche mit anderen beherrscht; aber nun traten sie in einem auf Externalisierung fokussierenden Gespräch hervor und öffneten einen Raum zwischen Sarahs Identität und ihren negativen Gedanken über diese. Als Sarah diese negativen Gedanken in Form von »Wahrheiten« über ihre Identität präsentierte, zog ich diese nicht in Zweifel. Stattdessen hatte das problemexternalisierende Gespräch den Effekt, Sarahs Gedanken ihres Wahrheitsanspruchs zu berauben und dadurch zu neutralisieren.

1.8.3 Fragekategorie 3: Die Auswirkungen der Aktivitäten des Problems beurteilen

Im dritten Schritt hilft der Therapeut den Klienten, die Arbeitsweisen und Aktivitäten des Problems sowie dessen stärksten Auswirkungen auf ihr Leben zu beurteilen. Eine solche Beurteilung leitet man meistens mit Fragen ein wie z. B.: Sind diese Aktivitäten für Sie in Ordnung? Wie schätzen Sie diese Entwicklungen ein? Wie sind diese Entwicklungen für Sie? Wie sehen Sie diese Auswirkungen? Wie ist Ihre Einstellung zu dem, was hier gerade sichtbar wird? Ist diese Entwicklung positiv oder negativ – oder beides oder weder noch oder so im Zwischenbereich? Wenn Ihnen das als Lebensschicksal serviert worden wäre, welche Fragen würden sich Ihnen dann stellen?

Solche und ähnliche Fragen motivieren einen Menschen, innezuhalten und über besondere Entwicklungen in seinem Leben nachzudenken. Für viele Klienten ist das eine neue Erfahrung; denn sehr oft nehmen andere Menschen diese Art von Beurteilung vor. Ich habe schon unzählige junge Menschen behandelt, die in der Beurteilung der Konsequenzen ihrer Lebensprobleme nichts zu sagen hatten und stattdessen von ihren Eltern, Lehrern, Therapeuten, Sozialarbeitern, der Polizei usw. beurteilt wurden.

Weil die Erkundung dieses Themas eine so neue Erfahrung für Klienten sein kann, sollte der Therapeut seinen Beurteilungsfragen eine kurze Zusammenfassung der wichtigsten Konsequenzen voranstellen, die im zweiten Schritt dieses Gesprächs identifiziert wurden. Solche Zusammenfassungen bezeichne ich oft als Geleitwort oder Editorial; denn sie bieten den Menschen eine Basis, auf der sie bei der Beantwortung der Beurteilungsfragen nachdenken können. Im Gespräch mit der 16-jährigen Virginia und ihren Eltern, Russell und Verity, war z. B. klar, dass das Mädchen sich mehr oder weniger am Rande des Prozesses befand, in dessen Verlauf relevante Komplikationen in ihrem Leben beurteilt wurden. Bevor ich Virginias Position zu ihren Problemen erkundete, gab ich eine kurze Zusammenfassung der aus meiner Sicht wichtigsten Konsequenzen dieser Komplikationen:

M: Virginia, wie man hört, machen sich deine Eltern unter anderem wegen dieser Probleme Sorgen und sind deshalb etwas beunruhigt darüber, was in deinem Leben gerade geschieht. Und diese Beunruhigung bringt sie dazu, dass sie bestimmte Aspekte deines Lebens viel stärker kontrollieren. Nach deiner Aussage hat dies den Effekt, dass du »den Laden dichtmachst«.

VIRGINIA: Ja. Stimmt genau.

M: Okay. Nun, wie ist das für dich?

VIRGINIA: Wie das für mich ist?

M: Ja. Was heißt das für dich? Wie stellst du dich dazu?

VIRGINIA: Ich kann es nicht leiden. Es fühlt sich so an, als ob ich ständig überwacht werde. Ich kann es nicht leiden, und es bringt nichts. Es ist total frustrierend.

M: Du kannst es nicht leiden? Du kannst diese Überwachung nicht leiden?

VIRGINIA: Nein, ich kann es nicht leiden, und es bringt nichts. Es macht die Sache nur schlimmer, und es ist total frustrierend.

M: Erzähle etwas genauer, wie du das erlebst. Mit welchen anderen Worten würdest du das Unbehagen und die Frustration beschreiben?

VIRGINIA: Also, es ist so ...

Nachdem Virginia genauer geschildert hatte, wie sie diese Konsequenzen erlebt, fragte ich Russell und Verity, was für eine Erfahrung es für sie sei, wenn sie sich wegen der momentanen Vorgänge in Virginias Leben sorgten. Bis dahin hatte die Familie nicht offen darüber reden können, wie jeder das Problem, mit dem sie kämpften, für sich wahrnimmt. Aufgrund dieser Erkundung konnten sie gegenseitig Verständnis dafür entwickeln, wie jeder Einzelne die Konsequenzen des Problems wahrnimmt.

Auch im Gespräch mit Jeffrey, Beth und Andrew stellte ich meinen Beurteilungsfragen ein Geleitwort voran: »Ich bekomme allmählich ein deutlicheres Bild davon, was das AHS im Schilde führt: Es erschwert den Umgang zwischen Jeffrey und seiner Mama und seinem Papa, zwischen Jeffrey und anderen Kindern sowie zwischen Jeffrey und seinen Lehrern. Und ein genaueres Bild davon, wie es Jeffrey Bauchschmerzen bereitet. Dass es auch Jeffreys Mama und Papa in Aufregung versetzt. Ich habe zudem ein deutlicheres Bild von den Plänen, die das AHS für Jeffreys Zukunft hat: Es will Jeffreys einziger Spielkamerad sein, um Jeffrey für sich zu haben.« Dieses Geleitwort war wie eine reflektierende Folie, mit deren Hilfe alle Familienmitglieder über ihre Erfahrungen mit den Aktivitäten des AHS und über ihre Einstellung zu den Konsequenzen dieser Aktivitäten sprechen konnten.

An diesem Punkt muss der Therapeut sicherstellen, dass die Klienten ihre Einstellung zu den Auswirkungen des Problems in aller Komplexität artikulieren können. Dabei begeht man oft den Irrtum anzunehmen, dass sie solche Konsequenzen gänzlich negativ beurteilen. Dann wird die Erkundung frühzeitig abgebrochen und das Therapiegespräch auf der Basis dieser Annahme fortgeführt. Doch die Haltungen der Menschen gegenüber dem Problem und seinen

Auswirkungen sind häufig komplex und gemischt. So führten z. B. die Arbeitsweisen des Selbsthasses in Sarahs Leben dazu, dass sie sich Verletzungen beibrachte (sich ritzte), und mir war bewusst, dass ich auf keinen Fall von bestimmten Annahmen über ihre Erfahrungen damit ausgehen durfte.

M: Sarah, ich überlege gerade, ob es in Ordnung ist, den Kurs ein wenig zu ändern. Ich habe gerade eine ziemlich gute Vorstellung davon, was der Selbsthass von dir verlangt, und deshalb würde ich dir gerne ein paar Fragen stellen, wie das so für dich ist.

Sarah: Das ist in Ordnung. Schießen Sie los.

M: Okay. Ist es in Ordnung, wenn ich mit dem Ritzen beginne?

Sarah: Ja klar, klar. Ist ja kein Geheimnis.

M: Als wir darüber sprachen, wie der Selbsthass dich zur Verletzung des eigenen Körpers getrieben hat, hast du gesagt, er verlange, dass du dich ritzt. Dann wollte ich wissen, was es damit auf sich hat, und du hast gesagt, dass es zum Teil mit der Disziplinierung deines Körpers zusammenhängt. Meine Frage ist jetzt also, wie das für dich ist.

Sarah: Nun, es ist ... Ich weiß nicht, was ich auf Ihre Frage antworten soll, denn es ist einfach so, wie es ist. Ritzen ist genau so, wie es ist.

M: Es ist also etwas, das für dich in Ordnung ist?

Sarah: Michael, ich bin wirklich erstaunt, dass Sie diese Frage stellen.

M: Warum?

Sarah: Weil die meisten Menschen versuchen, es mir auszureden.

M: Das ist nicht mein Plan.

Sarah: Gut! Die Wahrheit ist nämlich, dass es das einzige Mal ist, dass ich Erleichterung spüre, wenn ich sehe, wie das Blut läuft. Es ist wahrscheinlich das einzige Mal, dass ich überhaupt etwas spüre.

M: Dann stellst du das also nicht in Frage?

Sarah: Was? Nein, ich glaube nicht.

M: Ich versuche nicht, dir das Ritzen auszureden. Aber wenn das Ritzen ein Schicksal wäre, das dir bei der Geburt serviert worden wäre – wenn das Ritzen eine Bestimmung wäre, die dir auferlegt wurde, so wie andere Schicksale anderen Kindern auferlegt wurden –, würdest du das nicht in Frage stellen?

Sarah: Das habe ich nicht gesagt.

M: Sorry ...

Sarah: Ich schätze mal, wenn ich mein Leben noch einmal von vorne beginnen könnte, dann würde ich das eine oder andere beim Ritzen vielleicht in Frage stellen.

M: Okay. Ich will einfach nur eine Vorstellung davon bekommen, wie du zum Ritzen stehst. Verstehe ich es recht, dass es etwas ist, das du meistens gut findest und das dir Erleichterung bringt, dass es aber auch etwas ist, das du ganz leicht in Frage stellst?

SARAH: Das ist eine ziemlich gute Zusammenfassung der Situation.

Wie komplex die Haltung zu Konsequenzen von Problemen ist, zeigt sich auch in Schattierungen von Beurteilungen. So kann jemand einigen Konsequenzen seines Problems durchaus zugeneigt sein und andere ablehnen.

1.8.4 Fragekategorie 4: Die Beurteilung begründen

Im vierten Schritt wird erkundet, »warum« Klienten eine bestimmte Beurteilung vornehmen. Er wird meistens eingeleitet durch Fragen wie z. B.: Warum ist das für Sie (nicht) in Ordnung? Weshalb sehen Sie diese Entwicklung auf diese Weise? Warum nehmen Sie diesen Standpunkt / diese Haltung zu der Entwicklung ein?

Diese Erkundung lässt sich aber auch anders initiieren. Manchmal ist es eher angebracht, den Klienten um eine Geschichte zu bitten, die beantwortet, »warum« er eine bestimmte Beurteilung abgegeben hat: Können Sie mir eine Geschichte aus Ihrem Leben erzählen, die mir verstehen hilft, weshalb Sie zu dieser Entwicklung diese Position beziehen? Welche Geschichte aus deinem Leben würde dein Vater erzählen, die verstehen hilft, weshalb du mit dieser Entwicklung so unzufrieden bist?

Diese Art des Fragens nach dem »Warum« habe ich im Gespräch mit Jeffrey, Beth und Andrew verfolgt: »Okay, soweit ist das klar. Wenn ich das richtig verstehe, ist niemand in diesem Raum außer dem AHS glücklich darüber, was es im Schilde führt, und niemand ist glücklich darüber, die Pläne des AHS zu befolgen.« Die Fragen nach der Begründung einer Beurteilung werden meistens genauso mit einem Geleitwort eingeführt wie die Beurteilungsfragen.

Begründungsfragen (»warum«) haben im Bereich Beratung und Psychotherapie einen schlechten Ruf. Ich erinnere mich an Ausbildungskurse in den frühen 1970er Jahren, in denen man uns empfahl, niemals »warum« zu fragen, sondern sich auf Wie- und Was-Fragen zu beschränken. Dies erschien mir unplausibel. Auf meine Frage »Weshalb diese Diskriminierung des Geistes?« warfen die Kursleiter verzweifelt die Hände in die Höhe. Dieses Vorurteil gegen das Warum ist vielleicht teilweise darin begründet, wie das Wort in unserer Kultur gebraucht wird: Warum-Fragen sind nämlich oft Instrumente moralisierender Befragungen, was Menschen herabwürdigt und erniedrigt: Warum hast du das getan? Weshalb bist du so ein Problem? Wieso denkst du so etwas?

Die Fragen nach dem Warum, wie ich sie einsetze, haben jedoch nichts mit moralischem Urteil zu tun. Sie spielen eine sehr wichtige Rolle, wenn man Klienten dazu motivieren möchte, die ihnen wichtigen Lebensauffassungen in Worte zu fassen und weiterzuentwickeln, eingeschlossen ihr intentionales Verständnis vom Leben, z. B. ihre Absichten, Bestrebungen, Ziele, Fragen und Verpflichtungen, ihre Wertvorstellungen, ihr Wissen über das Leben und über Lebensfähigkeit sowie die für sie wertvollen Erkenntnisse und Umsetzungen. In all den Jahren meiner Tätigkeit habe ich immer Fragen nach dem Warum gestellt, sogar in der Arbeit mit kleineren Kindern. Die Reaktionen meiner Klienten auf diese Fragen haben mich darin enorm bestärkt.

Fragen nach dem Warum haben den weiteren Vorteil, dass sie Menschen helfen, eher positive Gedanken über ihre Identität zu entwickeln, die jene mit den Definitionen ihrer Lebensprobleme assoziierten Gedanken ersetzen. Als ich Sarah z. B. ermutigte, das Ritzen als eine von ihrem Selbsthass auferlegte Forderung zu beurteilen, erwiderte sie, sie würde dies in Frage stellen, wenn sie ihr Leben noch einmal von vorne beginnen könnte und das Ritzen die ihr auferlegte Bestimmung wäre:

M: Mich interessiert, dass du das ganz leicht in Frage stellen würdest. Ich wüsste gerne, wie sich das anhören würde. Und ich würde auch gerne verstehen, warum du das Ritzen in Frage stellen würdest, wenn es dir als Bestimmung serviert worden wäre.

SARAH: Verstehen, warum ich es in Frage stellen würde?

M: Ja.

SARAH: Ich kann gar nicht glauben, dass Sie mich so etwas fragen.

M: Warum?

SARAH: Nun, jeder andere stellt das Ritzen in Frage. Aber Sie fragen mich, weshalb ich es in Frage stellen würde?

M: Ja, das genau ist meine Frage.

SARAH: Das wissen Sie natürlich genau. Vor allen anderen Menschen wissen Sie das natürlich genau. Wird von Ihnen nicht erwartet, dass Sie etwas gegen das Ritzen unternehmen? Ist das nicht Ihre Aufgabe?

M: Ich kenne mein Leben von innen, aber dein Leben kenne ich nicht von innen. Ich weiß, welche Fragen ich haben könnte, aber nicht, welche Fragen du vielleicht haben könntest. Also, was hat es mit diesem Infragestellen des Ritzens auf sich?

SARAH: Sie denken sicher, dass ich auf eine Kleinigkeit im Leben Anspruch habe!

M: Anspruch auf eine Kleinigkeit! Diese Frage hat also etwas damit zu tun, worauf du Anspruch haben könntest, wenn auch in kleinem Maßstab?

SARAH: Ich bin etwas überrascht, dass ich mich das sagen höre, aber so ist es wohl.

M: Das sind wichtige Worte. Worte über eine Wahrnehmung oder Vorstellung, »auf eine Kleinigkeit im Leben Anspruch zu haben«. Ist es in Ordnung, wenn ich dazu weitere Fragen stelle, denn ich bin neugierig auf die Geschichte dieser Vorstellung. Auf die Geschichte dieser Wahrnehmung in deinem Leben.

SARAH: Ja, das ist okay.

M: Gut. Gibt es eine Geschichte in deinem Leben, die du mir erzählen könntest und mit deren Hilfe ich verstehen würde, warum du die Vorstellung haben kannst, auf eine Kleinigkeit Anspruch zu haben?

Während dieses Gesprächs äußerte Sarah einen Gedanken über ihr Leben, der allen ihren negativen und mit ihrem Selbsthass verknüpften Gedanken über ihre Identität – »wertlos« und »nutzlos« zu sein und »ihr Los zu verdienen« – widersprach. Diesen Widerspruch stellte ich nicht heraus, da ich negative Gedanken nicht frontal hinterfragen möchte. Bis zu einem gewissen Grad waren diese negativen Gedanken bereits im Zuge der Aufdeckung des Problems zu Beginn des externalisierenden Gesprächs enthüllt worden. Als Sarah den Gedanken formulierte, dass sie im Leben auf etwas Anspruch habe, begann ich das erste einer Reihe von Gesprächen, in denen sich eine auf Beziehungen konzentrierende, lebensgeschichtliche Schilderung dieses Gedankens entwickelte. Diese Gespräche wurden nach der Landkarte der Entwicklung neuer Erzähllinien strukturiert, wie sie in Kap. 2 vorgestellt wird, und erbrachten einige Erkenntnisse darüber, was Sarah für ihr Leben wollte und als wertvoll ansah.

Auf diese Weise öffnen externalisierende Verfahren die Tür zur Entwicklung dichter Narrationen. An diesem Punkt der Externalisierung war es im Gespräch mit Sarah so, wie es meistens bei solchen Gesprächen der Fall ist: Ihr intentionales Verständnis – d. h. verstehen, dass das Leben von bestimmten Absichten geprägt ist, die man in seinen Lebensvollzügen aktiv und willentlich einbringt und sich zu eigen macht – und die Vorstellung, was im Leben wichtig und wertvoll ist, werden definiert und bilden einen ausgezeichneten Einstieg in Gespräche, in denen neue Erzähllinien entwickelt werden. Dies wurde auch in meiner Arbeit mit Virginia und ihren Eltern ganz deutlich:

M: Virginia, du hast gesagt, dass du diese Überwachung nicht leiden kannst. Dass sie nichts bringt. Und dass sie frustrierend ist.

VIRGINIA: Ja.

M: Würdest du etwas dazu sagen, weshalb du sie nicht leiden kannst?

VIRGINIA: Warum ich sie nicht leiden kann?! Es ist nicht nur so, dass ich sie nicht leiden kann. Ich brauche sie auch nicht!

M: Weshalb brauchst du sie nicht?

VIRGINIA: Ich bin durchaus imstande, für mein Leben selbst zu sorgen.

M: Ist das schon immer so gewesen?

VIRGINIA: Nein, natürlich nicht! Nicht, als ich noch ein Kind war.

M: Okay. Für was in deinem Leben kannst du jetzt sorgen, wofür du nicht so gut sorgen konntest, als du noch kleiner warst?

VIRGINIA: Also, zuerst weiß ich, wie ich für meine eigene Sicherheit sorgen muss.

M: Gut. Das legt zwei Dinge nahe: Erstens, dass es Dinge in deinem Leben gibt, die du schätzt. Zweitens, dass du eine gewisse Fertigkeit hast, deine Sicherheit zu garantieren. Stimmt das?

VIRGINIA: Ja, genau. Klar.

M: Darf ich dir ein paar Fragen stellen, damit ich diese Entwicklungen verstehe?

Virginia: Klar, fragen Sie.

Im Laufe des Gesprächs schilderte Virginia, geleitet durch meine weiteren Fragen, was sie im Leben schätzt und welche Fertigkeiten sie entwickelt hat, um für ihre eigene Sicherheit zu sorgen. Ihre Eltern, Verity und Russell, waren überrascht und beruhigt. Virginias Bericht über das, was sie im Leben schätzt, und über ihre Fertigkeiten, ihre eigene Sicherheit zu garantieren, öffnete die Tür zu einem Gespräch, in dem sie neue Erzähllinien entwickelte und die bisherigen Entwicklungen im Detail beschrieb. In diesem Gespräch wurden einige Themen in Virginias Leben verknüpft mit wichtigen Themen im Leben von Verity und Russell. Dies gab Virginia eine Basis, auf der sie weitere Initiativen für ihr Leben ergreifen und zur Wahrung ihrer eigenen Sicherheit verfeinern konnte. Damit war ein Mittel gegen die Sorgen gefunden, von denen die elterlichen Reaktionen auf das Verhalten ihrer Tochter beherrscht gewesen waren.

Wenn ich mich für das Wiederbeleben der Warum-Frage stark mache, heißt das nicht, dass ich auf eine solche Frage sofort eine Antwort von den Klienten erwarte. Das in der westlichen Kultur weit verbreitete innere Verständnis von menschlichem Handeln hat ein intentionales Verständnis verdrängt, das so wichtig dafür ist, dass

Menschen ihre negativen Gedanken über ihr Leben hinterfragen, ihre Identität neu definieren und dichte Narrationen entwickeln können. Wenn menschliches Handeln als Manifestation einer Komponente oder Essenz des Selbst gilt, das von der menschlichen Natur oder einer Verzerrung der menschlichen Natur bestimmt wird, fühlt man sich kaum dazu aufgefordert, darüber nachzudenken, was bestimmte Ereignisse über das, was einem im Leben wichtig ist, aussagen könnten. Von daher sind manchen Klienten Fragen nach dem Warum sehr fremd, und oft muss man damit rechnen, dass sie »Ich weiß nicht« antworten. Wenn der Therapeut eine solche Antwort bekommt, kann er seine Klienten stärker unterstützen in dem Bemühen, die Frage zu beantworten, sodass sie die Erfahrung machen, in diesem Bereich Bescheid zu wissen.

Die Unterstützung kann vielfältiger Art sein. Wie schon erwähnt, kann der Therapeut seine Fragen nach dem Warum mit einem Geleitwort zu den hauptsächlichen Auswirkungen der Sorgen und Nöte der Klienten und zu ihren darüber abgegebenen Beurteilungen einführen. Antwortet der Klient »Ich weiß nicht« , kann man ihn dazu motivieren, die hauptsächlichen Auswirkungen seiner Sorgen und Nöte und seiner Beurteilung dieser Auswirkungen ausgedehnter zu überprüfen, damit er ein solideres Fundament hat, auf dem er über die ihm gestellte Warum-Frage nachdenken kann.

Des Weiteren kann der Therapeut seinen Klienten berichten, wie andere Menschen auf eine ähnliche Frage nach dem Warum reagiert haben: »Vor ein paar Wochen hatte ich einen Klienten, der sich in einer vergleichbaren Situation befand und über ähnliche Entwicklungen in seinem Leben auch sehr unglücklich war. Als ich ihn fragte, warum er so unglücklich sei, antwortete er, dass ... Würde diese Antwort irgendwie auch zu Ihren Gedanken passen, oder würde Ihre Antwort ganz anders klingen?« Wenn man seinen Klienten von den Reaktionen anderer erzählt, können sie sich eine Vorstellung davon machen, was es mit der Frage nach dem Warum in Bezug auf ihre eigene Position zu den Entwicklungen in ihrem Leben auf sich hat; das gibt ihnen die Möglichkeit, die eigene Position gegen die der anderen abzugrenzen.

Antworten Kinder auf die Warum-Frage »Ich weiß nicht«, kann ein Ratespiel weiterhelfen. Dabei müssen die Eltern und Geschwister des kleinen Klienten raten, warum das Kind über bestimmte Entwicklungen beunruhigt ist. Auch der Therapeut kann dazu Vermutungen anstellen. Anschließend wird das Kind gefragt, ob die eine oder andere geäußerte Idee seinem eigentlichen Punkt nahekomme, und wenn es bejaht, fragt man es, wie es seine Antwort auf die Warum-Frage formulieren würde. Sagt das Kind, die geäußerten Ideen kämen dem eigentlichen Punkt nicht nahe, kann man es fragen, wie es das wissen könne. Das hilft dem Kind meistens, seine Antwort auf die Warum-Frage in Worte zu kleiden.

Die »Landkarte der Positionsangabe«, die am Anfang meiner Arbeit mit externalisierenden Verfahren nur impliziter Natur war, ist die Basis, auf der Externalisierungen des Problems kartiert werden. Berufskollegen schätzen diese Landkarte im Rahmen ihrer eigenen Arbeit als hilfreich ein. Ich empfehle, die eigenen Fertigkeiten beim Externalisieren eines Problems mit dieser Landkarte zu üben. Entsprechende Beispiele finden sich auf den folgenden Seiten. Die Abbildungen 1.1 und 1.2 beziehen sich auf die ersten beiden Sitzungen mit Jeffrey und seinen Eltern, Abbildung 1.3 bezieht sich auf die erste Sitzung mit Sarah und Abbildung 1.4 auf das erste Beratungsgespräch mit Virginia und ihren Eltern.

Die Landkarten zeigen zwar einen linearen Verlauf der Gespräche; in der Realität ist ein strikt linearer Gesprächsverlauf selten, und wenn Antworten der Klienten auf einer Ebene der Erkundung geklärt werden, kann das dazu führen, dass sie ihre Antworten auf einer anderen Ebene der Erkundung revidieren oder ausschmücken. Zu Beginn des Gesprächs mit Spencer und seinen Eltern wurde die Enkopresis z. B. als erfahrungsnahes, besonderes Phänomen beschrieben. Dann wurden die Auswirkungen des Problems auf das Leben und die Beziehungen der Familienmitglieder kurz exploriert; dies führte zu einer Beschreibung des Problems unter dem Aspekt, was es über die Pläne von Herrn Störenfried für Spencers Leben und Zukunft aussagen könnte. Ein solcher Zickzackkurs wird meistens auf allen Ebenen der Erkundung deutlich.

1.9 Fazit

Dieses Kapitel gibt einen Überblick über problemexternalisierende Gespräche. Ich wollte nicht alles darin unterbringen, was über externalisierende Verfahren zu sagen wäre; denn das würde ein ganzes Buch füllen. Mein Ziel war es, auf »lebendige« Weise die mit solchen

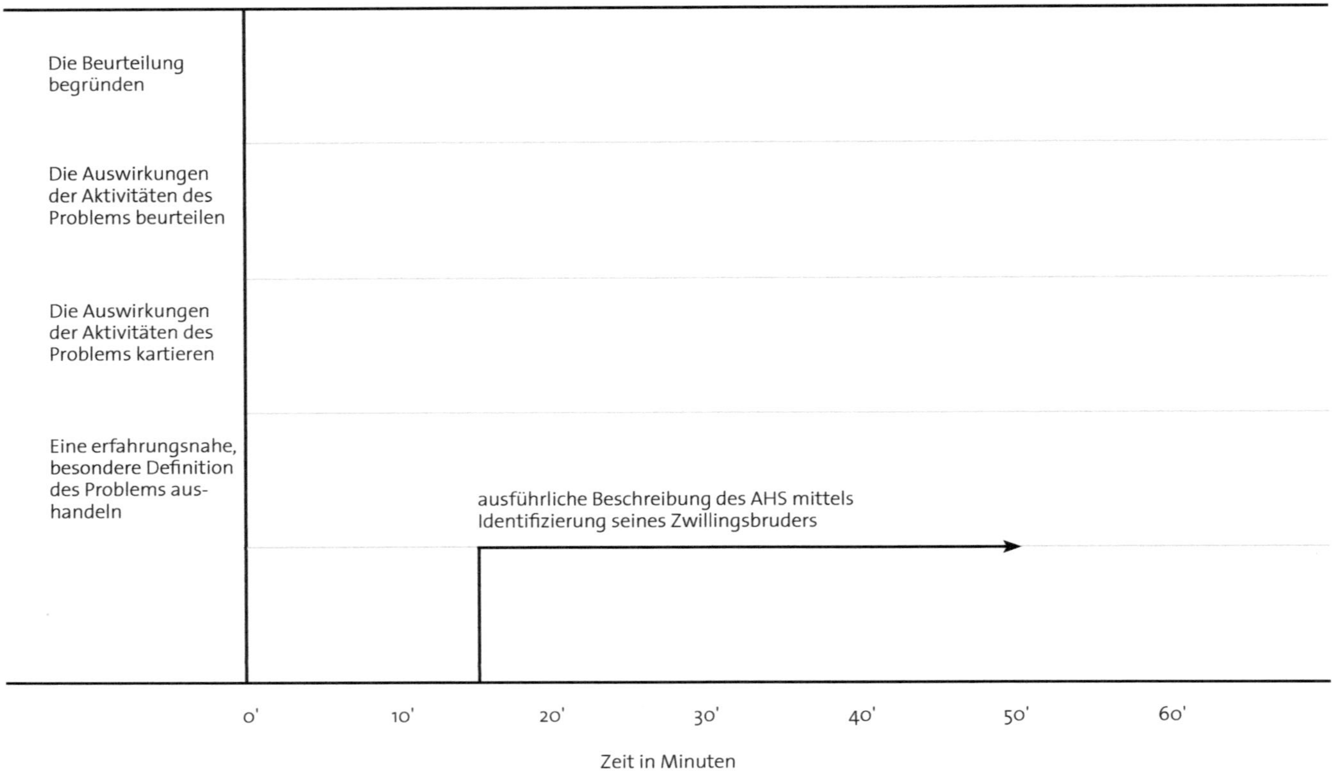

Abb. 1.1 Kartierung der Externalisierung des Problems (Jeffrey, 1. Sitzung)

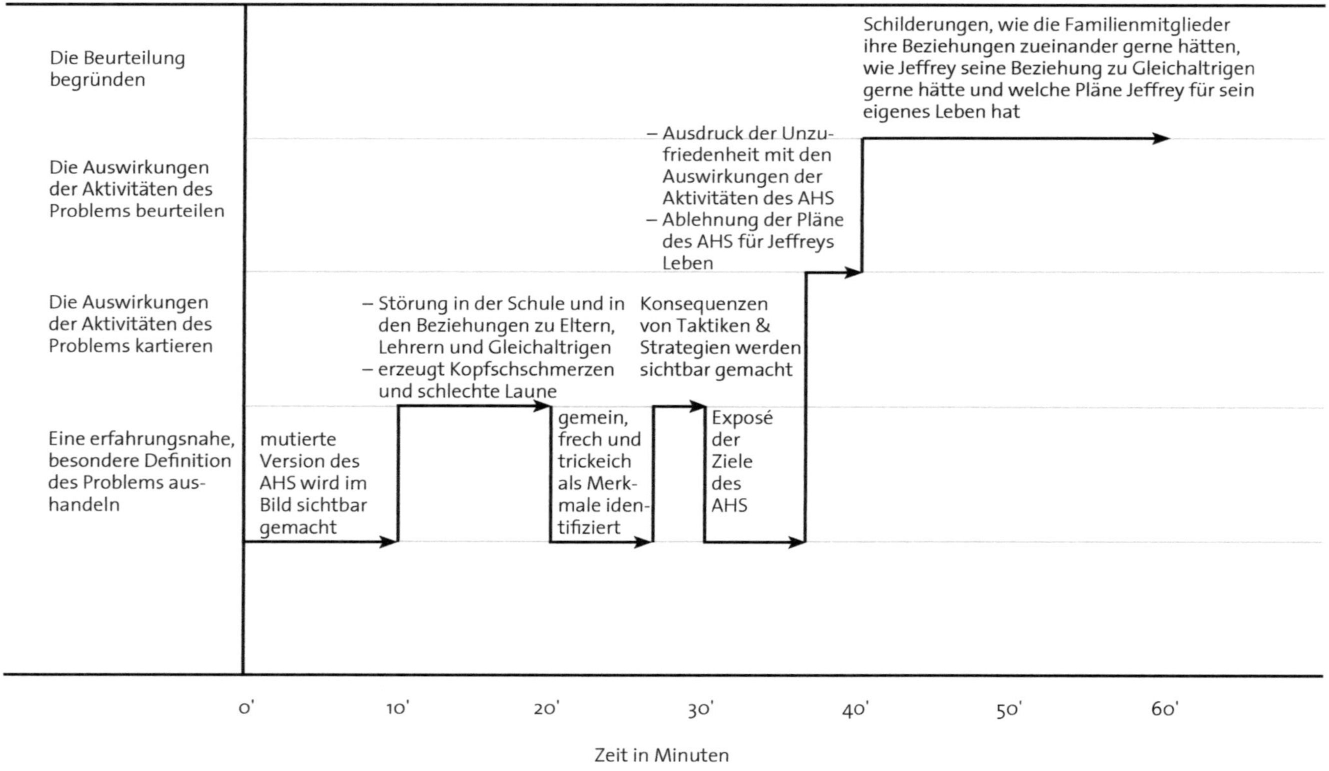

Abb. 1.2 Kartierung der Externalisierung des Problems (Jeffrey, 2. Sitzung)

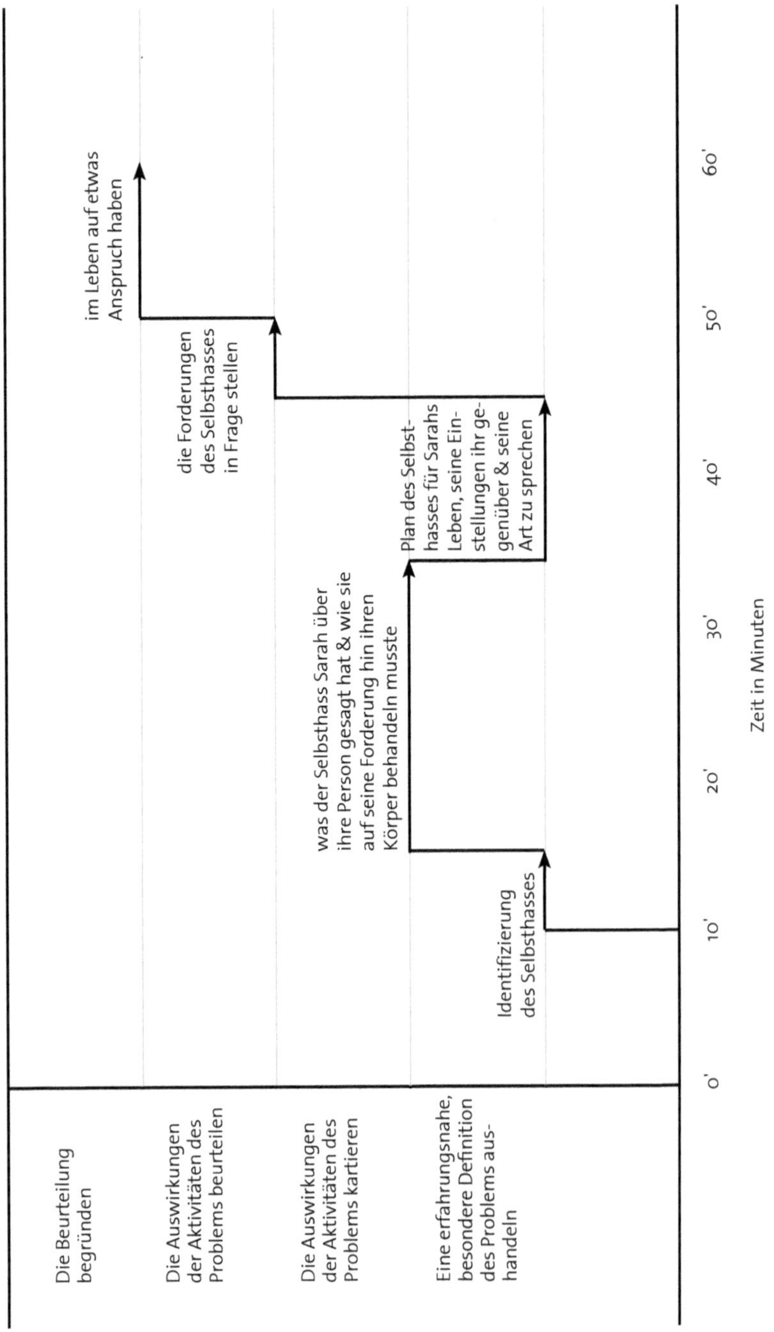

Abb. 1.2: Kartierung der Externalisierung des Problems (Sarah)

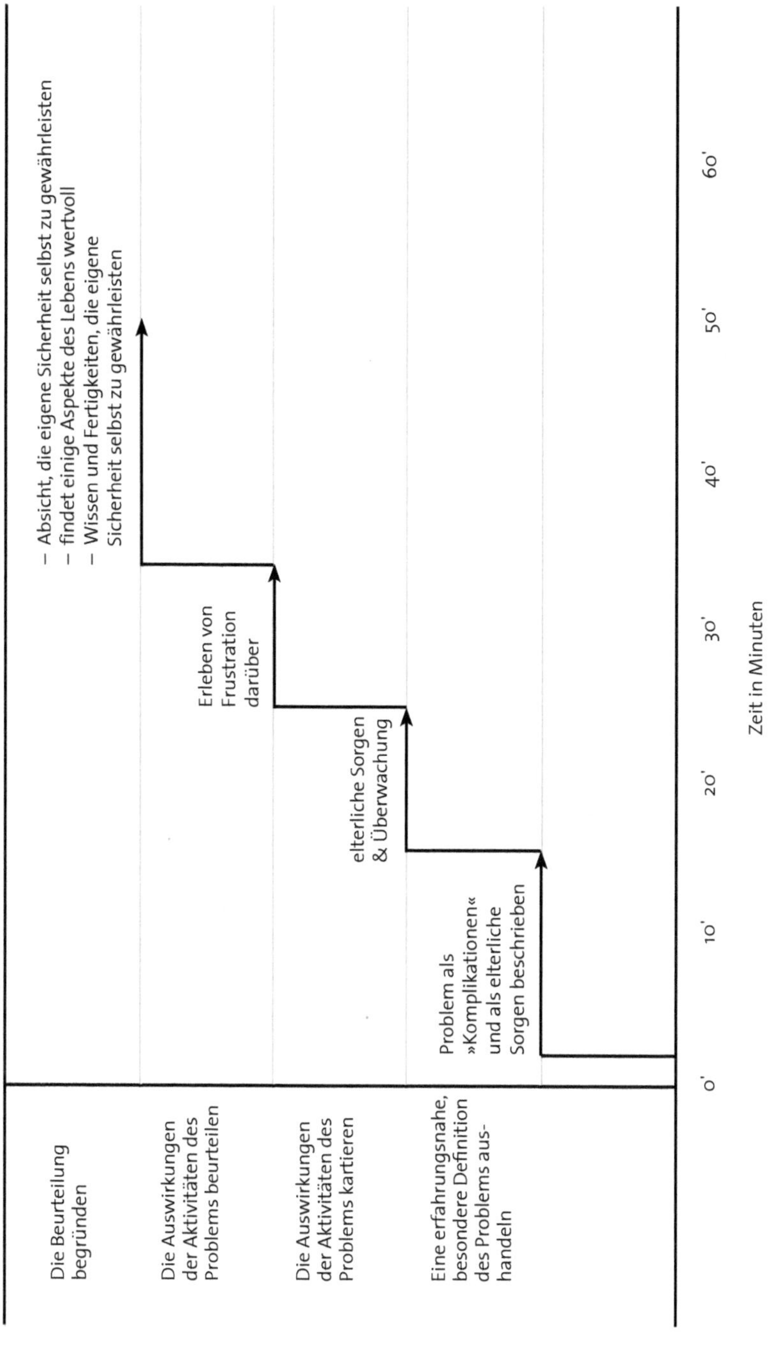

Abb. 1.4: Kartierung der Externalisierung des Problems (Virginia)

Gesprächen verbundenen Möglichkeiten darzulegen, indem ich alle theoretischen Ausführungen an Beispielen aus der konkreten Praxis veranschauliche.

Zeitweise kursierte die Annahme, das Externalisieren von Problemen sei mit für die Tendenz verantwortlich, Menschen als autonome Denk- und Handlungseinheiten zu konstruieren. Ich hoffe, die Praxis externalisierender Verfahren ausreichend geschildert zu haben, um diese Annahme zu zerstreuen. Mithilfe solcher Verfahren können Menschen nicht nur ihre Beziehung zu ihren Lebensproblemen, sondern auch ihr Verhältnis zueinander neu definieren, sodass im Zuge der Entwicklung ihres Identitätsgefühls die Stimme des Einzelnen gehört wird. Diese Art von Neudefinition begünstigt ein Identitätsgefühl auf der Beziehungsebene.

Ich arbeite nicht in allen Beratungs- und Therapiegesprächen mit Externalisierungen. Oftmals habe ich Klienten, deren Identität nicht von den Problemen bestimmt ist, derentwegen sie Hilfe suchen, und oftmals liegt auch die Entwicklung dichter Narrationen sofort auf der Hand. Doch die Option der Externalisierung habe ich immer im Hinterkopf, und ich werde sie kontinuierlich verfeinern.

In gewissem Sinne halte ich das externalisierende Verfahren für einen treuen Freund. Seit vielen Jahren finde ich mit seiner Hilfe Wege für Menschen, deren Lebenssituation als hoffnungslos galt. In einer solchen Lage eröffnen Externalisierungen den Menschen viele Möglichkeiten, wie sie ihre Identität neu definieren, ihr Leben neu erfahren und nach dem streben können, was ihnen wertvoll ist.

2 Neue Erzähllinien entwickeln

Menschen in Therapie erzählen Geschichten; sie erzählen die Vorgeschichte ihrer Probleme, Nöte oder Sorgen, derentwegen sie therapeutische Hilfe brauchen, und sie berichten, wieso sie sich für eine Therapie entschieden haben. Dabei verknüpfen sie die Ereignisse aus ihrem Leben zu Sequenzen, die sich allmählich an einem Thema oder Plot entfalten. Aus solchen Themen sprechen oft Verlust, Versagen, Unfähigkeit, Hoffnungs- oder Wertlosigkeit. Gleichzeitig bringen Menschen in Therapie in den Geschichten agierende Figuren oder Protagonisten ins Spiel und lassen den Therapeuten an ihren Gedanken über die Identität dieser Figuren oder Protagonisten und an ihren Motiven, Absichten und Charakterzügen teilhaben. Mithilfe von Gesprächen, in denen neue Erzähllinien entwickelt werden, können Klienten Geschichten aus ihrem Leben weiterverfolgen und erzählen, aber auch vernachlässigte und potenziell bedeutsame Ereignisse und Erfahrungen einbringen, die zu den dominanten Erzähllinien »phasenverschoben« sind. Solche Ereignisse und Erfahrungen können als »einmalige Resultate«[2] oder als »Ausnahmen« betrachtet werden.

Es sind diese einmaligen Resultate oder Ausnahmen, die sich als Ausgangspunkt für die Entwicklung neuer Erzähllinien anbieten. Sie geben Zugang zu alternativen Geschichten aus dem Leben eines Menschen, die am Anfang des Gesprächs kaum sichtbar sind. Als Therapeut erleichtert man die Entwicklung alternativer Erzähllinien dadurch, dass man die Klienten mithilfe bestimmter Fragen dazu motiviert, ihre bisherigen Erfahrungen aufzufrischen, ihr Bewusstsein zu schärfen, ihre Vorstellungskraft zu üben und ihr Potenzial der Sinnzuschreibung einzusetzen. Das macht Menschen neugierig auf zuvor vernachlässigte Aspekte ihres Lebens und ihrer Beziehungen und fasziniert sie. Im Laufe des Gesprächs werden diese alternativen Erzähllinien dichter, ihre Verwurzelung in der Lebensgeschichte der Betroffenen nimmt zu, und der Klient bekommt eine Grundlage für

2 Zum Begriff »einmalige Resultate« *(unique outcomes)* siehe Erving Goffman (1973, S. 127) – Anm. d. Übers.

neue Initiativen, mit denen er den Problemen, Sorgen und Nöten in seinem Leben begegnen kann.

2.1 Liam und Penny

Penny vereinbarte telefonisch einen Termin für ihren 15-jährigen Sohn Liam, um den sie sich große Sorgen machte. Seit vielen Jahren schon habe sie Sorgen wegen Liam, aber in den letzten Monaten seien diese aufgrund bestimmter Ereignisse stark angewachsen. Liam habe vor vier Monaten die Schule abgebrochen, ziehe sich noch stärker zurück, verlasse kaum mehr sein Zimmer und sei inzwischen ziemlich unkommunikativ und mürrisch. Am Tag vor ihrem Anruf habe sie, Penny, zufällig sein Tagebuch gefunden. Das Dilemma, ob sie es lesen sollte oder nicht, habe ihre große Sorge um Liam entschieden. Nach der Lektüre einiger neuerer Eintragungen habe Penny ihre schlimmsten Befürchtungen bestätigt gesehen. Die Tagebucheintragungen waren voller Suizidgedanken – und ließen sogar den Schluss zu, dass Liam bereits zwei Suizidhandlungen unternommen hatte. Wie sie auch erfuhr, halte Liam sich für verkorkst und gestört und fühle sich sozial und emotional gelähmt.

Penny war verzweifelt und hatte mich auf Anraten ihres Hausarztes angerufen. Sie meinte, dass sie für Liams Leben langsam die Hoffnung verliere. Sie habe gehofft, es würde Liam besser gehen, nachdem sie beide vor zwei Jahren seinen Vater, einen höchst gewalttätigen Mann, verlassen hatten. Dieser hatte sowohl Liam als auch Penny regelmäßig bedroht und sie mit großem Geschick kontrolliert und ihnen jeden Ausweg versperrt. Wie Penny erzählte, hatte sie viele Male versucht, sich und ihren Sohn aus dieser Lage zu befreien, aber Liams Vater hatte es immer geschafft, durch Einschüchterung und Rachedrohungen ihre Versuche zu vereiteln. Die Rachedrohungen seien grundsätzlich gegen Liams Leben gerichtet gewesen.

Penny beschrieb kurz den Albtraum, den sie und Liam durchgemacht hatten, und erwähnte ihre Schuldgefühle, weil Liam so viel habe erdulden müssen. Sie schilderte auch ihre aufkeimenden Hoffnungen und Erwartungen, nachdem sie sich schließlich aus der Gewalt dieses Mannes befreit hatten. Zu ihrem Entsetzen sei es Liam aber nicht so gut gegangen, wie sie erwartet hatte. Liam zeige weiterhin kein Interesse am Leben, sei immer mehr isoliert und zunehmend davon überzeugt, dass die Zukunft nichts für ihn bereithalte. Er könne noch immer keinen Horizont im Leben sehen.

Ich suchte einen freien Termin in meinem Kalender und fragte mich dabei laut, wie Penny es anstellen würde, Liam zu mir zu bringen. Darauf sagte sie, dass dies keine leichte Aufgabe sei; denn Liam ärgere sich wahrscheinlich darüber, dass sie ohne seine Zustimmung diese Initiative ergriffen hatte, und er werde wütend auf sie sein, wenn er merke, dass sie sein Tagebuch gelesen hatte. Auf meine Frage, welche Konsequenzen diese Wut haben könnte, vermutete sie, dass Liam ein paar Tage lang sein Zimmer nicht verlassen und, wenn er es doch tue, weitere Tage nur mürrisch zu ihr sein werde. Sie war besorgt darüber, dass sich Liams Gemütszustand noch verschlechtern und er ein Gespräch mit mir ablehnen könnte, weil sie diesen Termin ohne seine Zustimmung vereinbart hatte. Aber sie war sich gleichzeitig sicher, dass er ihre Initiative zurückweisen und einem Termin mit mir nicht zustimmen würde.

Penny wollte wissen, wie sie Liam dazu bringen könne, diesen Termin wahrzunehmen. Ich schlug ihr vor, sie solle ihn bitten, den Termin um ihretwillen anzunehmen. Sie könne ihm offen und ehrlich sagen, dass sie sich immer stärkere Sorgen wegen neuerer Entwicklungen in seinem Leben mache und diese Sorgen sie allmählich sehr bedrückten. Sie könne ihm sagen, dass es ihr nahezu unmöglich sei, sich auf ihre beruflichen Aufgaben zu konzentrieren, so etwas wie ein soziales Leben zu haben und in Gesellschaft anderer Menschen geistig anwesend zu sein. Sie könne ihm auch sagen, dass ihre Sorgen ihr den Schlaf und Appetit raubten und sie nun einen Punkt erreicht habe, an dem sie dringend Hilfe bräuchte.

Penny glaubte, dass Liam auf solche Überlegungen reagieren und sich bereit erklären werde, an dem Gespräch mit mir teilzunehmen. Am Ende des Telefonats war sie zu dem Schluss gekommen, Liam zu gestehen, dass sie in seinem Tagebuch gelesen habe, und ihm zu erklären, dass ihre allzu großen Sorgen sie dazu gedrängt hätten. Sie glaubte, den durch ihr Geständnis aufkommenden Sturm abwenden zu können, und bat um einen Termin in vier bis fünf Tagen.

Fünf Tage später hatte ich ein Gespräch mit Penny und Liam. Liam stellte klar, dass er um seiner Mutter willen und nicht seinetwegen mitgekommen sei. Fürs Erste habe er »zugestimmt, die Reise mitzumachen«, er werde sich sein Urteil über den Wert dieser Übung aber vorbehalten. Er bestätigte jedoch, zu dem Schluss gekommen zu sein, dass sein Leben verkorkst sei und er keine Zukunft habe. Etwa 15 Minuten nach Beginn der Sitzung entwickelte sich ein Austausch, der im nachstehenden Transkript festgehalten ist.

LIAM: Meine Mutter hat Ihnen also erzählt, was wir durchgemacht haben. Aber für sie war es schlimmer als für mich.

M: Für sie war es schlimmer als für dich. Inwiefern?

LIAM: Mir hat er ziemlich zugesetzt, aber für meine Mutter war es schmerzlicher.

M: Warst du in Sorge darüber, was sie durchzumachen hatte?

LIAM: Wie meinen Sie das?

M: Nun, Menschen stumpfen manchmal gegenüber der Gewalt etwas ab, und obwohl sie weiterhin einen verheerenden Einfluss auf ihr Leben und auf das Leben anderer Menschen hat, sind sie sich dessen gar nicht mehr so richtig bewusst.

LIAM: Also, ich war mir dessen immer bewusst. Natürlich war ich in Sorge darüber, was er ihr antat. Es war schrecklich.

M: Sag' mal, warst du mehr in Sorge wegen dir oder deiner Mutter? Oder warst du wegen dir und deiner Mutter gleichermaßen in Sorge?

LIAM: Wegen meiner Mutter, natürlich.

M: Penny, sind Sie überrascht, das zu hören?

PENNY: Was genau?

M: Dass Liam die ganze Zeit mehr in Sorge wegen Ihnen war als wegen sich selbst.

PENNY: Eigentlich, nein. Das überrascht mich überhaupt nicht.

M: Liam war Ihretwegen mehr in Sorge als wegen sich selbst. Worauf deutet das aus Ihrer Sicht hin, was Liam wichtig war? Oder was für ihn wertvoll war?

PENNY: Nun ... Ich weiß, dass wir unsere Hochs und Tiefs hatten, und in letzter Zeit sieht es so aus, als ob Liam mich nicht mehr in seinem Leben haben möchte. Aber ich habe immer gewusst, dass ich für ihn wertvoll war.

M: Woher haben Sie das gewusst?

PENNY: Eine Mutter weiß einfach solche Dinge über ihren Sohn. Das sind einfach diese Dinge, die eine Mutter weiß.

M: Fallen Ihnen irgendwelche Geschichten über Aktionen von Liam ein, aus denen hervorgeht, was für ihn wertvoll war? Was er für wertvoll hielt? Fallen Ihnen irgendwelche Geschichten über ihn ein, denen ich entnehmen kann, woher Sie das über ihn wussten?

PENNY: Es gibt wahrscheinlich jede Menge Dinge, die ich erzählen könnte. Aber ich weiß wirklich nicht, wo ich jetzt anfangen soll.

M: Jeder Anfang wäre gut. Erinnern Sie sich an eine Geschichte, die Sie mir über Aktionen von Liam erzählen könnten, aus der hervorgeht, wie wertvoll Ihr Leben für ihn war, das würde mir helfen.

PENNY: Okay. Vielleicht könnte ich zuerst mal von der Geschichte erzählen, die sich ereignete, als er so etwa, sagen wir mal, acht Jahre alt war. Es war an einem Sonntagmorgen. Ich erinnere mich dunkel daran. Und sein Vater hat mich aus irgendeinem Grund geschlagen. Ich habe immer versucht, Liam davor zu schützen, so etwas sehen zu müssen, aber das war nicht immer möglich. Auf jeden Fall hörte ich plötzlich, wie Glas zerschmettert wurde. Das Geräusch unterbrach seinen Vater, wir gingen ins Wohnzimmer, und ich sah, dass jemand einen Stein durchs Vorderfenster geworfen hatte. Das zerbrochene Glas lag überall auf dem Teppich. Ich schaute aus dem Fenster, und raten Sie mal, wen ich die Straße hinunterlaufen sah? Es war Liam. Sein Vater rannte ihm hinterher und verabreichte ihm eine ordentliche Tracht Prügel dafür. Ich versuchte dazwischenzugehen. Es war eine von diesen wirklich entsetzlichen Situationen. Ich fühlte mich total zerrissen.

M: Liam hat seinen Vater abgelenkt, als dieser Sie gerade schlug?

PENNY: Ja, er hat seinen Vater abgelenkt. Er hat das getan, obwohl er genau wusste, dass er dafür verprügelt werden würde.

M: Erinnerst du dich daran?

LIAM: Nöh.

M: Penny, was war das für ein Schritt, den Liam an diesem Sonntag vor vielen Jahren unternahm? Wie würden Sie diese Initiative von Liam bezeichnen?

PENNY: Das weiß ich wirklich nicht, ich habe nicht viel darüber nachgedacht. Ich glaube sogar, dass ich sie aus meinem Gedächtnis streichen wollte, wegen dem, was Liam dann passiert ist. Und weil ich nichts dagegen tun konnte. Es war schrecklich. Ich würde nicht darüber sprechen, wenn Sie nicht danach gefragt hätten.

M: Passt Liams Aktion zu dem Gefühl der Aussichtslosigkeit des Lebens, von dem er gerade geredet hat? War das ein Beispiel dafür, wie Liam einfach akzeptiert, was das Leben für ihn bereithält?

PENNY: Nein, nein. Natürlich nicht. Sie passt überhaupt nicht dazu.

M: Also, wozu passt sie dann? Wie könnte man diese Aktion, als Liam einen Stein durchs Fenster geworfen hat, zutreffend bezeichnen?

PENNY: Nun, wie gesagt, ich habe wirklich nicht darüber nachgedacht. Aber wenn ich jetzt so darüber nachdenke, ja, das Wort, das ich dafür benutzen würde, das ist »protestieren«. Er hat gegen das protestiert, was ich auszuhalten hatte.

M: Also »Protest« könnte eine gute Bezeichnung für diese Aktion sein.

PENNY: Ja. Genau. Das würde passen.

M: Liam, kannst du mit dieser Beschreibung deiner Aktion etwas verbinden?

LIAM: Nöh. Nicht wirklich.

M: Penny, Sie haben gesehen, wie Liam dagegen protestierte, was Ihnen widerfuhr, als er gerade mal acht Jahre alt war. Was hat das aus Ihrer

Sicht über ihn ausgesagt? Was erzählt Ihnen das darüber, was Liam für wertvoll hält?

PENNY: Es hat mir gesagt, dass er ein sehr mutiger, kleiner Mann war. Dass er jede Menge Mut hatte. Wenn ich heute daran zurückdenke, kommt es mir noch viel erstaunlicher vor, dass er so etwas gemacht hat.

M: Es hat Ihnen gesagt, dass er ein mutiger, kleiner Junge war. Und was hat das aus Ihrer Sicht darüber ausgesagt, was für ihn wichtig sein könnte? Darüber, was er für wertvoll hält?

PENNY: Nun, ich glaube, es sagt eine Menge darüber aus, was für ihn in puncto Fairness wichtig war. Was, wenn ich genauer darüber nachdenke, überraschend ist, oder? Weil er so viel gesehen hatte, was unfair war.

M: Also hat es etwas über Mut und Fairness ausgesagt. Kannst du mit dem, was du gerade hörst, etwas verbinden, Liam?

LIAM: Nöh. Nicht das Geringste mit Mut. Und auch nicht wirklich mit diesem Fairnesskram.

M: Okay. Du verbindest also nichts damit. Weißt du, wie deine Mutter zu diesen Gedanken über Mut und Fairness gekommen sein könnte?

LIAM: Na ja. Ich denke schon. Ich glaube, ich weiß, wie sie vielleicht zu dieser Meinung über mich gekommen ist.

M: Penny, waren Sie überrascht, als Sie sahen, dass Liam weglief und die Straße hinunterrannte? Waren Sie überrascht über die Aktion, die Liam vielleicht deshalb durchgeführt hat, weil er eine bestimmte Einstellung zu Fairness hat?

PENNY: Nein, natürlich nicht. Ich glaube, das ist mir bei Liam schon immer klar gewesen.

M: Wieso ist Ihnen das klar gewesen?

PENNY: Das ist wieder so etwas, was eine Mutter einfach weiß, glaube ich!

M: Fällt Ihnen noch eine Geschichte über Liam ein, als er noch jünger war, die das bestätigt hätte, was Sie über ihn wussten? Was zu dem passen würde, wie wichtig aus Ihrer Sicht für ihn Fairness war?

PENNY: Okay. Einen Moment. Nun, ja, da gibt es etwas. Wahrscheinlich jede Menge. Liam muss so um die sechs und schon ein paar Monate in der 1. Klasse gewesen sein. Da kam er nachmittags immer mit einem Riesenkohldampf nach Hause. Er hatte halt immer so Hunger. Er fiel über die Speisekammer und den Kühlschrank her. Also gab ich ihm ein paar extra belegte Brote zum Mittagessen mit. Das ging so fast zwei Wochen lang, und dann nahm er größere Mengen Essen mit zur Schule! Ich redete deswegen mit seiner Lehrerin. Sie wusste nicht, was los war, sagte mir aber zu, dass sie ein Auge auf ihn haben würde. Raten Sie mal, was sie herausfand? Du erinnerst dich, Liam. Ich habe dir schon mal davon erzählt.

LIAM: Ich kann mich nicht erinnern, schon mal davon gehört zu haben.

PENNY: Die Lehrerin fand heraus, dass Liam die Mittagspause mit drei anderen Kindern verbrachte. Zwei dieser Kinder waren sehr traurig, weil sie ihre Mütter vermissten. Das andere Kind wurde immer schrecklich gehänselt und war auch sehr traurig und weinte viel. Und was hat Liam gemacht? Er hat seine belegten Brote mit ihnen geteilt, damit es ihnen besser geht.

LIAM: Ich kann mich nicht daran erinnern.

M: Wie war das für Sie als Liams Mutter, als Sie das hörten?

PENNY: Hauptsächlich war ich so stolz auf ihn. So stolz auf meinen Sohn, dass er so etwas für diese anderen Kinder tut, obwohl wir zu Hause so viel Kummer erlebten.

M: Penny, bitte schildern Sie die Szene etwas genauer für Liam, als Sie nach diesem Gespräch nach Hause fuhren. Vielleicht können Sie den Speiseraum beschreiben, ihm erzählen, was Sie über diese anderen Kinder wissen, ihn daran erinnern, wie seine Lehrerin aussah. Irgendetwas, das ihm beim Erinnern helfen könnte.

PENNY: Klar, mach ich gerne.

M: Welche Art von Aktion war das? Sie haben mir erzählt, dass Sie den Eindruck hätten, Liam fühle sich im Leben wie gelähmt. Es klingt nicht so, als ob diese Aktion zu einer Lähmung oder zum Verkorkstsein passt.

PENNY: Nein, ganz bestimmt nicht. Ich versuche gerade, ein gutes Wort dafür zu finden. Moment. Vielleicht Rettung. Ja, ich glaube, man könnte sagen, dass er diese Jungen gerettet hat.

M: Diese anderen Kinder retten. Kannst du damit etwas verbinden, Liam?

LIAM: Ich glaube schon.

M: Fällt dir noch eine andere Bezeichnung für deine Aktion ein?

LIAM: Nein. Retten passt schon.

M: Penny, als ich Sie fragte, was die Aktion, einen Stein durchs Fenster zu werfen, über Liam aussagt, da antworteten Sie, dass sie Ihnen etwas über seinen Mut sagt und darüber, was für ihn in puncto Fairness wichtig gewesen sei. Wenn Sie zurückdenken an diese Ereignisse, als er sechs war, wie hat die Aktion, andere Kinder zu retten, Ihr Bild von ihm als Persönlichkeit geprägt?

PENNY: Nun. Also, ich weiß, sie hat viel darüber ausgesagt, welche Einstellung er gegenüber Ungerechtigkeit hatte, sogar als kleiner Junge.

M: Welche Einstellung er gegenüber Ungerechtigkeit hatte. Sonst noch etwas?

PENNY: Zum Beispiel?

M: Irgendetwas, das ihm vielleicht sonst noch wichtig war oder wie das Leben für ihn so war.

PENNY: Vielleicht Liams Gedanken, wie das Leben sein sollte. Vielleicht die Träume eines kleinen Jungen. Ja, genau. Und wie er seine Träume nicht loslassen wollte.

M: Liam, ich stelle dir die gleiche Frage wieder. Kannst du etwas damit verbinden, was deine Mutter gerade über Gerechtigkeit und über die Träume eines kleinen Jungen gesagt hat?

LIAM: Ja, ich denke schon. Ich glaube, das kann ich. Ja, ich schätze, das passt.

M: Nun muss ich etwas klären. Sagst du gerade, dass du mit dem Punkt Gerechtigkeit und dem, wie das Leben deiner Ansicht nach sein sollte, etwas verbinden kannst? Mit den Träumen eines kleinen Jungen?

LIAM: Ja. Ja, ich glaube schon.

M: Nur eine Vermutung?

LIAM: Nein, nicht nur eine Vermutung. Es ergibt ein Bild.

M: Ich würde gerne wissen, wie es kommt, dass du etwas mit dem verbindest, was du von deiner Mutter über diese Geschichten aus deinem Leben gehört hast, und über die Gedanken, die sie anhand dieser Geschichten darüber entwickelt hat, wer du bist.

LIAM: Okay.

M: Die Frage ist also: Wie kommt es, dass du mit dem etwas verbindest, was du gerade gehört hast? Hat sich in den letzten Jahren in deinem Leben etwas ereignet, das zu dem passen würde, was du gerade über dich erfährst? Zu dem, was ich über deine Einstellung zu Fairness und Gerechtigkeit erfahren habe, und zu dem, was deine Mutter darüber erzählt hat, was für dich wichtig ist, über die Träume dieses kleinen Jungen?

LIAM: Ich weiß nicht. Was meinst du, Mama?

PENNY: Vielleicht als du mit deiner Cousine Vanessa geredet hast?

LIAM: Ja. Wahrscheinlich ist es das.

M: Was?

LIAM: Nun ja, kurz bevor wir meinen Vater verlassen haben, erzählte ich meiner Cousine, was ich so durchzumachen habe, weil ich dachte, es sei bei ihr ein bisschen ähnlich. Vanessas Vater ist halt der Bruder meines Vaters, und er ist ziemlich grob, und ich dachte, dass sie wahrscheinlich schwere Zeiten erlebt. Jedenfalls erzählte sie mir von ein paar schlimmen Dingen, die ihr passiert waren, und das war alarmierend. Sie hatte noch nie jemandem davon erzählt.

M: Was geschah dann?

PENNY: Etwa acht Monate, nachdem Liam ihr gut zugeredet hatte, schaltete sich das Jugendamt ein. Und das war nur wegen Liams Aktion der Fall.

M: Deine Mutter hat gesagt, dass du deiner Cousine »gut zugeredet« hast. Ist das für diesen Schritt eine gute Bezeichnung, oder passt ein anderes Wort besser?

PENNY: Nein, das passt schon. »Gut zureden« passt.

M: Ich weiß jetzt etwas über Aktionen des Rettens. Ich weiß etwas über Aktionen, die mit Protest zu tun haben. Und ich weiß etwas über Aktionen, die mit »Gut-Zureden« zu tun haben. Das alles gehört zu deiner Lebensgeschichte. Nimmt man alle diese Aktionen zusammen, um was geht es da eigentlich?

LIAM: Wie meinen Sie das?

M: Wenn alle zu einer bestimmten Richtung im Leben oder zu einem Lebensprojekt gehörten oder zu einem besonderen Weg, den du im Leben eingeschlagen hast, wie könnte man das treffend bezeichnen?

LIAM: Also, ich glaube ... Meinen Sie, äh, so etwas wie ... äh, so etwas wie »aus Seenot retten«. Vielleicht »einen Menschen aus Seenot retten« oder so?

M: Ja, ja. Jemanden aus Seenot retten.

LIAM: Vielleicht ist es auch eher wie ... Nein, das genügt.

M: Okay. Es geht darum, jemanden aus Seenot zu retten. Okay, das sagt mir eine ganze Menge. Penny, was sagt das aus Ihrer Sicht darüber, worauf Liam seine Hoffnungen setzt?

PENNY: Also, es könnte Ihnen etwas über einen jungen Mann sagen, der genau weiß, was richtig ist und was nicht. Vielleicht sagt es Ihnen etwas über einen jungen Mann, der etwas darüber weiß, was das Leben lebenswert macht.

M: Ja, das passt zu meinem Bild. Liam?

LIAM: Ich weiß nicht. Es ist für mich ein bisschen schwer zu ... Vielleicht meinen Sie all den Kram, den meine Mutter über meine Träume und solche Dinge gesagt hat. Sie wissen schon, was sie gesagt hat.

M: Über deine Träume darüber, wie das Leben sein sollte?

LIAM: Ja.

M: Und darüber, wie du trotz allem an diesen Träumen festgehalten hast?

LIAM: Ja. Ich schätze mal. Ich schätze, das wäre es.

M: Auch das passt. Ich habe eine Frage. Wir haben vieles über dich erfahren, was dir wichtig ist, woran du trotz all dem, was du durchgemacht hast, festgehalten hast, deine Träume, wie das Leben sein sollte, wie das alles damit zusammenhängt, jemanden aus Seenot zu retten. Wenn du dich an diese Erkenntnisse über dein Leben halten und Unterstützung daraus ziehen könntest, was glaubst du, welche Möglichkeiten würde dir das geben? Was glaubst du, welchen Handlungsspielraum würde dir das geben? Welche Schritte könntest du gehen, die dazu passen würden?

LIAM: Puh! Das ist 'ne schwere Frage.

M: Sicherlich. Aber wir haben jede Menge Zeit.

PENNY: Vielleicht könntest du Kontakt zum Daniel aufnehmen, zu dem Jungen, der einmal dein Freund war. Du hast ihn seit Urzeiten nicht mehr gesehen. Daniel hat ebenfalls schwere Zeiten durchgemacht, oder?

LIAM: Ja. Er hat viel durchgemacht.

M: Was hältst du von dem Vorschlag deiner Mutter, zu ihm Kontakt aufzunehmen?

LIAM: Ich glaube, das könnte ich tun. Ich könnte bei ihm durchklingeln und mich vielleicht mit ihm treffen.

M: Was für ein Schritt wäre das, wenn du ihn unternehmen würdest? Würdest du sagen, er hat etwas mit Rettung zu tun, oder mit Protest oder Gut-Zureden? Oder mit etwas anderem?

LIAM: Weiß nich'. Wahrscheinlich mit Gut-Zureden.

PENNY: Ja, es wäre ein Beispiel dafür. Ich weiß, dass dieser Daniel immer noch harte Zeiten durchlebt.

M: Penny, wenn Sie beobachten würden, wie Liam diesen Schritt unternimmt und Kontakt zu Daniel aufnimmt, was würde Ihnen das dann darüber sagen, welche Ziele er dabei hat?

PENNY: Vielleicht etwas darüber, dass er stärker mit seinen Hoffnungen verbunden werden will. Ja, etwas darüber, dass er diese Hoffnungen wieder aufgreift.

M: Wie wäre das für Sie: zu sehen, wie Liam diese Hoffnungen wieder aufgreift?

PENNY: Großartig. Einfach großartig.

M: Liam?

LIAM: Ja. Sie hat recht. Es müsste etwas damit zu tun haben, die Hoffnungen wieder aufzugreifen.

M: Okay. Es hieße, die Hoffnungen wieder aufzugreifen. Ich würde dir gerne ein paar Fragen stellen, was du über dich selbst erfahren hast, als wir die Schritte aneinandergefügt haben, mit denen du dein Leben aus Seenot gerettet hast. Was sagt das deiner Ansicht nach über deine Pläne für deine Zukunft aus?

LIAM: Nun, ich denke ...

Liam nahm tatsächlich Kontakt zu Daniel auf. Das war der erste von vielen noch folgenden Schritten, die zu den Gedanken über sein Leben und seine Identität passten, die wir in unseren Gesprächen entwickelt und neugestaltet haben. Während der Sitzungen wurde Liam immer aktiver, und in der vierten Sitzung verkündete er, dass die Depression, gegen die er so lange angekämpft habe, eine »falsche Depression« sei. Damit wolle er aber nicht sagen, er habe »sie vorgetäuscht« oder müsse gegen sie nicht immer noch stark ankämpfen. Zu dieser Auffassung sei er vielmehr aufgrund der Erkenntnis gelangt, dass er gar nicht verkorkst sei: »Wie könntest du eine echte Depression haben, wenn du nicht verkorkst wärst?« Liam fuhr fort, dass »auch eine falsche Depression ziemlich übel ist, aber zumindest weiß man, dass man sich von ihr erholt, und das macht einen großen Unterschied«.

Im Laufe unserer Sitzungen zeichneten sich in dieser Erzähllinie von Liams Leben noch weitere Dimensionen ab. Er merkte z. B., dass sein Leben durch bestimmte Themen, Ziele und Wertvorstellungen mit den Geschichten aus dem Leben seines Großonkels verbunden war. Dieser hatte eine sehr wichtige Rolle gespielt, als es darum ging, Penny vor der Gewalt zu schützen, der sie in ihrer Herkunftsfamilie ausgesetzt war.

In der achten und letzten Sitzung schauten Liam und ich auf die vielen Initiativen zurück, die er in den letzten Monaten gestartet hatte. Nicht alle seine Aktionen waren gut angekommen, so z. B. seine Versuche, anderen Menschen gut zuzureden. Auf meine Frage, wie er auf die Ablehnungen reagiert und weshalb ihn das nicht entmutigt habe, sagte Liam, dass er mit Ablehnungen viel Erfahrung habe und ihn deshalb nichts mehr erschüttern könne. Er fügte hinzu, er sei »wahrscheinlich viel besser für den Umgang mit Ablehnung ausgerüstet als andere Jungen, die aus normaleren Familien kommen und nicht die Ablehnung erfahren haben, wie ich sie erlebt habe«.

Auf meine Frage, welche Implikationen dies für seine Zukunft habe, antwortete Liam, dass Ablehnung für ihn wahrscheinlich eine niedrigere Hürde sei als für viele andere. Daraus formte sich eine neue Erkenntnis, die für ihn besonders wichtig war: dass er in dieser Hinsicht aufgrund seiner früheren Erfahrungen eher ganz besonders befähigt als beeinträchtigt sei. Wir thematisierten zwar weiterhin die Gewalt, der er ein Gutteil seines bisherigen Lebens ausgesetzt gewesen war, konnten aber diese Folgerungen aus Liams einzigartiger Fähigkeit auch gebührend würdigen.

2.2 Die Entwicklung neuer Erzähllinien strukturieren

In diesem Kapitel geht es um die Landkarte eines narrativen Verfahrens, die ich als »Landkarte der Entwicklung neuer Erzähllinien« bezeichne. Sie ist seit vielen Jahren eine Säule meiner therapeutischen Arbeit und beruht wesentlich auf Jerome Bruners (Bruner 1986) Untersuchungen der narrativen Metapher, insbesondere auf seiner Analyse literarischer Texte. Bruner verfolgte in seiner Analyse das Ziel, die sinngebenden Aktivitäten besser zu verstehen, die Menschen im Alltagsleben verfolgen.

Dieses Anliegen hat mich deshalb interessiert, weil ich Parallelen zwischen dem Verfassen literarischer Geschichten und der therapeutischen Praxis sehe. Ich stellte fest, dass genauso wie es bei »großer

Erzählkunst ... um fesselnde Dilemmata geht, die ... mit hinreichender Konjunktivität ausgebreitet werden müssen, damit der Leser sie neu schreiben kann – neu schreiben, damit sie Spiel für die Fantasie des Lesers lassen« (ebd. S. 35), geht es bei wirksamer Therapie darum, die Klienten zu motivieren, die fesselnden Dilemmata ihres Lebens auf eine Weise neu zu erzählen, die Neugier auf das menschliche Potenzial weckt und das Spiel der Fantasie anregt.

Die Mitwirkung des Lesers an der Konstruktion der Texthandlung beschreibt Bruner mithilfe der Metapher des »Reisens« und der Analogie des »Kartierens«. Dies rief heftige Resonanz in mir hervor. Metapher und Analogie schienen wunderbar zur therapeutischen Praxis zu passen. Wie Leser sich mit Texten beschäftigen, diese Beobachtung beschrieb Bruner folgendermaßen (ebd. S. 36):

> ... wenn sie ihren eigenen virtuellen Text zu konstruieren beginnen, ist es, als würden sie sich ohne Landkarten auf eine Reise begeben – und doch besitzen sie einen Vorrat an Landkarten, die ihnen Hinweise geben könnten, und außerdem wissen sie eine Menge über das Kartieren. Die ersten Eindrücke vom neuen Gelände sind natürlich von ihren früheren Reisen geprägt. Mit der Zeit wird die neue Reise etwas ganz Eigenes, wie sehr ihre ursprüngliche Gestalt auch der Vergangenheit entliehen war.

Ähnlich in der Therapie: Wenn Klienten in einem Therapiegespräch ihre Lebensgeschichten rekonstruieren, wirkt das oft so, als würden sie vom Vertrauten Abschied nehmen und sich ohne Landkarten auf eine Reise zu neuen Bestimmungsorten machen. Doch wenn diese Rekonstruktion an Fahrt gewinnt, wird schnell deutlich, dass sie auf einen Vorrat an Landkarten früherer Reisen zurückgreifen und eine Menge über das Kartieren wissen. Im Laufe des Gesprächs wird die »neue Reise« gemäß Bruner »etwas ganz Eigenes, wie sehr ihre ursprüngliche Gestalt auch der Vergangenheit entliehen war«.

Für literarische Texte gilt: Das Erzählen »führt zu Schlüssen nicht auf Gewissheiten in einer ursprünglichen (originalen und objektiven) Welt, sondern auf die wechselnden Perspektiven, die sich konstruieren lassen, um Erfahrung verstehbar zu machen« (ebd. S. 37). Bruner zufolge ist dieser Beitrag zur Vermehrung der Optionen, mit deren Hilfe der Leser Erfahrung verständlich machen kann, das Geschenk eines großen Schriftstellers: »Das Geschenk eines großen Schriftstellers an den Leser besteht darin, dass er aus ihm einen besseren Schriftsteller macht.« (ebd. S. 5) Ebenso kann das Erzählen im therapeutischen Kontext den Raum öffnen für die »wechselnden Perspektiven, die sich konstruieren lassen, um Erfahrung verstehbar zu machen«. Durch geschicktes Vorgehen kann man Klienten, wenn sie Geschichten aus ihrem Leben konstruieren, zu mehr Teilnahme und einer lauteren Stimme verhelfen.

2.2.1 Texte und dramatische Interaktion

Bruner (ebd. S. 24) ist der Auffassung:

> Geschichten von literarischem Rang handeln zwar von Ereignissen in der realen Welt, aber sie machen diese Welt auf neue Weise fremd, retten sie vor der Selbstverständlichkeit, versehen sie mit Lücken, die im Sinne Barthes' an den Leser appellieren, auf das Vorliegende zu reagieren und Schriftsteller, Komponist eines virtuellen Textes zu werden. Letztlich ist es der Leser, der für sich selbst schreiben muss, was er mit dem vorliegenden Text zu tun beabsichtigt.

Gut strukturierte Romane nehmen den Leser stark in Anspruch, weil sie ihm eine Palette von Optionen bieten, sein dramatisches Engagement bei der Lektüre des Textes zu fördern. Das lädt den Leser auf vielfache Weise ein, zur Entwicklung der Erzähllinie beizutragen und das dramatische Element auszukosten. Gut strukturierte Romane haben z. B. viele Lücken im Handlungsverlauf, die der Leser füllen muss. Gute Schriftsteller formulieren nicht alles aus, um den Leser zur Mitwirkung zu motivieren: um zwei und zwei zu vier zusammenzuzählen; um bestimmte Ereignisse in Sequenzen zu bringen, die mit der Entfaltung des Plots langsam enthüllt werden; und um dies mit dem der Geschichte zugrunde liegenden Thema in Übereinstimmung zu bringen. Somit hat der Leser die Aufgabe, das zu entwickeln und in der »Verschmelzung von Skandal und Wunder«zusammenzuführen, was Frank Kermode (1980) als *sjuzet* (die linearen Ereignisse, die den Plot bilden) und *fabula* (das zeitlose Grundthema) bezeichnet.

Doch es sind nicht nur *sjuzet* und *fabula*, die beim Lesen literarischer Texte weiterentwickelt und zusammengeführt werden. Bruner, der sich auf die Literaturtheoretiker Griemas und Courtes (1976) beruft, behauptet, dass Geschichten grundsätzlich aus zwei Landschaften bestehen: der »Landschaft der Handlung« und der »Landschaft des Bewusstseins«. Die Handlungslandschaft gibt den »Stoff« der Geschichte und bildet sich aus der Sequenz von Ereignissen, dem

Plot *(sjuzet)*, und dem Grundthema *(fabula)*. Die Bewusstseinslandschaft bildet sich aus dem, »was die Akteure wissen, denken oder fühlen oder eben nicht wissen, denken oder fühlen« (Bruner 1986, p. 14). Sie zeigt das Bewusstsein der Protagonisten und besteht im Wesentlichen aus ihren Reflexionen über die Ereignisse in der Handlungslandschaft: Die Protagonisten schreiben den Ereignissen Sinn zu, ziehen aus den hinter den Ereignissen stehenden Absichten und Zielen ihre Schlüsse und machen sich im Lichte der Ereignisse Gedanken über Charakter und Identität der jeweils anderen Protagonisten. Wie bei der Entfaltung des Plots in der Handlungslandschaft müssen auch bei der Entfaltung der Bewusstseinslandschaft die Vorgänge mit der *fabula*, dem zeitlosen Grundthema, zusammengeführt werden (ebd. S. 21):

> Die Fabula einer Geschichte – ihr zeitloses Grundthema – scheint auf jeden Fall eine Einheit zu sein, die mindestens drei Komponenten in sich vereinigt. Sie enthält ein Dilemma, in das die Charaktere aufgrund von Absichten geraten sind, die entweder wegen bestimmter Gegebenheiten, des »Charakters der Charaktere« oder meistens wegen der Interaktion zwischen den beiden fehlgeschlagen sind ... Die Geschichte erhält ihre Einheit durch die Art und Weise, wie Dilemma, Charaktere und Bewusstsein interagieren, um eine Struktur zustande zu bringen, die einen Anfang, eine Entwicklung und ein »Gefühl von Ende« hat.

So wie es in der Handlungslandschaft Lücken gibt, die der Leser füllen muss, gibt es in der Bewusstseinslandschaft Lücken, die zu füllen sind. Auch wenn sich die Bewusstseinslandschaft partiell durch die Repräsentation des Autors im Bewusstsein der Protagonisten und zuweilen durch die Repräsentation des eigenen Bewusstseins des Autors bildet, ist die Mitwirkung des Lesers in der Bewusstseinslandschaft ein signifikanter Faktor, um die Einheitlichkeit des Textes herzustellen und ihn dichter und reichhaltiger zu machen.

Wenn der Leser in die Landschaft des Bewusstseins eintritt, schreibt er den Handlungen der Protagonisten bestimmte Absichten und Ziele zu und zieht Schlüsse über ihren Charakter und ihre Identität. Der Begriff *Landschaft des Bewusstseins* ist insofern zutreffend, als sie nicht nur das Bewusstsein der Protagonisten und des Autors der Geschichte repräsentiert, sondern in weiten Teilen auch vom Bewusstsein des Lesers lebt.

Gute Schriftsteller haben ihre Techniken, wie sie den Leser auf Lücken in Handlungs- und Bewusstseinslandschaft aufmerksam machen und motivieren, diese Lücken mit seiner Fantasie und seiner persönlichen Erfahrung zu füllen. Sie arbeiten z. B. intensiv damit, Verdachtsmomente im Leser zu wecken oder die Leerstellen auf bestimmte Weise anzuordnen, indem sie etwa geeignete Schlüsselstellen einbauen und den Text so strukturieren, dass er den Leser neugierig macht und fasziniert. Gute Autoren ordnen diese Lücken einerseits so an, dass sie nicht zu groß sind und das Bemühen des Lesers, diese mit Sinn zu füllen, strapazieren, andererseits so, dass die Leerstellen nicht zu unbedeutend sind und der Leser das Interesse verliert. Mit derlei Techniken bieten Schriftsteller dem Leser ein Fundament für eine dramatische Auseinandersetzung mit dem Text, auf dem der Leser sich beim Entwickeln eines virtuellen Textes, der den vorliegenden Text in entscheidenden Aspekten stets übertrifft, förmlich »austoben« kann. Bruner zitiert Iser, der für dieses Merkmal eines literarischen Textes den Begriff der *Unbestimmtheit* verwendet (Iser 1984, S. 283 f.):

> Zentrale Strukturen von Unbestimmtheit im Text sind seine Leerstellen ... Sie gilt es als Kommunikationsbedingungen zu begreifen, da sie die Interaktion zwischen Text und Leser in Gang bringen und bis zu einem gewissen Grad regulieren.

Bruner fasst Isers Verständnis von der Funktion dieser Unbestimmtheit so zusammen (Bruner 1986, p. 24):

> Diese »relative Unbestimmtheit eines Textes erlaubt eine Reihe von Konkretisierungen«. Und deshalb »initiieren literarische Texte eher Sinnproduktionen, als dass sie selbst den Sinn ausformulieren«.

2.2.2 Texte und Leben

Mich faszinierte dieses Bild von der doppelten Landschaft einer Erzählstruktur im Hinblick auf die narrative Metapher und die Aktivität der Sinnzuschreibung. Mein Interesse daran beruht zum einen auf der Annahme, dass Menschen ihren Erfahrungen mit Ereignissen in ihrem Leben dadurch einen Sinn zuschreiben, dass sie ihnen einen Rahmen der Verständlichkeit geben, und zum anderen auf dem Schluss, dass im Wesentlichen die Erzählstruktur diesen Rahmen der Verständlichkeit bietet. Dazu kommt die weitere Prämisse, dass im Austausch von Geschichten über das eigene Leben und das anderer

Menschen Identität konstruiert wird. Anhand der Idee von der Handlungs- und der Bewusstseinslandschaft lässt sich besser verstehen, wie Menschen in narrativen Kontexten Sinnzuschreibungen vornehmen.

Wenn ich das aus der Literaturtheorie entliehene Bild von der doppelten Landschaft benutze, heißt das nicht, dass ich das Leben nur als Text sehe. Aber, wie viele andere auch, bin ich überzeugt, dass es Parallelen zwischen der Struktur literarischer Texte und der Struktur der Sinnzuschreibung im Alltagsleben gibt. Das Bild der doppelten Landschaft ist anscheinend dafür geeignet, alltägliche sinnzuschreibende Aktivitäten zu verstehen, individuelle Erzählungen zu konstruieren und die Identität eines Menschen durch alltägliche Lebensvollzüge zu konstituieren. Ferner scheint dieses Bild besonders für die therapeutische Aufgabe relevant zu sein, die nach meiner Auffassung hauptsächlich darin besteht, individuelle Erzählungen neu zu entwickeln und Identität zu rekonstruieren.

2.2.3 Implikationen für die Praxis

Zwischen der Struktur literarischer Texte und der therapeutischen Handelns bestehen weitere Parallelen. Der Schriftsteller lenkt die Aufmerksamkeit seiner Leser auf Lücken oder Leerstellen in der Erzähllinie und motiviert sie dazu, diese zu füllen, indem er ihre Gedanken elastisch macht, ihre Fantasie trainiert und ihre Erfahrungen nutzt. Das Resultat sind dichte Narrationen. Ein Therapeut, der mit Menschen solch dichte Narrationen entwickelt, macht genau das Gleiche. Er lenkt ihre Aufmerksamkeit auf Lücken in den Erzähllinien ihres Lebens – diese Lücken können meistens als »untergeordnete« Erzähllinien aus ihrem Leben bezeichnet werden – und motiviert sie dazu, sie zu füllen, indem er ihre Gedanken elastisch macht, ihre Fantasie trainiert und ihre Erfahrungen nutzt. Und genau wie ein guter Autor auf eine sorgfältige Anordnung dieser Lücken achtet, macht das auch der Therapeut, der sich auf die Entwicklung dichter Narrationen konzentriert. Er konstruiert sorgfältig das Gerüst für diese Lücken und stellt sicher, dass sie einerseits nicht zu groß sind und das Bemühen der Klienten strapazieren, diese mit Sinn zu füllen; und dass sie andererseits nicht zu unbedeutend sind und der Klient das Interesse verliert. Im Ergebnis können sich die Menschen in den Therapiegesprächen »austoben« und mit vielen vernachlässigten Ereignissen in ihrem Leben auf spannende Weise befassen.

Das Konzept von Handlungs- und Bewusstseinslandschaft ist für meine therapeutische Arbeit von unschätzbarem Wert. Es war für mich die Grundlage dafür, solche Therapiegespräche zu verfeinern und weiterzuentwickeln, die zu dichten Narrationen führen, und eine Landkarte zu entwerfen, mit der diese Therapiegespräche sich gestalten und kartieren lassen. Derlei Gespräche tragen stets dazu bei, dass alternative Erzähllinien, deren Spuren in den Lebensäußerungen eines Menschen omnipräsent sind, zu dichten Narrationen werden. In ihnen wird, sobald man solche Spuren identifiziert und verdichtet hat, das Leben der Betroffenen um einiges »vielgeschichtiger«. Im vorliegenden Kapitel gebe ich konkrete Beispiele für solche Gespräche und reflektiere, wie bedeutsam das Bild der doppelten Landschaft für die Gesprächsgestaltung ist.

Beim Beschreiben der Bedeutung des Konzepts der Handlungs- und Bewusstseinslandschaft für die therapeutische Praxis habe ich nun den Begriff *Bewusstsein* durch *Identität* ersetzt, weil mein Gebrauch des Bewusstseinsbegriffs Verwirrung gestiftet hatte. Manchmal wurde Bewusstsein als das Sich-bewusst-Sein von Ungerechtigkeiten aufgefasst, manchmal als psychischer Mechanismus, wenn Menschen eine Wahl treffen. Manchmal wurde er assoziiert mit bewusst ablaufenden Handlungen – im Gegensatz zu Handlungen, die Produkte »des Unbewussten« sind. Aufgrund dieser Konfusion ersetze ich den Begriff »Landschaft des Bewusstseins« durch »Landschaft der Identität« und gebe gleichzeitig zu bedenken, dass der Begriff *Identität* nicht all das impliziert, was der Begriff *Bewusstsein* in sich schließt, wenn dieser zur Analyse literarischer Texte verwendet wird und zum Verstehen dichter Narrationen in therapeutischen Kontexten eingesetzt werden könnte.

Von der Beseitigung dieser Konfusion abgesehen, hat der Begriff *Identitätslandschaft* den Vorteil, dass er die Bedeutung therapeutischen Bemühens betont – er betont die nicht ableitbare Tatsache, dass jedes neue Aushandeln der Geschichten aus dem Leben eines Menschen auch ein neues Aushandeln seiner Identität ist. Wenn man sich als Therapeut dieser Tatsache bewusst ist, befasst man sich intensiver mit der professionellen Ethik, die hinter der Würdigung der das Leben der Klienten gestaltenden Aspekte steht und die mit einer stärkeren Bewusstheit um seine Verantwortung für das verbunden ist, was man im Namen der Therapie sagt und tut.

Wenn ich Parallelen zwischen der Struktur literarischer Texte und der Struktur therapeutischen Handelns ziehe, heißt das nicht, dass ich die Rolle des Schriftstellers mit der Rolle des Therapeuten gleichsetze. Der Autor eines literarischen Textes lädt seine Leser ein, sich einer Erzählung anzuschließen, deren Grundgestalt er vorgegeben hat. Dagegen ist der Therapeut nicht der Urheber der Erzähllinie, die im Therapiegespräch entwickelt wird. Auch wenn ihm manche Geschichten aus dem Leben vielleicht vertraut sind (was es ihm ermöglicht, die Aufmerksamkeit der Klienten auf signifikante Ereignisse zu lenken, die nicht zu den dominanten Erzähllinien gehören), ist er nicht der Urheber, so wie es der Autor eines literarischen Textes ist. Der Therapeut arbeitet mit den Stimmen der Menschen, die zu ihm kommen: um bestimmten Ereignissen aus ihrem Leben einen Sinn zu geben; um die Verbindungen zwischen diesen Ereignissen und den ihnen wichtigen Lebensthemen zu interpretieren; um daraus abzuleiten, was ihnen wichtig ist; und um Rückschlüsse darauf zu ziehen, was dies über ihre eigene Identität und die anderer Menschen aussagt. Der Autor eines literarischen Textes steht mitten in der Entwicklung einer Erzähllinie; der Therapeut steht dagegen außerhalb der Erzähllinie.

Kurz gesagt: In Therapiegesprächen, in denen neue Erzähllinien entwickelt werden, kann der Therapeut mithilfe des Konzepts der Handlungs- und Identitätslandschaft einen Kontext herstellen, in dem seine Klienten vielen vernachlässigten, aber bedeutsamen Ereignissen in ihrem Leben einen Sinn zuschreiben und diese zu einer

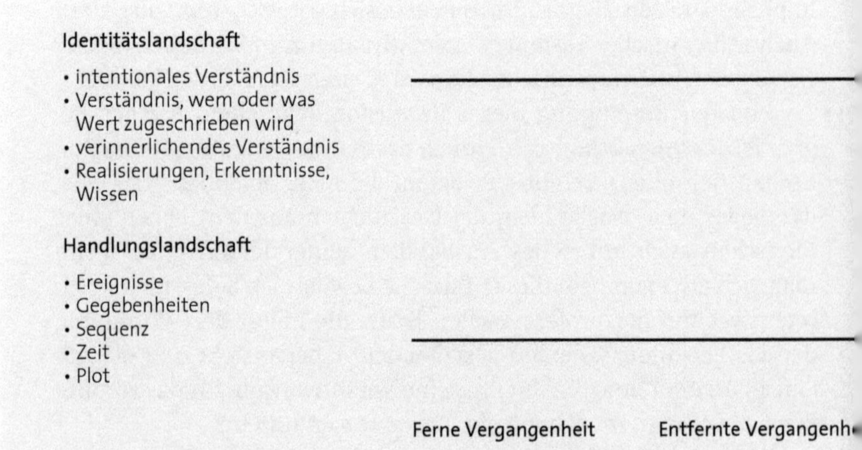

Abb. 2.1: Kartierung der Entwicklung neuer Erzähllinien (Liam)

Erzähllinie zusammenführen können. Mithilfe dieses Konzepts vermag der Therapeut Menschen auch zu helfen, neue Gedanken über ihr Leben zu entwickeln, die ihren früheren defizitlastigen, mit den dominanten Erzähllinien verbundenen und ihr Leben einschränkenden Auffassungen in vielen Fällen widersprechen.

2.3 Kartierung des Gesprächs mit Liam und Penny: Neue Erzähllinien entwickeln

An dem folgenden Rückblick auf das Gespräch mit Liam und Penny lassen sich die therapeutischen Implikationen des Konzepts der Handlungs- und Identitätslandschaft veranschaulichen. Dabei wird das Therapiegespräch in grafischer Form auf die »Landkarte der Entwicklung neuer Erzähllinien« übertragen; die Landkarte selbst besteht aus zwei horizontalen Zeitlinien: einer Handlungs- und einer Identitätslandschaft (Bewusstseinslandschaft):

> M: *(Abb. 2.1) Liam war Ihretwegen mehr in Sorge als wegen sich selbst. Worauf deutet das aus Ihrer Sicht hin, was Liam wichtig war? Oder was für ihn wertvoll war?*

Äußerungen, die den dominanten Themen irgendwie widersprechen, können Schlüsselstellen für alternative Geschichten aus dem

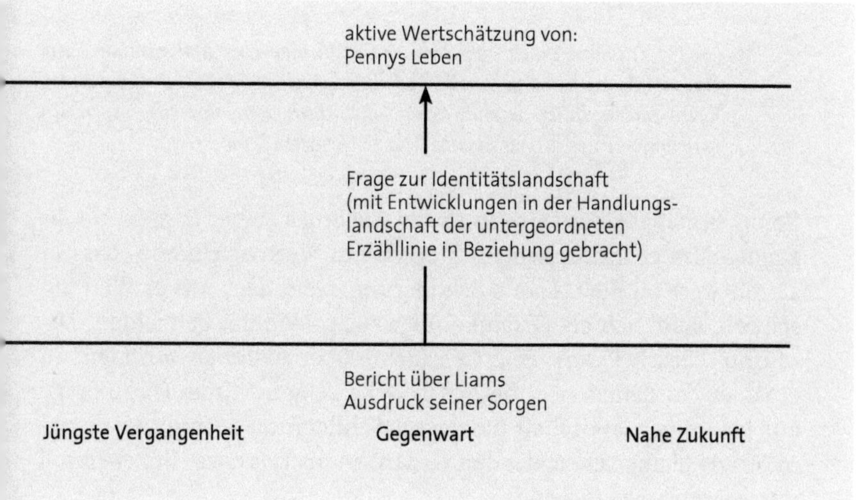

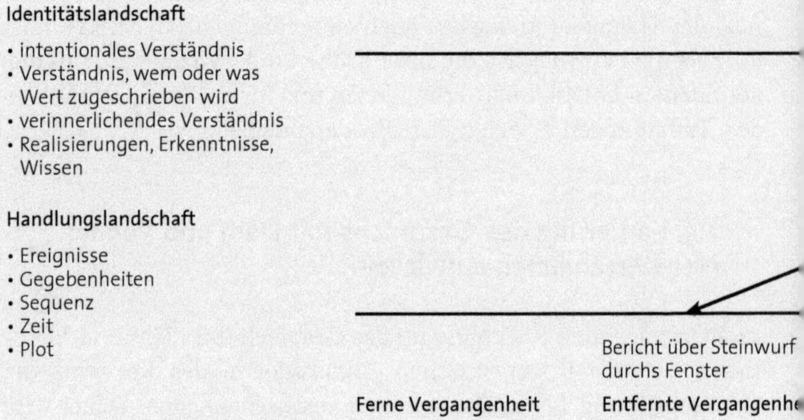

Abb. 2.2: Kartierung der Entwicklung neuer Erzähllinien (Liam)

Leben der Menschen sein. Resignation und Aussichtslosigkeit dominierten in Liams Schilderung seines Lebens, und dennoch äußerte Liam große Sorgen um seine Mutter. Auf diesen Widerspruch reagierte ich zunächst mit Fragen, die es Liam erleichterten, seine Sorgen näher zu beschreiben. Dann stellte ich eine Frage, die Penny dazu motivierte, über Liams Sorgen nachzudenken und das zu formulieren, was Liam aus ihrer Sicht wichtig war. Das war eine Frage zur Identitätslandschaft.

> M: *(Abb. 2.2) Fallen Ihnen irgendwelche Geschichten über Aktionen von Liam ein, aus denen hervorgeht, was für ihn wertvoll war? Was er für wertvoll hielt? Fallen Ihnen irgendwelche Geschichten über ihn ein, denen ich entnehmen kann, woher Sie das über ihn wussten?*

Penny bestätigte, dass sich in Liams Ausdruck seiner Sorgen um sie zeigte, dass er ihrem Leben einen hohen Wert zuschrieb – dass er sie für wertvoll hielt. Liams Schilderung, wem oder was er Wert zuschrieb, lässt sich als Gedanke über seine Identität betrachten. Daraufhin bat ich Penny, eine Geschichte über Aktionen von Liam zu erzählen, in denen sich dieser Gedanke zeigen würde. Diese Frage zur Handlungslandschaft führte zur Schilderung bestimmter Ereignisse aus Liams Leben, die den Gedanken über das, was ihm wertvoll war, exemplarisch belegten.

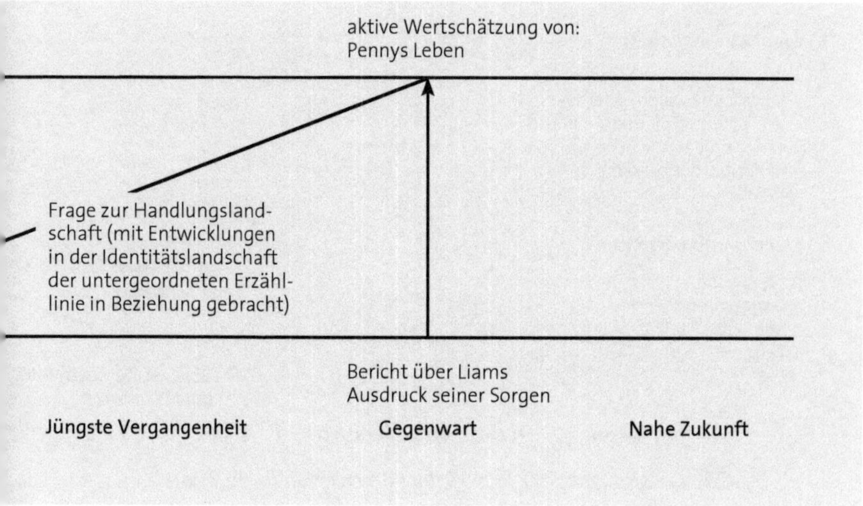

> M: *(Abb. 2.3) Penny, was war das für ein Schritt, den Liam an diesem Sonntag vor vielen Jahren unternahm? Wie würden Sie diese Initiative von Liam bezeichnen?*

Nachdem ich die Geschichte vernommen hatte, wie Liam seinen Vater ablenkte, indem er einen Stein durchs Fenster warf, fragte ich Penny, wie sie diese Initiative bezeichnen würde. Obwohl dieses Ereignis ihrer bewussten Erinnerung zugänglich war, hatte sie es bis dahin nicht charakterisiert gehabt. Diese Frage war die erste von mehreren Fragen, die dazu führten, dass diese Aktion als »Protest« bezeichnet wurde. Diese Frage zur Handlungslandschaft zielte auf die Beschreibung eines vernachlässigten, aber bedeutsamen Ereignisses aus Pennys und Liams Lebensgeschichte.

> M: *(Abb. 2.4) Penny, Sie haben gesehen, wie Liam dagegen protestierte, was Ihnen widerfuhr, als er gerade mal acht Jahre alt war. Was hat das aus Ihrer Sicht über ihn ausgesagt? Was erzählt Ihnen das darüber, was Liam für wertvoll hält?*

Sieben Jahre nach dem Vorfall wurde Liams Aktion, in der er einen Stein durchs Fenster warf, als »Protest« beschrieben. Penny gab der Aktion als Erste diesen Namen, und zu diesem Zeitpunkt konnte Liam noch nichts mit der Bedeutung verbinden, die die Mutter mit seiner Initiative verknüpfte. Die Frage danach, was diese Aktion viel-

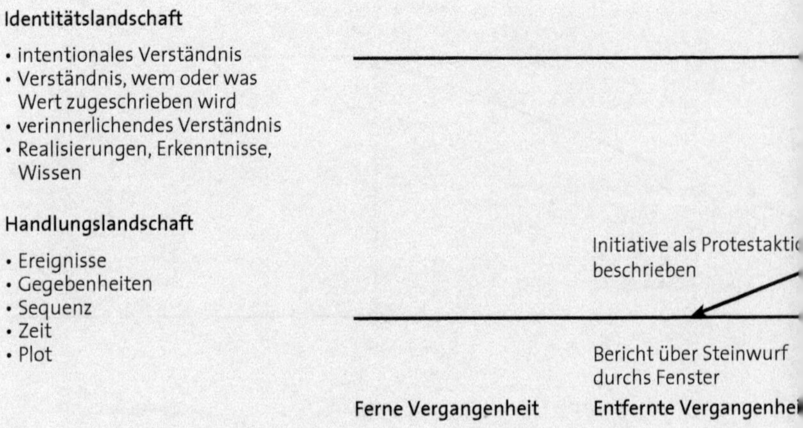

Abb. 2.3: Kartierung der Entwicklung neuer Erzähllinien (Liam)

leicht über seine Person aussagte und darüber, was für ihn wertvoll war, war eine von mehreren Fragen zur Identitätslandschaft, die eine Grundlage bildeten, auf der sein Mut Bestätigung fand und der Gedanke formuliert wurde, wie wichtig Fairness für Liam gewesen ist.

> *M: (Abb. 2.5) Fällt Ihnen noch eine Geschichte über Liam ein, als er noch jünger war, die das bestätigt hätte, was Sie über ihn wussten? Was zu dem passen würde, wie wichtig aus Ihrer Sicht für ihn Fairness war?*

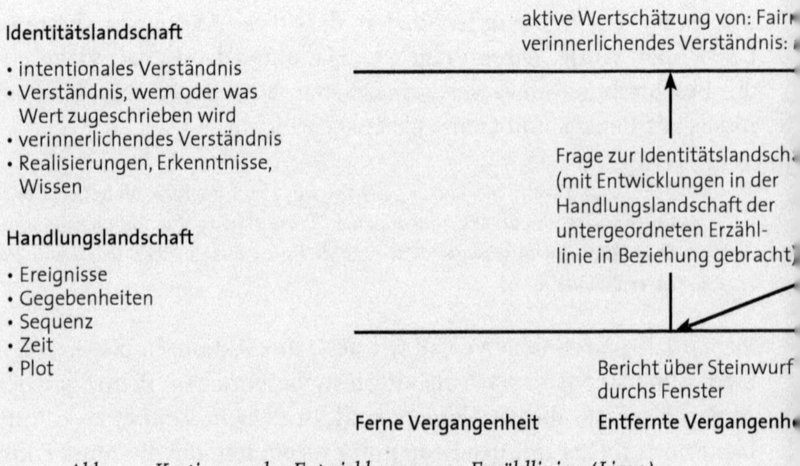

Abb. 2.4: Kartierung der Entwicklung neuer Erzähllinien (Liam)

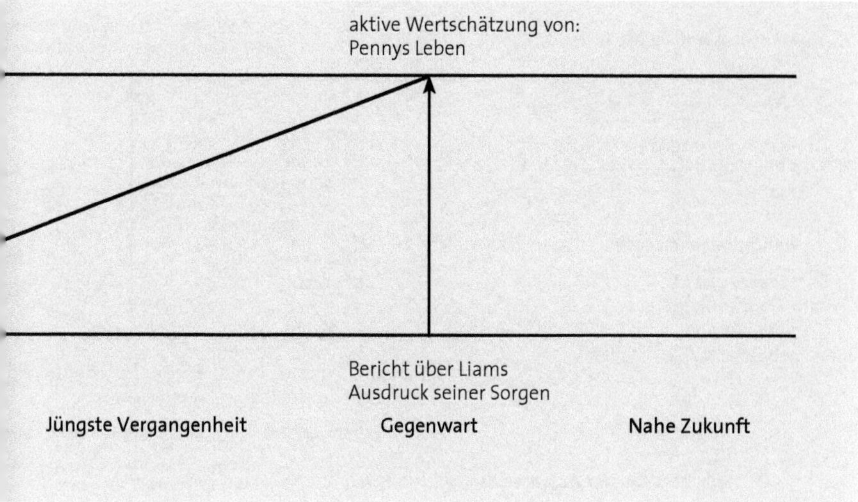

Liam beteiligte sich nun stärker an der Entwicklung der untergeordneten Erzähllinie aus seinem Leben. Das zeigte sich daran, dass er zu verstehen versuchte, wie seine Mutter zu diesen Gedanken über seinen Mut gekommen war und auch darüber, dass Fairness für ihn wichtig gewesen sei. Diese Frage nach Ereignissen in Liams Kindheit und früher Jugend könnte dazu geführt haben, das mütterliche Wissen um seinen Mut und seine Wertschätzung von Fairness zu

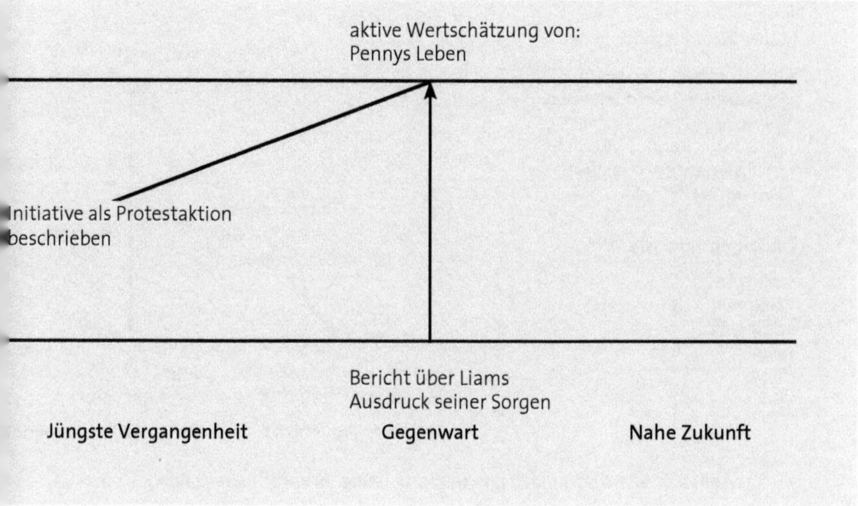

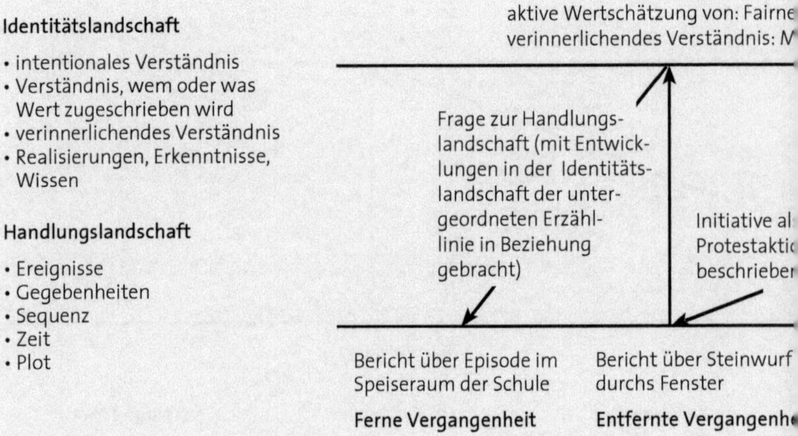

Abb. 2.5: Kartierung der Entwicklung neuer Erzähllinien (Liam)

bekräftigen, und war eine Frage zur Handlungslandschaft. Daraufhin erinnerte sich Penny an die Geschichte mit den Kindern im Speiseraum der Schule.

> *M: (Abb. 2.6) Welche Art von Aktion war das? Sie haben mir erzählt, dass Sie den Eindruck hätten, Liam fühle sich im Leben wie gelähmt. Es klingt nicht so, als ob diese Aktion zu einer Lähmung oder zum Verkorkstsein passt.*

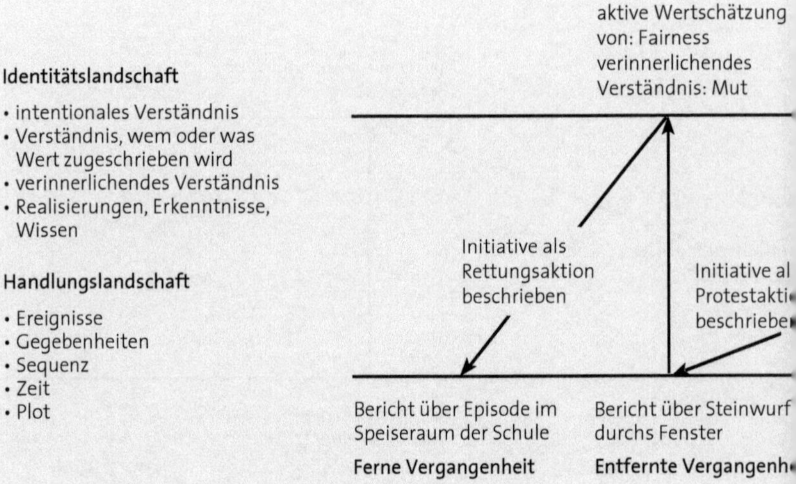

Abb. 2.6: Kartierung der Entwicklung neuer Erzähllinien (Liam)

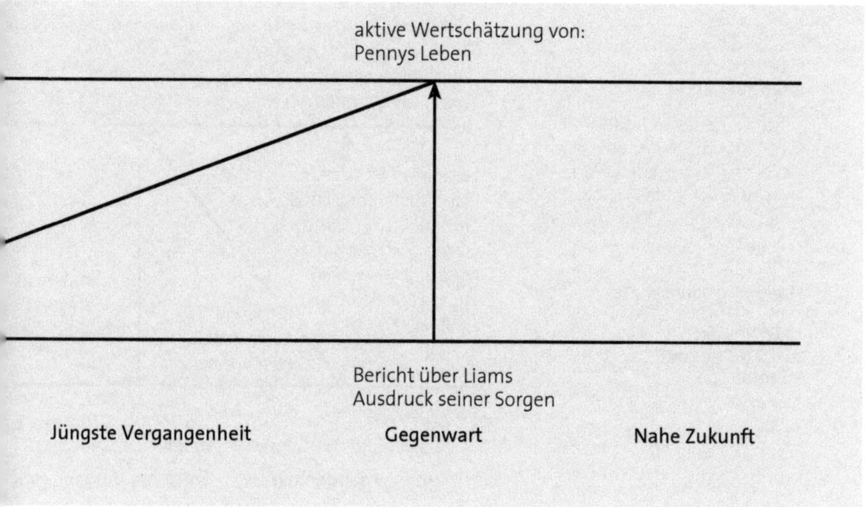

Dies ist eine Frage zur Handlungslandschaft. Penny reagierte darauf, indem sie Liams Initiative, andere Kinder zu unterstützen, als »Rettung« bezeichnete. Liam nahm jetzt aktiver an der Entwicklung der untergeordneten Erzähllinie teil und konnte mit dieser Bezeichnung seiner Aktionen im Alter von sechs Jahren schneller etwas verbinden.

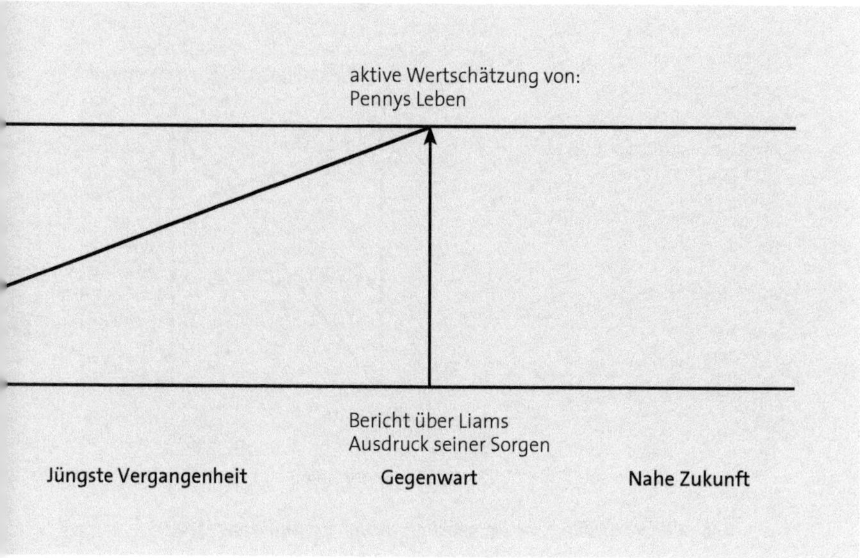

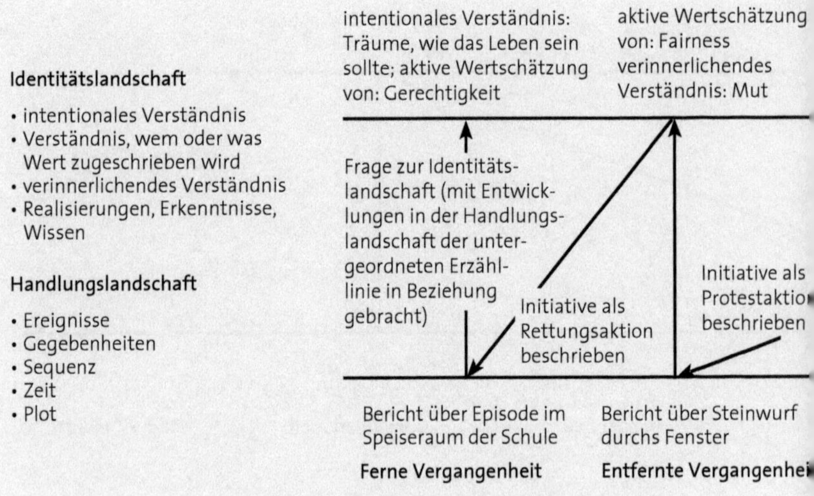

Abb. 2.7: Kartierung der Entwicklung neuer Erzähllinien (Liam)

M: *(Abb. 2.7) Penny, als ich Sie fragte, was die Aktion, einen Stein durchs Fenster zu werfen, über Liam aussagt, da antworteten Sie, dass sie Ihnen etwas über seinen Mut sagt und darüber, was für ihn in puncto Fairness wichtig gewesen sei. Wenn Sie zurückdenken an diese Ereignisse, als er sechs war, wie hat die Aktion, andere Kinder zu retten, Ihr Bild von ihm als Persönlichkeit geprägt?*

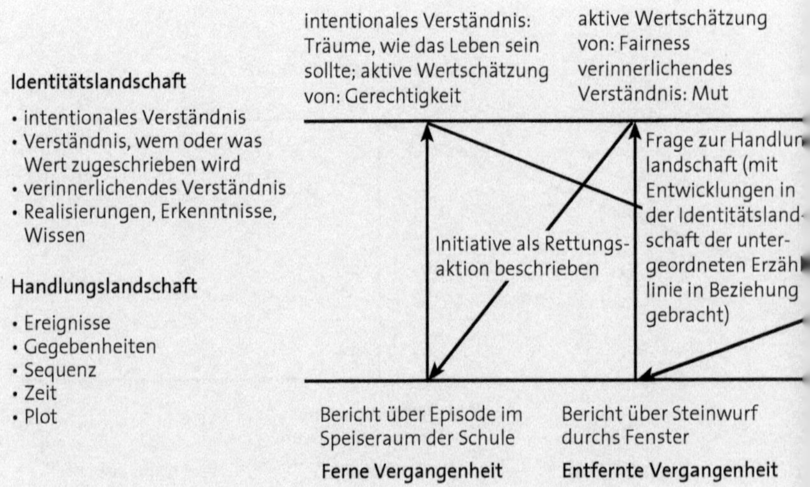

Abb. 2.8: Kartierung der Entwicklung neuer Erzähllinien (Liam)

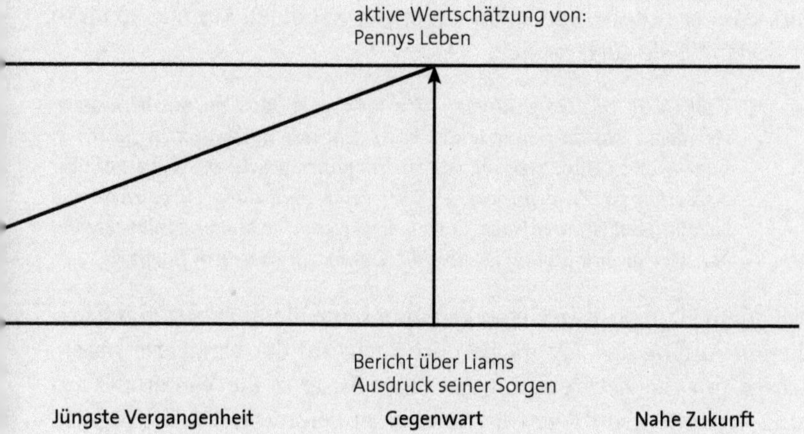

Die Benennung der Aktionen des sechsjährigen Jungen bot ein solides Fundament für die Frage danach, wie diese Initiative Pennys Bild von ihrem Sohn geprägt hat. Diese Frage zur Identitätslandschaft führte zu Rückschlüssen auf Liams Einstellung zu Gerechtigkeit und seinen Träumen, wie das Leben sein sollte. Diese Schlüsse standen in

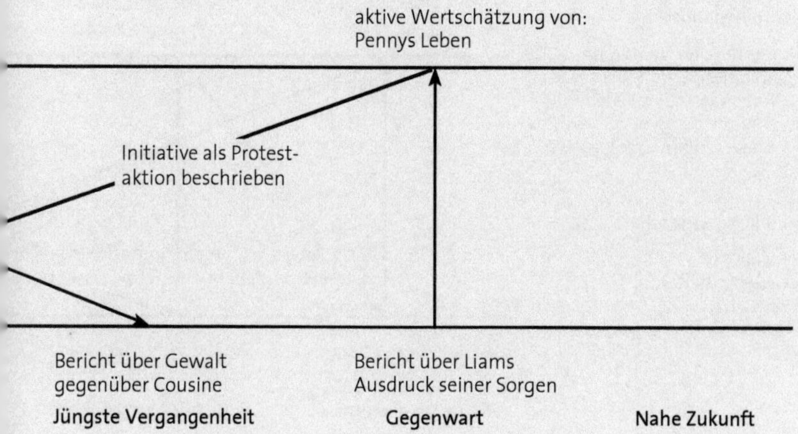

Einklang mit der sich abzeichnenden Erzähllinie und trugen deshalb zu deren Verdichtung bei. An diesem Punkt bestätigte Liam nicht nur, dass er mit diesen Gedanken etwas verbinden konnte, sondern er bestätigte sie auch explizit.

> *M: (Abb. 2.8) Die Frage ist also: Wie kommt es, dass du mit dem etwas verbindest, was du gerade gehört hast? Hat sich in den letzten Jahren in deinem Leben etwas ereignet, das zu dem passen würde, was du gerade über dich erfährst? Zu dem, was ich über deine Einstellung zu Fairness und Gerechtigkeit erfahren habe, und zu dem, was deine Mutter darüber erzählt hat, was für dich wichtig ist, über die Träume dieses kleinen Jungen?*

Nachdem Liam positive Gedanken über seine Identität bestätigt hatte, die am Anfang des Gesprächs noch nicht auf der Landkarte waren, schien mir die Zeit reif, ihn mit einer Frage in die Weiterentwicklung der untergeordneten Erzähllinie zu befördern. Diese Frage an Liam motivierte ihn, nach Ereignissen der jüngeren Vergangenheit zu suchen, an denen sich seine Ansicht über seine Einstellung zur Gerechtigkeit exemplifizieren ließ. Diese Frage zur Handlungslandschaft weckte in Liam die Erinnerung an das Ereignis, als er mit seiner Cousine über seine Erfahrungen mit seinem gewalttätigen Vater gesprochen hatte. In dieser Initiative kam die Sorge um seine Cousine zum Ausdruck.

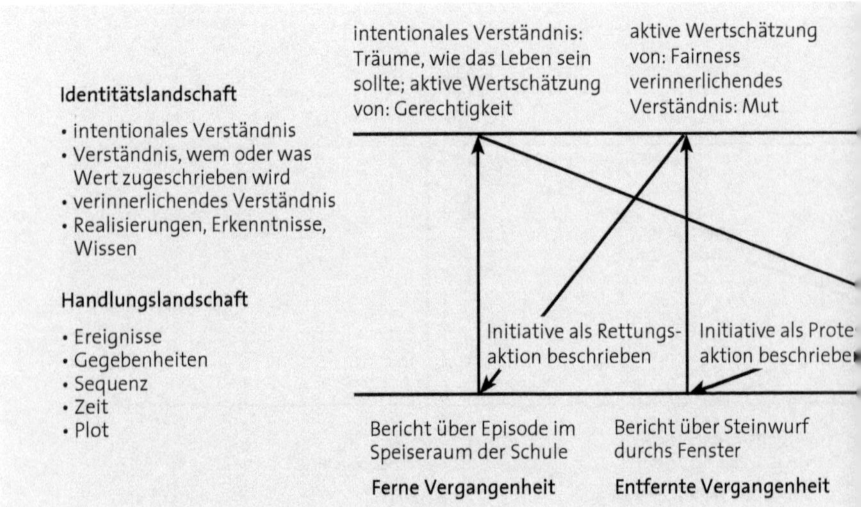

Abb. 2.9: Kartierung der Entwicklung neuer Erzähllinien (Liam)

M: *(Abb. 2.9) Deine Mutter hat gesagt, dass du deiner Cousine »gut zugeredet« hast. Ist das für diesen Schritt eine gute Bezeichnung, oder passt ein anderes Wort besser?*

Penny meldete sich zu Wort, als Liam von seiner Initiative in Bezug auf seine Cousine erzählte, und in diesem Zusammenhang bezeichnete sie diese Aktion als »jemandem gut zureden«. Diese Frage zur Handlungslandschaft motivierte Liam dazu, an der Namensgebung für diese Aktion mitzuwirken.

M: *(Abb. 2.10) Ich weiß jetzt etwas über Aktionen des Rettens. Ich weiß etwas über Aktionen, die mit Protest zu tun haben. Und ich weiß etwas über Aktionen, die mit »Gut-Zureden« zu tun haben. Das alles gehört zu deiner Lebensgeschichte. Nimmt man alle diese Aktionen zusammen, um was geht es da eigentlich?*

Bis zu diesem Zeitpunkt hatten Penny und Liam mehrere Geschichten über seine Aktionen erzählt, die sich mit diesen positiven Gedanken über seine Identität deckten. Diese Frage zur Handlungslandschaft motivierte Penny und Liam dazu, diese Geschichten mit einem Thema zu verbinden, das nach einer genaueren Bezeichnung verlangte. Der von Liam formulierte Ausdruck »jemanden aus Seenot retten« stellte einen Gegenplot dar, der in starkem Kontrast zum Plot der dominanten Erzähllinie stand: wie gelähmt im Leben.

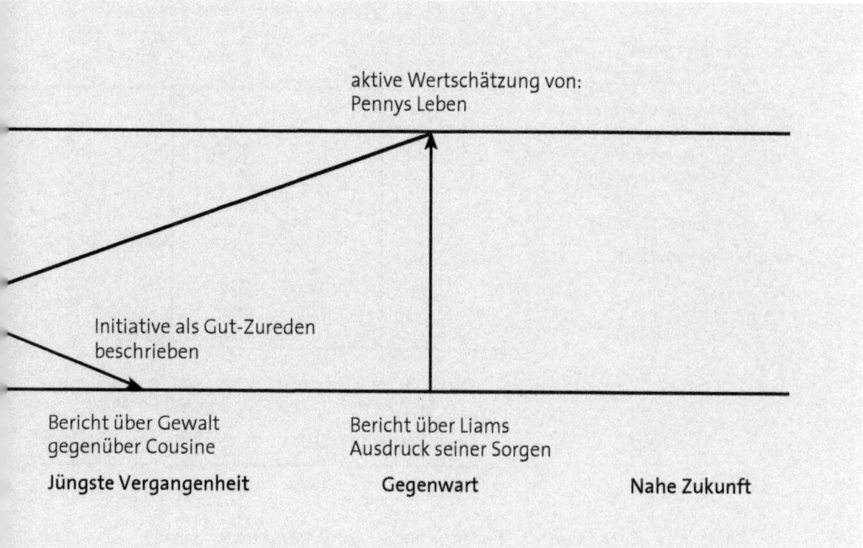

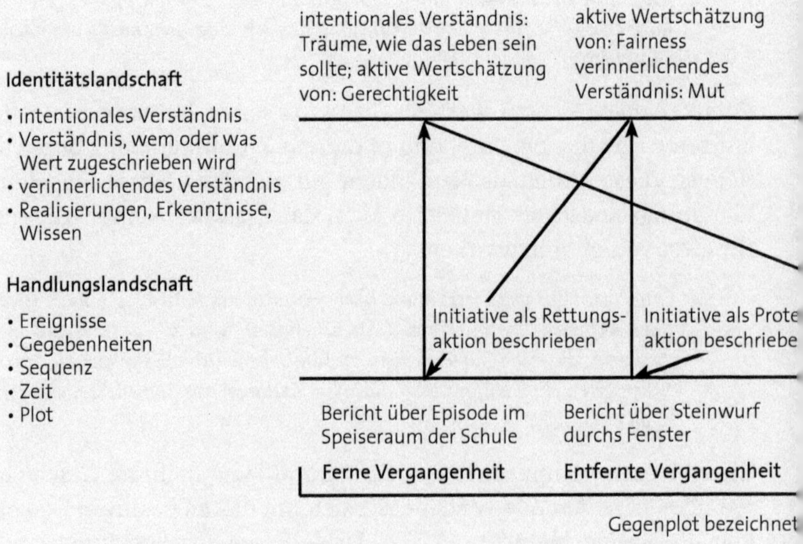

Abb. 2.10: Kartierung der Entwicklung neuer Erzähllinien (Liam)

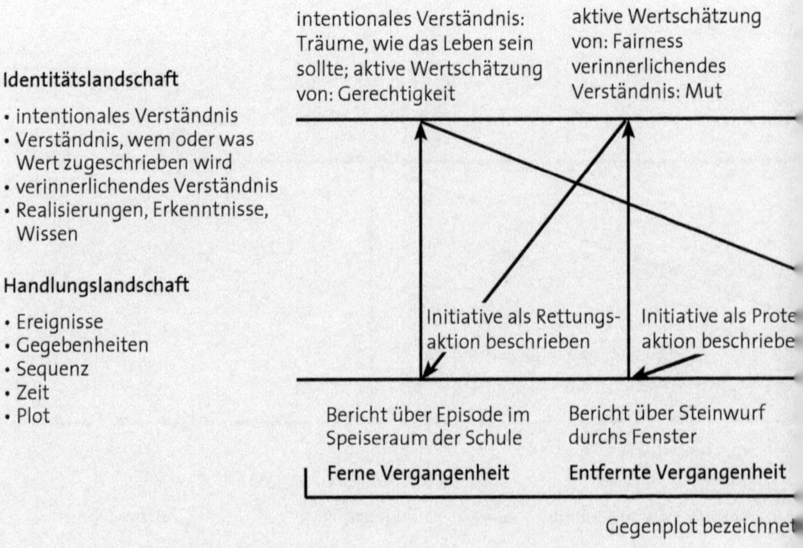

Abb. 2.11: Kartierung der Entwicklung neuer Erzähllinien (Liam)

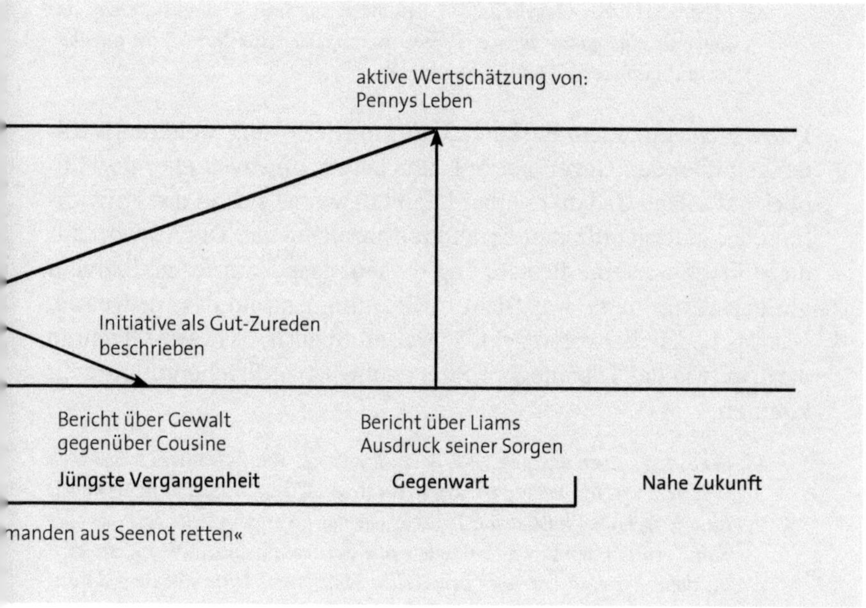
aktive Wertschätzung von:
Pennys Leben
Initiative als Gut-Zureden
beschrieben
Bericht über Gewalt
gegenüber Cousine
Bericht über Liams
Ausdruck seiner Sorgen
Jüngste Vergangenheit
Gegenwart
Nahe Zukunft
manden aus Seenot retten«

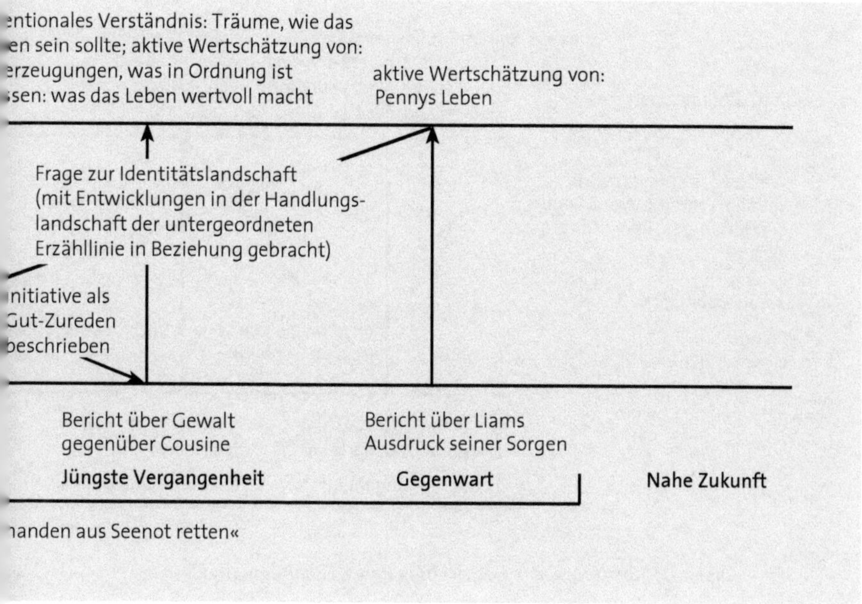
entionales Verständnis: Träume, wie das
en sein sollte; aktive Wertschätzung von:
erzeugungen, was in Ordnung ist
ssen: was das Leben wertvoll macht
aktive Wertschätzung von:
Pennys Leben
Frage zur Identitätslandschaft
(mit Entwicklungen in der Handlungs-
landschaft der untergeordneten
Erzähllinie in Beziehung gebracht)
nitiative als
Gut-Zureden
beschrieben
Bericht über Gewalt
gegenüber Cousine
Bericht über Liams
Ausdruck seiner Sorgen
Jüngste Vergangenheit
Gegenwart
Nahe Zukunft
nanden aus Seenot retten«

M: *(Abb. 2.11) Okay. Es geht darum, jemanden aus Seenot zu retten. Okay, das sagt mir eine ganze Menge. Penny, was sagt das aus Ihrer Sicht darüber, worauf Liam seine Hoffnungen setzt?*

Diese Frage zur Identitätslandschaft motivierte zum weiteren Nachdenken über den Gegenplot in Liams Leben, und zwar eher im Hinblick auf solche Gedanken über Identität, wie sie sich in der Entwicklung der untergeordneten Erzähllinie abzeichneten. Die Antwort auf diese Frage war eine Bestätigung dessen, dass Liam feste Überzeugungen davon hatte, was nicht in Ordnung ist, und dass er wusste, was das Leben wertvoll macht. So war es möglich, dass seine Träume darüber, wie das Leben sein sollte, deutlicher in Erscheinung treten konnten.

M: *(Abb. 2.12) Auch das passt. Ich habe eine Frage. Wir haben vieles über dich erfahren, was dir wichtig ist, woran du trotz all dem, was du durchgemacht hast, festgehalten hast, deine Träume, wie das Leben sein sollte, wie das alles damit zusammenhängt, jemanden aus Seenot zu retten. Wenn du dich an diese Erkenntnisse über dein Leben halten und Unterstützung daraus ziehen könntest, was glaubst du, welche Möglichkeiten würde dir das geben? Was glaubst du, welchen Handlungsspielraum würde dir das geben? Welche Schritte könntest du gehen, die dazu passen würden?*

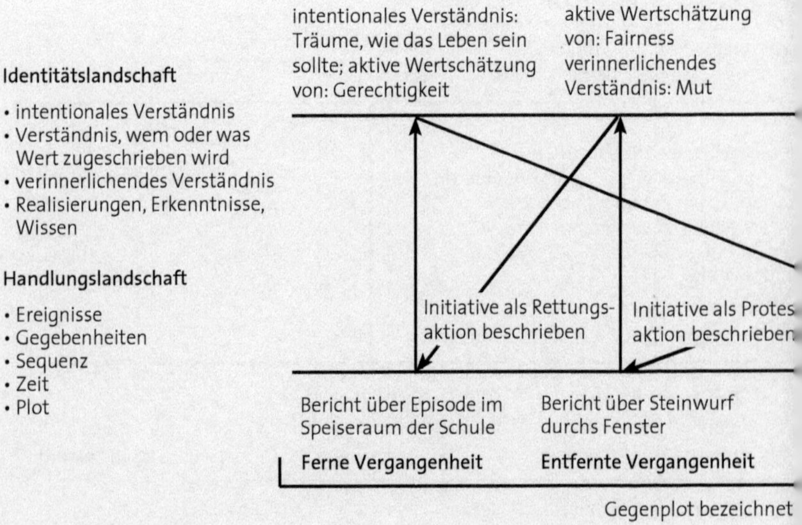

Abb. 2.12: Kartierung der Entwicklung neuer Erzähllinien (Liam)

Mit dieser Frage fasste ich die Überlegungen zu Liams Identität zusammen, die im Laufe des Gesprächs benannt worden waren, und forderte Liam und Penny auf, sich zu überlegen, welche Handlungsoptionen in Einklang mit diesen Überlegungen stehen würden. Diese Frage zur Handlungslandschaft motivierte dazu, die untergeordnete Erzähllinie in die nahe Zukunft hinein zu entwerfen. Liam griff daraufhin den Vorschlag auf, Kontakt zu seinem früheren Schulfreund Daniel aufzunehmen, den er seit 18 Monaten nicht mehr gesehen hatte.

> M: *(Abb. 2.13) Was für ein Schritt wäre das, wenn du ihn unternehmen würdest? Würdest du sagen, er hat etwas mit Rettung zu tun, oder mit Protest oder Gut-Zureden? Oder mit etwas anderem?*

Diese Frage zur Handlungslandschaft forderte Liam auf, der Aktion, die Penny vorgeschlagen und er aufgegriffen hatte, einen Namen zu geben. Dies wurde als ein weiterer Schritt identifiziert, jemandem gut zuzureden.

> M: *(Abb. 2.14) Penny, wenn Sie beobachten würden, wie Liam diesen Schritt unternimmt und Kontakt zu Daniel aufnimmt, was würde Ihnen das dann darüber sagen, welche Ziele er dabei hat?*

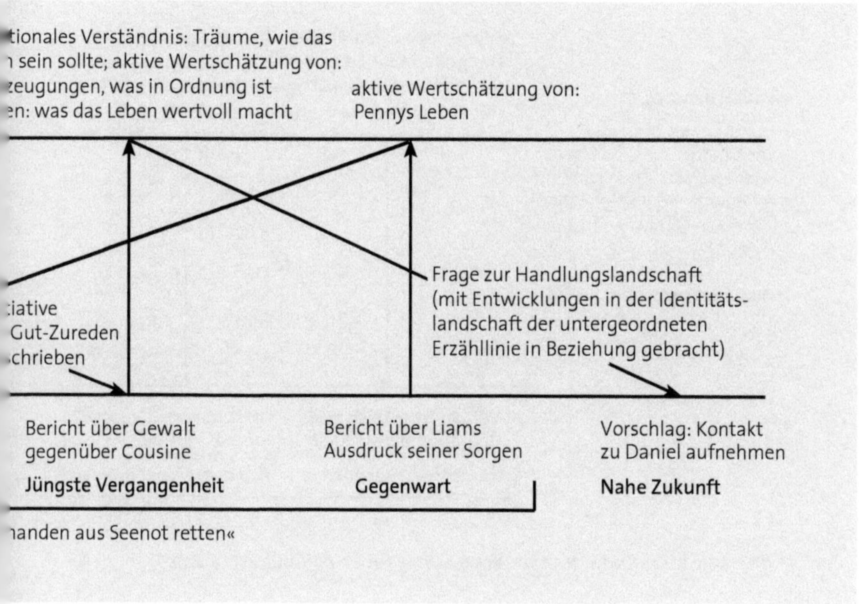

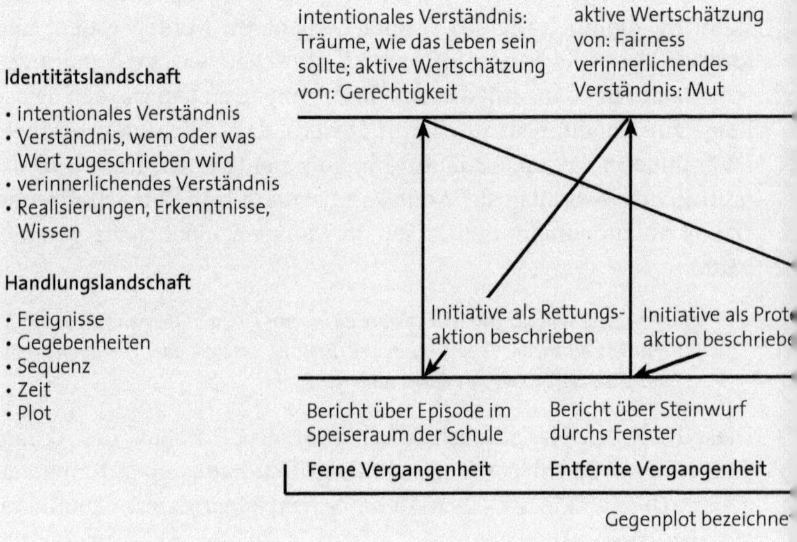

Abb. 2.13: Kartierung der Entwicklung neuer Erzähllinien (Liam)

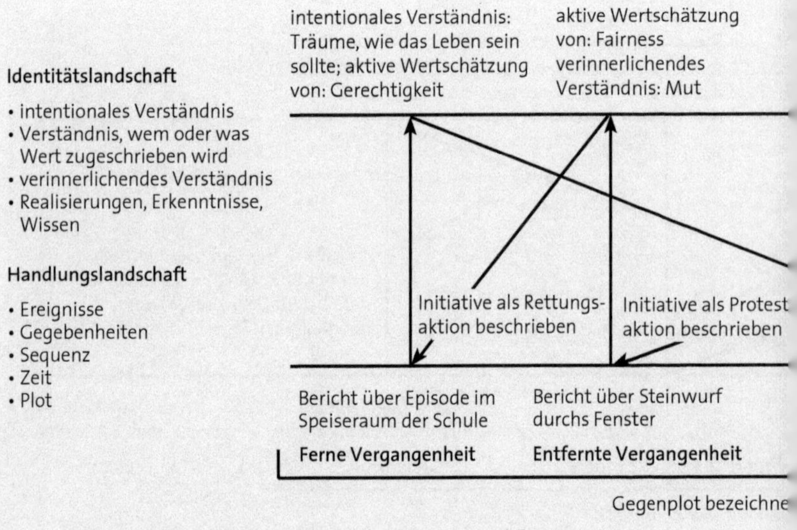

Abb. 2.14: Kartierung der Entwicklung neuer Erzähllinien (Liam)

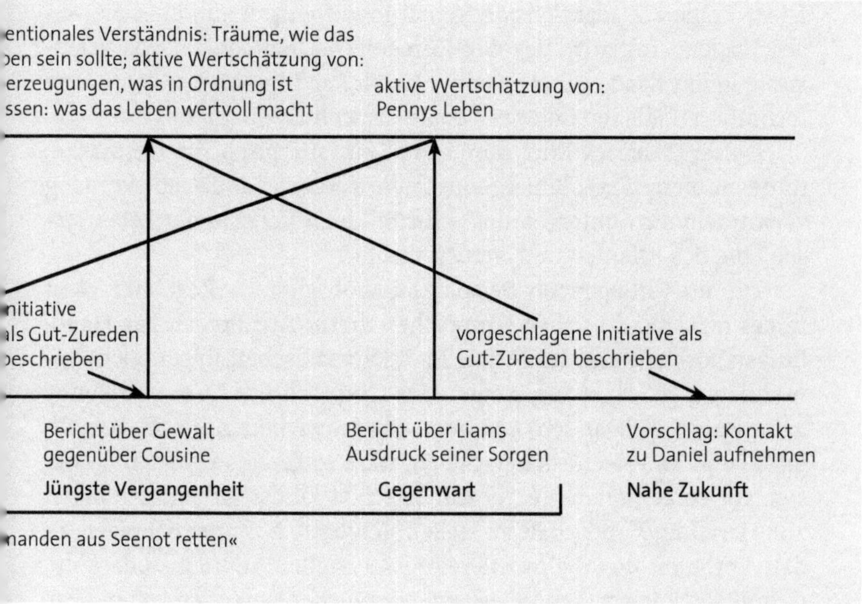
entionales Verständnis: Träume, wie das
ben sein sollte; aktive Wertschätzung von:
erzeugungen, was in Ordnung ist
ssen: was das Leben wertvoll macht
aktive Wertschätzung von:
Pennys Leben
nitiative
als Gut-Zureden
beschrieben
vorgeschlagene Initiative als
Gut-Zureden beschrieben
Bericht über Gewalt
gegenüber Cousine
Bericht über Liams
Ausdruck seiner Sorgen
Vorschlag: Kontakt
zu Daniel aufnehmen
Jüngste Vergangenheit
Gegenwart
Nahe Zukunft
nanden aus Seenot retten«

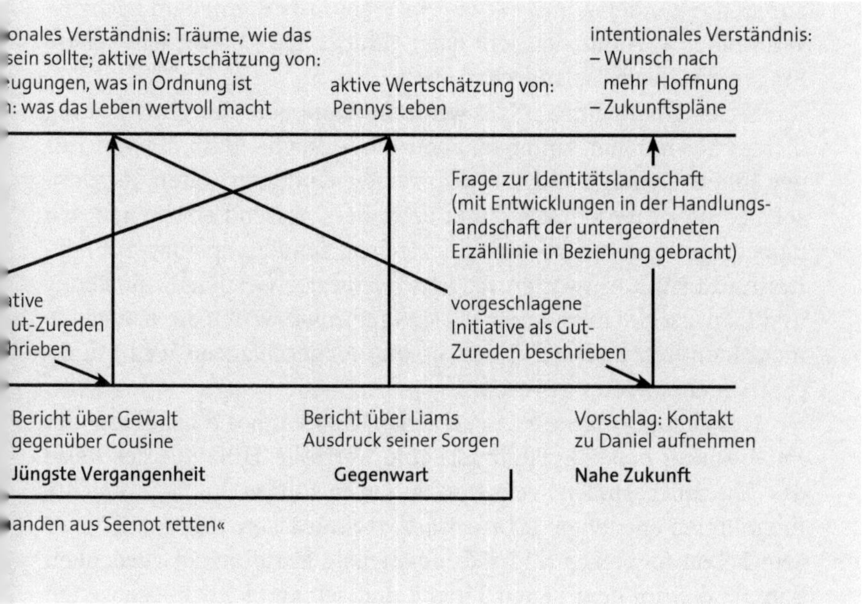
onales Verständnis: Träume, wie das
sein sollte; aktive Wertschätzung von:
ugungen, was in Ordnung ist
: was das Leben wertvoll macht
aktive Wertschätzung von:
Pennys Leben
intentionales Verständnis:
– Wunsch nach
mehr Hoffnung
– Zukunftspläne
Frage zur Identitätslandschaft
(mit Entwicklungen in der Handlungslandschaft der untergeordneten
Erzähllinie in Beziehung gebracht)
tive
ut-Zureden
hrieben
vorgeschlagene
Initiative als Gut-
Zureden beschrieben
Bericht über Gewalt
gegenüber Cousine
Bericht über Liams
Ausdruck seiner Sorgen
Vorschlag: Kontakt
zu Daniel aufnehmen
Jüngste Vergangenheit
Gegenwart
Nahe Zukunft
anden aus Seenot retten«

Diese Frage zur Identitätslandschaft forderte dazu auf, über die vorgeschlagene Initiative des Gut-Zuredens nachzudenken. Sie veranlasste Penny dazu, weitere positive Gedanken über Liams Identität zu formulieren, die die untergeordnete Erzähllinie prägten.

Dieser Zickzack-Kurs durch die Zeit ist typisch für Gespräche, in denen neue Erzähllinien entworfen werden. Bei diesem Vorgang verwurzeln sich untergeordnete Erzähllinien tiefer in der Lebensgeschichte des Klienten und werden dichter.

Die im vorliegenden Beispiel zu beobachtende Regelmäßigkeit findet man nicht in allen Gesprächen dieser Art; Fragen zur Handlungslandschaft und solche zur Identitätslandschaft folgen nicht immer derart geordnet aufeinander. Im Gespräch mit Liam und Penny gab es noch viele andere Optionen der Entwicklung dichter Narrationen, und an verschiedenen Stellen wäre es genauso effizient gewesen, vor einer weiteren Frage zur Identitätslandschaft einige Fragen zur Handlungslandschaft zu stellen. Ich hätte z. B. mehr Fragen zu den Vorboten des Steinwurfereignisses stellen können, sodass die Grundlagen dieser Aktion vielleicht deutlicher geworden wären. Das hätte vielleicht einen anderen Weg zu der Episode im Speiseraum der Schule eröffnet. Ich hätte auch die speziellen Verknüpfungen zwischen Speiseraumepisode, Steinwurfereignis und jemandem gut zureden erkunden können – wie ein Ereignis z. B. mit dem nächsten verbunden war und vielleicht dazu geführt hat –, bevor ich weitere Fragen zur Identitätslandschaft stellte.

Diese Überlegungen zu weiteren Optionen der Entwicklung dichter Narrationen unterstreichen die Tatsache, dass die von mir gewählten Optionen nicht *die* korrekten Optionen waren, sondern solche, die zu diesem Zeitpunkt besonders passend erschienen. Ich habe keine Frage im Vorhinein festgelegt, sondern spontan auf Pennys und Liams Antworten reagiert. Hätte das Gespräch mit Penny und Liam an einem anderen Tag stattgefunden, wären die Umstände nicht identisch und der in der Sitzung eingeschlagene Weg mit Sicherheit ein anderer gewesen.

Unabhängig vom eingeschlagenen Weg kann die Landkarte der Entwicklung neuer Erzähllinien eine wertvolle Hilfe auf der Reise des Therapiegesprächs sein und zu Orten führen, an denen dichte Erzähllinien entstehen. Liam erwarb so eine Wissensbasis, auf der er sein Leben fortsetzen und sich potenzielle Handlungen ausdenken konnte, die mit dem neuen Thema und seinen identitätsbezogenen

Gedanken harmonierten und sich mit dem deckten, was ihm wichtig war.

Ich habe während der gesamten Behandlung durchgängig von *untergeordneter Erzähllinie* gesprochen; doch im Laufe der Gespräche wurde sehr deutlich, dass sich im Status der Untergeordnetheit etwas verändert hatte: Die ehemals untergeordnete Erzähllinie stellte die ursprünglich dominante Erzähllinie in Liams Leben mehr und mehr in den Schatten.

2.4 Sinn und Zweck der Fragen zur Identitätslandschaft

Als sich im Gespräch mit Liam die untergeordnete Erzähllinie abzuzeichnen begann, wurden die entsprechenden Handlungs- und Identitätslandschaften dichter. Die Handlungslandschaft gewann dadurch an Dichte, dass Liam und Penny aufgefordert wurden, bestimmte Ereignisse aus Liams Leben in eine Sequenz zu bringen, die sich im Laufe der Zeit an einem wichtigen Thema entwickelte. Die Identitätslandschaft gewann dadurch an Dichte, dass beide aufgefordert wurden, sich diese Ereignisse anzuschauen, über sie nachzudenken und sich auf der Basis dieser Reflexion anschließend über Liams Leben und Identität zu äußern. Meine Fragen zur Identitätslandschaft führten bei Liam und Penny zu intensiven Überlegungen und motivierten u. a. zur

- Reflexion, die Subjektivität (wie Liam und Penny über diese Ereignisse dachten), eine Einstellung (wie Liam und Penny zu diesen Ereignisse standen), Wissen (was Liam und Penny aus diesen Reflexion lernten), eine Offenlegung (was diese Ereignisse Liam und Penny übereinander sagten) und eine Annahme (was Liam und Penny für die Zukunft erwarteten)[3] zum Ausdruck brachte;

3 Diese Begriffe beschreiben bestimmte Handlungstransformationen im Plot literarischer Texte. Die Handlungen spielen sich in der Bewusstseinslandschaft ab. Unter Transformationen versteht Todorov (1972) Zustände geistiger Aktivität der Protagonisten, die nach Bruner (1986, p. 30) »das Geflecht verdichten, das eine Narration in ihrer Schilderung von Handlung und Bewusstsein zusammenhält«. Im therapeutischen Kontext führen Fragen darüber, wie Menschen über bestimmte Ereignisse denken (»Subjektivität«), wie sie zu diesen Ereignissen stehen (»Einstellung«), was sie aus der Reflexion über diese Ereignisse lernen (»Wissen«), was diese Ereignisse den Menschen übereinander sagen (»Offenlegung«) und was diese Ereignisse vorhersehen lassen (»Annahme«), dazu, dass die Identitätslandschaft ausdifferenziert und die untergeordnete Erzähllinie verdichtet wird.

- Folgerung aus dem intentionalen Verständnis (Zwecke, Ziele, Pläne, Bestrebungen, Hoffnungen usw.) und aus Überlegungen über Werte (Meinung, Prinzip, Überzeugung, Glaube usw.);
- Auseinandersetzung mit diesem intentionalen Verständnis und den wertebezogenen Überlegungen (Penny und – später auch – Liam waren von den hinter seinen Aktionen stehenden Absichten und den darin ausgedrückten Werten sehr angetan).

Fragen zur Identitätslandschaft sind ferner durch den Gebrauch des Konjunktivs (Todorov 1972) charakterisiert, also etwa durch Ausdrücke wie *als ob, vielleicht, unter Umständen, könnte sein, möglicherweise* usw. Ein paar Beispielfragen lauten: »Welchen Schluss *könnte* man im Hinblick darauf ziehen?« »Wie kann man dieses Ereignis *möglicherweise* verstehen?« »Was sagt das *vielleicht* darüber aus, was Ihnen wichtig ist?« Im Gespräch mit Liam und Penny trat dieses konjunktivische Moment an die Stelle einer von Gewissheit und Unvermeidbarkeit geprägten Stimmung, die am Anfang des Gesprächs Liams und Pennys Schilderung von Ereignissen aus ihrem Leben kennzeichnete. Ich glaube, die konjunktivische Haltung in dieser Erkundung führte dazu, dass Liams und Pennys Deutungen entspannter wurden.

Von allen Reaktionen auf Fragen zur Identitätslandschaft sind intentionales Verständnis und wertebezogene Überlegungen die wichtigsten, um dichte Narrationen entwickeln zu können. Im folgenden Abschnitt bezeichne ich diese (nach Bruner) als »Verstehen intentionaler Zustände« und kontrastiere sie mit dem heutzutage häufiger angewandten »Verstehen interner Zustände«.

2.5 Intentionale Zustände und interne Zustände verstehen

Im Gespräch mit Liam und Penny führten meine Fragen zur Identitätslandschaft zuerst dazu, dass Liams Aktionen im Hinblick auf seine internen Zustände verstanden wurden. Dieses Verständnis ließ Rückschlüsse auf Liams »Mut«, »Stärken« und »Bedürfnisse« zu. In diesem Licht wurden Liams Handlungen als Manifestationen bestimmter Elemente oder Wesensmerkmale gedeutet, die das Fundament seiner Identität bilden, seinen Wesenskern ausmachen.

Weitere Fragen halfen, Liams intentionale Zustände zu verstehen. Hinter seinen Aktionen wurden so zunehmend vielerlei Absichten, Wertvorstellungen, Überzeugungen, Bestrebungen, Hoffnungen, Ziele und Verpflichtungen sichtbar. Dieses Verständnis bezog sich nicht auf ein Selbstkonzept, sondern darauf, womit er sich aktiv und willentlich beschäftigte und was er sich in seinen Lebensvollzügen zu eigen gemacht hat. Wenn Handlungen intentional verstanden werden, stehen sie nicht für das Wesen einer Identität, sondern beruhen auf umfassenderen Betrachtungen des Lebens. Das im Gespräch mit Liam und Penny erreichte Verständnis intentionaler Zustände harmonierte mit bestimmten Lebensthemen, die für beide enorm wichtig waren. Intentionales Verständnis und die Überlegungen, was den Menschen wertvoll ist, sind äußerst wichtig, um dichte Narrationen entwickeln zu können.

2.5.1 Interne Zustände verstehen

Diesem Verständnis nach sind die Handlungen eines Menschen Manifestation bestimmter Elemente oder Wesensmerkmale eines Selbst, das im Zentrum der Identität zu »finden« ist. Demnach ließe sich menschlicher Ausdruck z. B. deuten als Manifestation einer beliebigen Zahl unbewusster Motive, Instinkte, Bedürfnisse, Wünsche, Triebe, Dispositionen, Persönlichkeitsmerkmale, individueller Eigenschaften (wie Stärken und Ressourcen) usw. Diesem Verständnis zufolge sind derlei Elemente oder Wesensmerkmale generell und in unterschiedlicher Ausprägung im Menschen vorhanden, und entsprechend ist das Leben entweder als direkte Manifestation dieser Elemente oder Wesensmerkmale oder als deren Verzerrung zu verstehen. Solche Verzerrungen werden oft als »Dysfunktion« oder »Störung« bezeichnet.

Das Verstehen interner Zustände geht oft einher mit Vorstellungen von intrapsychischen Prozessen, welche die Mechanismen abbilden, die Elemente und Wesensmerkmale des Selbst in menschlichen Ausdruck umwandeln. Zu Beginn des 20. Jahrhunderts entstand aus diesen Vorstellungen von internen Zuständen und intrapsychischen Mechanismen das Konzept des »Unbewussten«. Diese Errungenschaft stellte den Höhepunkt zahlreicher »moderner«, untereinander verknüpfter Entwicklungen der beiden vorangegangenen Jahrhunderte dar:

- der Bildung humanistischer Vorstellungen von der Präsenz einer menschlichen »Natur«, die als Grundlage eines Menschenlebens und als Quelle menschlichen Ausdrucks verstanden wird;
- der Entstehung des Konzepts eines »Selbst« im Sinne einer Essenz, eines Kerns der Identität eines Menschen. Die Idee des Selbst ist in der Geschichte der Weltkulturen zwar relativ neu, aber außerordentlich erfolgreich und gilt in der westlichen Welt heute als selbstverständlich;
- des seit dem 17. Jahrhundert kontinuierlichen Aufbaus eines neuen Systems sozialer Kontrolle, in dem die »normierende Sanktion« das moralische Urteil beständig ersetzte.[4]

Im 20. Jahrhundert hat es sich in der westlichen Kultur durchgesetzt, menschlichen Ausdruck im Licht der internen Zustände zu verstehen – und zwar in einem Ausmaß, dass das Verstehen interner Zustände derzeit in weiten Teilen der Psychologie als exakter Wissenschaft und der Alltagspsychologie ganz und gar selbstverständlich geworden ist. Diese Elemente und Wesensmerkmale des Selbst im Leben eines Menschen werden inzwischen schon gewohnheitsmäßig als allgegenwärtig betrachtet und müssen im Rahmen der Persönlichkeitsentwicklung und der Lösung von Lebensproblemen nur entdeckt und enthüllt werden.

2.5.2 Intentionale Zustände verstehen

Im Unterschied zu Vorstellungen von internen Zuständen zeichnen sich Vorstellungen von intentionalen Zuständen durch das Konzept der individuellen Kompetenz aus. Nach diesem Verständnis vermitteln und verhandeln Menschen – sowohl als Einzelpersonen als auch

4 Michel Foucault, Historiker der Denksysteme, beschreibt, wie in den letzten Jahrhunderten »modernen Macht« entstanden ist. Er behauptet, dass diese ein Grundbaustein sozialer Kontrolle in der modernen westlichen Kultur geworden sei. Das System der sozialen Kontrolle bewege Menschen dazu, »normierende Sanktionen« über sich und andere zu verhängen mit dem Ziel, bestimmte Normen von Leben und Identität zu reproduzieren. Mit anderen Worten: *Menschen* werden zu Komplizen eines Systems der sozialen Kontrolle, in dem sie nach etablierten Verhaltens- und Identitätsnormen Urteile über das Leben fällen und danach handeln. Laut Foucault sind diese Normen hauptsächlich von den Professionen (Recht, Medizin, Psychologie usw.) konstruiert worden. Dieses System der sozialen Kontrolle habe signifikanterweise ein anderes System der sozialen Kontrolle abgelöst, in dem die Menschen einem moralischen Urteil durch Vertreter staatlicher Institutionen unterworfen seien.

in Zusammenarbeit mit anderen – aktiv, wenn es um Sinnzuschreibungen und Dilemmata in ihrem Leben geht. Danach bringen Menschen auch viele der gewünschten Entwicklungen in ihrem Leben selbst hervor: Sie leben ihr Leben gemäß den Intentionen, die sie danach bilden, was ihnen im Leben wertvoll ist; sie kümmern sich aktiv um die Gestaltung ihres Daseins, um angestrebte Ziele zu erreichen.

Nach Bruner begründen folgende drei Aspekte die so genannte *Theory of Mind*, welche die jahrhundertelang tradierte Alltagspsychologie kennzeichnet (Bruner 1997, S. 53 f.):

- der Stellenwert von Konzepten wie Intention und Ziel,
- die Bedeutung von Konzepten wie Wertvorstellung, Überzeugung und Verpflichtung und
- die Betonung der individuellen Kompetenz.

> Alle Kulturen verfügen über dieses mächtige konstitutive Instrument einer »Alltagspsychologie«, d. h. eine Menge mehr oder weniger miteinander verknüpfter, mehr oder weniger normativer Beschreibungen, wie Menschen »ticken«, wie unser Geist und der unserer Mitmenschen aussieht, welche Arten situierten Handelns wir erwarten können, was für Lebensweisen möglich sind, wie man sich dazu verpflichtet usw. … Der Ausdruck »Alltagspsychologie« wurde von den neuen Kognitionswissenschaftlern verächtlich gemacht, weil er offen war für Überzeugungen, Wünsche und Bedeutungen, und ich kann mir daher für die Ziele, die mir vorschweben, keinen geeigneteren Ausdruck denken.

Dieser Definition gemäß bedienen sich Menschen bei der Gestaltung ihres täglichen Lebens gewohnheitsmäßig der Alltagspsychologie. Sie stellen intentionale Zustände in den Dienst ihrer Bemühungen, ihr Leben zu verstehen und den Handlungen anderer Menschen Sinn zu verleihen. Ein intentionales Verständnis bietet vielerlei Vorstellungen davon, wie Menschen »ticken«, und gibt eine Basis, auf der man auf die Aktionen anderer reagieren kann.

Aus der Alltagspsychologie stammende Begriffe intentionaler Zustände werden auch sichtbar, wenn Menschen generell die Vorgänge in der Welt zu verstehen versuchen. Bruner (1997) zeigt, wie ein intentionales Verständnis das menschliche Bemühen prägt, mit dem Unerwarteten im Leben zurechtzukommen, eine Basis für den Umgang mit Hindernissen und Krisen zu schaffen und mit alltäglichen Sorgen und Nöten fertig zu werden. Er hat untersucht, wie dieses intentionale Verständnis von Leben und Identität Ende des 18. und Anfang des 19. Jahrhunderts in der Psychologie als exakter Wissenschaft und in der Alltagspsychologie verdrängt wurde: Im Rahmen dieser Entwicklung wich die Denkart der Alltagspsychologie bezeichnenderweise dem »Unbewussten« jener psychologischen Schulen, die sich auf interne Zustände konzentrieren.

Wenn ich zwischen dem Verstehen interner Zustände und dem Verstehen intentionaler Zustände unterscheide und in Gesprächen, in denen neue Erzähllinien entwickelt werden, das intentionale Verständnis bevorzuge, heißt das nicht, dass ich ein verinnerlichendes Verständnis von Leben und Identität ablehne. An einem internalisierenden Verständnis schätze ich viele Aspekte, die großartig sind und deren positive Auswirkungen man sehen kann. In Therapiegesprächen können solche Aspekte durchaus gewürdigt werden.

Es ist allerdings unwahrscheinlich, dass ein verinnerlichendes Lebensverständnis zu der Dichte von Narrationen führt, wie es automatisch der Fall ist, wenn man Situationen intentional zu verstehen versucht. Der Grund ist der, dass das Verstehen interner Zustände dazu tendiert,

- das Gefühl individueller Kompetenz zu mindern – nach einem verinnerlichenden Verständnis wird das Leben von den Elementen und Wesensmerkmalen des Selbst bestimmt und nicht von den Handlungen, die ein Mensch unter dem Einfluss seiner Intentionen und Wertvorstellungen durchführt;
- den Menschen zu isolieren – nach einem internalisierenden Verständnis wird der Ausdruck eines Menschen von einem singulären Selbst bestimmt und nicht davon, wie die eigene Lebensgeschichte mit den Lebensgeschichten anderer Menschen entlang gemeinsamer und wertgeschätzter Themen verknüpft ist;
- Vielfalt zu reduzieren – ein verinnerlichendes Verständnis ist geprägt von allgemeinen Normen, die ein modernes Ideal des »eingekapselten Selbst« fördern – ein Selbst, das Selbstbeherrschung, Selbstkontrolle, Eigenständigkeit und Selbstverwirklichung schätzt.

Gespräche, in denen neue Erzähllinien entwickelt werden, führen tendenziell zu Rückschlüssen auf die Identität eines Menschen, die

– unabhängig von den Ausgangsbedingungen – mit einem Verständnis intentionaler Zustände, verbunden sind. Im Gespräch mit Liam und seiner Mutter wurde diese Tendenz durch die Art meiner Fragen untermalt, die eher auf ein intentionales Verständnis von Liams Aktionen zusteuerten: »Worauf deutet das aus Ihrer Sicht hin, was Liam wichtig war? Oder was für ihn wertvoll war?« »Was erzählt Ihnen das darüber, was Liam für wertvoll hält?« »Wenn Sie zurückdenken an diese Ereignisse, als er sechs war, wie hat die Aktion, andere Kinder zu retten, Ihr Bild von ihm als Persönlichkeit geprägt?« »Penny, was sagt das aus Ihrer Sicht darüber, worauf Liam seine Hoffnungen setzt?« »Penny, wenn Sie beobachten würden, wie Liam diesen Schritt unternimmt und Kontakt zu Daniel aufnimmt, was würde Ihnen das dann darüber sagen, welche Ziele er dabei hat?« »Was sagt das deiner Ansicht nach über deine Pläne für deine Zukunft aus?«

Diese Tendenz zum Verstehen intentionaler Zustände sollte wirklich nicht zu dem Schluss führen, dass das Verstehen interner Zustände falsch oder stets nutzlos sei. Die am Anfang des Gesprächs mit Liam entstandenen Gedanken über seinen internen Zustand waren positiver, bestätigender Natur. Doch erst die Gedanken über Liams intentionalen Zustand haben im Wesentlichen die Grundlage dafür gelegt, dass er

- das Gefühl entwickeln konnte, sein Leben sei mit dem anderer Menschen durch gemeinsame Themen verbunden, was ein Gegenthema zu seinem dominanten Gefühl der Isolation war;
- die Erfahrung machen konnte, über das eigene Leben etwas zu wissen, was ein Gegenthema zu seinem Gefühl der Verlorenheit im Leben war;
- emotionale Reaktionen auf vernachlässigte, aber signifikante Ereignisse in seinem Leben formulieren konnte, was ein Gegenthema zu der für ihn typischen Emotionslosigkeit war;
- überlegen konnte, wie andere vielleicht über sein Leben und seine Identität denken, was ein Gegenthema zu seinem Gefühl der Unsichtbarkeit war;
- überlegen konnte, welche Aktionen er in Übereinstimmung mit dem, was ihm wichtig war, durchführen könnte, was ein Gegenthema zu seinem Gefühl der Hoffnungslosigkeit und Zwecklosigkeit war;

- ausdrücken konnte, wie er mit seinen Intentionen und Wertvorstellungen umging, was ein Gegenthema zu seinem Gefühl der Mutlosigkeit war.

Über das Verstehen intentionaler Zustände konnte Liam das Gefühl individueller Kompetenz entwickeln, was ein Gegenthema zu seinem dominanten Gefühl des Gelähmtseins war. Damit wurde auch eine Grundlage geschaffen, auf der er ein bevorzugtes Identitätsgefühl entfalten konnte, das ihn durch seine Vergangenheit, Gegenwart und Zukunft begleitete, was ein Gegenthema zu seinen Gedanken über Verkorkst- und Beschädigtsein war.

2.6 Die Identitätslandschaft: Registratur der Seele

Die Identitätslandschaft könnte man sich als eine Art »Registratur der Seele« vorstellen, wobei jeder Aktenordner eine kulturell relevante Identitätskategorie repräsentiert. In der westlichen Kultur würden dazu sowohl Kategorien interner Zustände gehören, z. B. unbewusste Bedürfnisse, Instinkte, Wünsche, Triebe, Dispositionen, Persönlichkeitsmerkmale, individuelle Eigenschaften usw., als auch Kategorien intentionaler Zustände, z. B. Ziele, Erwartungen, Bestrebungen, Hoffnungen, Träume, Visionen, Wertvorstellungen, Überzeugungen und Verpflichtungen. In dieser Registratur der Seele legen Menschen vielerlei Gedanken über ihre Identität und die anderer Menschen ab. Diese identitätsbezogenen Schlüsse bestimmen darüber, wie bedeutsam bestimmte Ereignisse im Leben eines Menschen sind, und sie werden durch die Reflexion über diese Ereignisse und über die damit verknüpften Themen weiterentwickelt. All diese Gedanken, jene aus den Kategorien interner Zustände eingeschlossen, beeinflussen merklich das Handeln eines Menschen; sie gestalten das Leben. Anders ausgedrückt, Sie formen nicht nur »Dinge« wie Motive und Bedürfnisse, sondern auch die sozial konstruierten Gedanken über diese Dinge.

Die Entwicklung neuer Erzähllinien geschieht in einem Kontext, in dem Klienten identitätsbezogene Schlussfolgerungen erzeugen, die den Gedanken widersprechen, die mit den dominanten Erzähllinien ihres Lebens verbunden sind. Werden derlei Schlüsse in der »Registratur der Seele« abgelegt, nehmen sie den dominanten identitätsbezogenen Gedanken ihren bisherigen Platz und Einfluss weg, den sie auf die Gestaltung des Lebens eines Menschen ausgeübt haben.

2.7 Weitere Beispiele

An den nachstehenden zwei Beispielen wird die Entwicklung neuer Erzähllinien veranschaulicht – allerdings ohne erläuternden Kommentar. An diesen Therapiegesprächen können die Leser ihre eigenen narrativen Analysen durchführen und sich anschließend meiner Kartierung zuwenden.

2.7.1 Vivienne

Vivienne, Anfang vierzig, war von ihrem Hausarzt an mich überwiesen worden. Diese Überweisung gehörte zu den wenigen, die sie in den letzten Jahren überhaupt angenommen hatte, und war für sie ein Schritt, der sie ängstigte. Sie hatte ihren Partner, Adel, gebeten, sie zwecks moralischer Unterstützung zu begleiten. Am Anfang unserer ersten Sitzung erzählte Vivienne, dass sie »seit langer Zeit an einer Agoraphobie« (Platzangst) leide und ihr Leben deswegen sehr eingeschränkt sei. Sie »kämpfe seit 18 Jahren auch mit Essstörungen«, hauptsächlich Anorexia nervosa und Bulimie. Weiter berichtete sie, ihr Lebensradius sei sehr beschränkt, sie habe sich kürzlich aber – ermutigt von ihrem Partner – für einen erneuten Versuch entschieden, »ihr Leben« von den Kräften »zu befreien«, die »es so lange im Keim erstickt hatten«.

Bis zum dritten Gespräch hatte Vivienne eine gewisse Vertrautheit mit Aspekten ihres Lebens entwickelt, die ihr bis dahin verborgen gewesen waren. Unter anderem erwähnte sie Lebensziele, die mit einem zurückgezogenen Leben nicht vereinbar waren; sie sprach von Geschmacksrichtungen, die nicht zu ihrem Essverhalten passten, und von Wünschen, die sich nicht mit den Wünschen einer an Anorexia nervosa leidenden Frau vereinbaren ließen. Auf dieser Basis hatte Vivienne einen recht kühnen Plan entworfen. Sie hatte beschlossen, Kontakt aufzunehmen zu Verwandten – zwei Tanten, einem Onkel und einer Cousine –, die sie als Erwachsene kaum mehr gesehen hatte, und sie einzuladen zu einem Picknick mit ihr und ihrem Partner. Vivienne hatte diese Verwandten ausgewählt, weil sie als Kind eine gute Beziehung zu ihnen gehabt habe.

Sie hatte sich aus drei Gründen für das Picknick entschieden. Erstens habe sie als Kind gerne Picknick gemacht. Zweitens sei es eine Veranstaltung im Freien und somit eine Herausforderung ihrer durch die Agoraphobie eingeschränkten Lebensweise. Drittens sei das Picknick mit dem Plan verbunden, in der Öffentlichkeit etwas zu essen – Vivienne hatte seit über zehn Jahren in der Öffentlichkeit nichts mehr gegessen. Sie hoffte, dass dieses Ereignis und die Anwesenheit der Verwandten ihr neuen Antrieb geben und helfen würden, von ihrer Agoraphobie und Anorexia nervosa loszukommen. Sie war jedoch sehr nervös wegen der geplanten Aktion und überhaupt nicht sicher, ob sie das Picknick durchstehen würde.

In der vierten Sitzung, drei Wochen später, erzählte Vivienne, sie habe ihren Plan umgesetzt. Das Picknick habe stattgefunden, allerdings ohne die Cousine, die gerade im Urlaub war. Vivienne berichtete, dass sie es auf dem freien Platz ausgehalten habe und etwas essen konnte. Am Schluss habe sie allen sogar noch mitgeteilt: dass sie heute zum ersten Mal seit zehn Jahren in der Öffentlichkeit wieder etwas gegessen habe; dass sie sorgfältig die Gesellschaft ausgewählt habe, die sie bei diesem Schritt dabeihaben wollte; und dass sie wusste, dies würde zu ihrem Erfolg beitragen. Die Tanten und der Onkel hätten es als Ehre empfunden, Vivienne bei diesem Schritt begleiten zu dürfen, und mit Vergnügen an dem Picknick teilgenommen.

Aus Viviennes Sicht war das Picknick zweifellos eine große Leistung, aber ich hatte die Sorge, dass das Erreichte nicht von Dauer sein könnte gegen all die Kräfte, die ihr Leben bis dahin so eingeschränkt hatten. Also befragte ich sie zu dieser Initiative und hoffte, dass das Ereignis mehr Gewicht bekommen würde und sie die untergeordnete Erzähllinie ihres Lebens weiterentwickeln könnte.

M: Das war also ein denkwürdiges Picknick! Vivienne, ich glaube, ich verstehe recht gut, welche Bedeutung diese Leistung für Sie hat. Können Sie diesem Schritt einen Namen geben, der ihm die Anerkennung gibt, die er verdient?

Vivienne: Ich glaube nicht. Ich habe darüber noch überhaupt nicht nachgedacht. Ich weiß nicht, welcher Name gut wäre.

M: Ich vermute, es wäre kein Name, der zu all diesen Dingen über den Zweifel an sich selbst passt. Zu dem, was Sie als »Verlust Ihres Lebens« bezeichnet haben?

Vivienne: Nein, nein. Auf gar keinen Fall. Ich würde sagen, da ging es eher um den Glauben an sich selbst.

M: Glauben an sich selbst! Haben Sie eine Vorstellung davon, was diese Geste des Glaubens an sich selbst Ihnen möglich gemacht hat?

VIVIENNE: Wie meinen Sie das?

M: Haben Sie einen Eindruck davon, wie diese Geste des Glaubens an sich selbst sich auf Ihr Leben ausgewirkt hat? Vielleicht im Hinblick darauf, wie Sie sich gefühlt haben? Vielleicht im Hinblick auf neue Erkenntnisse über Ihr Leben? Im Hinblick auf Ihre Beziehung zu Ihren Tanten und Ihrem Onkel? Was auch immer.

VIVIENNE: Also, eins weiß ich sicher, und zwar, dass es mich meinen Tanten und meinem Onkel näher gebracht hat. Ich fühle mich auf jeden Fall wieder mit meinen Tanten und meinem Onkel verbunden. Sie waren so angenehm. Ja. Es hat mich ihnen und auch Adel näher gebracht.

M: Diese Geste des Glaubens an sich selbst hat unter anderem dazu geführt, dass Sie sich wieder mit Menschen verbunden fühlen, die Ihnen wichtig sind. Wie fühlen Sie sich bei dieser Art der Entwicklung?

VIVIENNE: Das Einzige, was ich sagen kann, ist, dass ich glücklich bin, natürlich.

M: Fällt Ihnen etwas dazu sein, warum Sie darüber glücklich sind? Irgendetwas, was mir helfen würde zu verstehen, warum Ihnen das wichtig ist?

VIVIENNE: Es kommt Ihnen vielleicht etwas merkwürdig vor, vor allem deshalb, weil ich so lange keinen Kontakt zu anderen gehabt habe. Aber ich glaube wirklich, dass ich ein geselliger Mensch bin, bin ich wirklich.

M: Ein geselliger Mensch. Erzählen Sie mal, welche Dinge sind für einen geselligen Menschen wichtig?

VIVIENNE: Nun, also, schau'n ...

Meine Fragen motivierten Vivienne dazu, der Organisation des Picknicks und der Umsetzung ihres Plans mehr Bedeutung beizumessen. Mir schwante jedoch, dass Viviennes Initiative die Nachhaltigkeit fehlen würde, wenn sie nicht in eine Erzähllinie ihres Lebens eingebunden würde. Die Aktion könnte als »Einzelschritt« gesehen werden, der vielleicht dem Zufall geschuldet oder einem glücklichen Umstand zuzuschreiben oder aufgrund ungewöhnlicher Umstände zustande gekommen war. Also stellte ich Vivienne einige Fragen, damit sie ihre Initiative in eine Erzähllinie ihres Lebens einbinden konnte. Zunächst wurde sie durch ganz direkte Fragen zur Handlungslandschaft dazu veranlasst, über die Geste des Glaubens an sich selbst zu sprechen: »Haben Sie eine Vorstellung davon, was Sie getan haben könnten, das vielleicht den Weg für diese Geste des Glaubens an sich selbst geebnet hat?« »Vielleicht fällt Ihnen etwas ein, was die

Grundlage dafür bereitet hat?« »Können Sie sich vorstellen, was zu diesem Schritt geführt hat, und herausfinden, was dabei eine Rolle gespielt haben könnte?«

Plötzlich war das Gespräch bei den Ereignissen und Umständen, die zu dem Picknick geführt hatten, und dazu gehörten die Momente, in denen Vivienne ihre Angst bezähmt und dann ihre Verwandten zum Picknick eingeladen hatte. In diesem Rückblick auf die jüngsten Ereignisse entwickelte sich auch eine gewisse Dramatik des Picknicks an sich, z. B. als Vivienne gemeinsam mit den anderen aß und dann diese für sie krisenhaften Momente thematisierte. Nachdem diese einzelnen Schritte in eine sich allmählich entfaltende Ereignissequenz gebracht worden waren, fragte ich Vivienne, wie sie diese Entwicklung in ihrem Leben bezeichnen würde: »Ich bekomme allmählich ein deutlicheres Bild davon, was zu dieser Geste des Glaubens an sich selbst geführt hat. Wie könnte man Ihrer Ansicht nach diese Entwicklung insgesamt zutreffend bezeichnen? Wenn diese Schritte zum Kurs Ihres Lebens gehören, wie würden Sie diesen Kurs nennen?« Als Antwort auf diese Fragen kam Vivienne auf die Idee, es gehe um »Zurückeroberung meines Leben«.

In der nächsten Sitzung kreiste das Gespräch wieder um die Ereignisse beim Picknick. Nun war es an der Zeit, das Gespräch auf die Entwicklung einer neuen Erzähllinie zu bringen.

M: Vivienne, ich habe ein paar Fragen dazu, was diese Zurückeroberung Ihres Lebens über Sie als Person aussagen könnte.

VIVIENNE: Nun ... Ich weiß nicht. Ich glaube wirklich nicht, dass ich darauf eine Antwort habe.

M: Vielleicht könnte ich Adel fragen.

VIVIENNE: Okay, das ist in Ordnung.

M: Adel, was fällt Ihnen zur Picknickeinladung ein? Vielleicht haben Sie eine Idee, was Vivienne bei diesen Schritten geholfen hat. Oder vielleicht eine Idee, was ihr bei der Durchführung dieser Aktion Kraft gegeben hat. Oder vielleicht eine Idee, was die Aktion darüber aussagen könnte, was Vivienne wichtig ist. Irgendetwas in der Richtung.

ADEL: Ja, eigentlich habe ich da schon ein paar Ideen. Was mir aber als Erstes einfällt, ist, dass das Ganze viel über Viviennes Ausdauer und Willenskraft aussagt.

M: Ausdauer und Willenskraft. Vivienne, können Sie mit Adels Ideen etwas verbinden?

VIVIENNE: Nun, ich denke schon. Aber ich würde das nicht so formulieren.

M: Wie würden Sie es formulieren?

VIVIENNE: Das kann ich nicht sagen. Aber ich denke schon, dass ich etwas mit dem verbinden kann, was Adel gerade gesagt hat.

M: Okay. Ausdauer und Willenskraft sind nicht Ihre Worte, aber Sie können etwas damit verbinden.

VIVIENNE: Ja.

M: Ich würde gerne wissen, wie es kommt, dass Sie mit diesen Worten etwas verbinden können. Haben Sie in letzter Zeit andere Ereignisse in Ihrem Leben erlebt, in denen sich ebenfalls Ausdauer und Willenskraft spiegeln könnten?

VIVIENNE: Nun ... ich versuche gerade, darüber nachzudenken ... vielleicht ... Nein, das ist kein Beispiel dafür.

ADEL: Da fällt mir etwas ein. Am vorletzten Wochenende haben wir darüber geredet, was wir am Samstagnachmittag machen würden. Michael, wir verbringen den Samstagnachmittag fast immer zusammen, nur wir beide. Das ist unsere Zeit. Ich redete jedenfalls davon, dass etwas im Garten zu tun sei, und ich erinnere mich, dass Vivienne ungefähr sagte: »Ja, das ist eine gute Idee, aber ich bin nicht du, und ich habe andere Ideen.« *(wendet sich zu Vivienne)* Und ich erinnere mich nicht, dass du jemals so etwas gesagt hättest.

VIVIENNE: Nein, das stimmt. Ich bin sicher, das stimmt. Ich meine, ich bin sicher, dass ich noch nie so etwas gesagt habe.

M: Das passt zu dem, was Adel über Ausdauer und Willenskraft gesagt hat?

VIVIENNE: Ich glaube, das muss es.

M: Ich überlege mir gerade, was dieses »Ich bin nicht du, und ich habe andere Ideen« sonst noch über Sie aussagt oder über Ihre Beziehung zu Adel. Fällt Ihnen dazu etwas ein? Dazu, was es darüber aussagen könnte, was Ihnen wichtig ist? Oder über Ihre Beziehung zu Adel?

VIVIENNE: Ich denke mal ... ja, ich denke, es sagt vielleicht, dass ich mich ein bisschen schätze. Oder zumindest anfange, es zu tun. Vielleicht, dass ich nicht völlig im Nirgendwo stehe.

M: Das ist Ihre Ansicht, also ...

VIVIENNE: Also ich schätze meine Ansichten mehr, dass meine Ansicht zumindest etwas wert ist.

M: Als ob Sie einen ...

VIVIENNE: Als ob ich einen eigenen Standpunkt hätte und dass ich dies mehr schätze.

M: Adel?

ADEL: Der Meinung bin ich auch. Es muss etwas damit zu tun haben, dass Vivienne ihre Ansichten mehr schätzt, dass sie ihren Standpunkt wichtiger nimmt. Ich glaube, es hat auch damit zu tun, wie weit wir in unserer Beziehung inzwischen gekommen sind.

M: In welcher Hinsicht?

ADEL: Ich meine, mit dem Vertrauen. Dass Vivienne das Vertrauen haben konnte, dass sie mir das sagen konnte.

M: Also spiegelt sich darin auch das Vertrauen in Ihrer Beziehung. Eine Vertrauensbeziehung?

VIVIENNE: Ja, das stimmt.

M: Und Vertrauen ist schon immer ...

VIVIENNE: Ehrlich gesagt, kann ich mir nichts vorstellen, das mir wichtiger wäre.

M: Fällt Ihnen außer Adel noch jemand ein, der diese Ausdauer und Willenskraft an Ihnen bemerkt hat? Oder der es gut findet, dass Sie Ihre Ansichten und Ihren Standpunkt mehr schätzen? Oder jemand, der weiß, wie wichtig Ihnen Vertrauen ist?

VIVIENNE: Helen hätte es gewusst. *(Helen war Viviennes vier Jahre ältere Schwester. Sie beging Suizid, als sie 16 war. Bis zu jener Zeit hatte sie alles getan, um Vivienne vor den Misshandlungen zu schützen, denen sie selbst ebenfalls ausgesetzt war.)*

ADEL: Ja, Helen ganz bestimmt. Zumindest von dem her, was ich über sie weiß.

M: Ist es in Ordnung, wenn ich ein paar Fragen über Helen stelle, und vielleicht über Ihre Beziehung zu Helen? *(In der zweiten Sitzung mit Vivienne und Adel hatte ich schon ein bisschen über Helen erfahren.)*

VIVIENNE: Darüber zu reden war immer schwer für mich, und könnte es immer noch sein. Aber jetzt im Moment ist es in Ordnung, glaube ich. Nein, jetzt im Moment wäre ich froh darüber, auch wenn es schwer ist.

M: Wenn Helen hier wäre und an diesem Gespräch teilnehmen könnte und ich sie bitten würde, mir eine Geschichte über Sie zu erzählen, als Sie noch sehr klein waren, eine Geschichte über Ihre Ausdauer und Willenskraft oder darüber, wie Sie Ihre Ansichten bewerten oder wie wichtig Ihnen Vertrauen ist, was vermuten Sie, würden wir hören?

VIVIENNE: Helen hat wirklich gut auf mich aufgepasst, und sie würde wahrscheinlich viele Geschichten erzählen.

M: An welche denken Sie jetzt im Moment besonders?

VIVIENNE: Sie würde Ihnen wahrscheinlich davon erzählen, welchen Ärger ich in der Schule hatte. Ich erinnere mich, dass einfach alles zu viel für mich war und ich mit überhaupt nichts zurechtkam. Um das Fass zum Überlaufen zu bringen, brauchte es nur noch einen gemeinen Lehrer, und ich hatte einen richtig gemeinen Lehrer in der siebten Klasse, und eines Tages bin ich einfach ausgerastet. Ich habe völlig durchgedreht, und ich kann mich kaum mehr daran erinnern, was ich tat, nur daran, dass ich alles kaputt machte und das Klassenzimmer demolierte. Aber ich erinnere mich, dass ich zum Schulleiter musste und dort stundenlang, so kam es mir vor, herumstehen und darüber nachdenken musste, was ich gesagt und getan hatte und wie ich es wieder in Ordnung bringen würde. Ich gab aber nicht zu, dass ich im

Unrecht war. Und dann tauchte plötzlich Helen auf. Wie sie darauf aufmerksam geworden ist, weiß ich nicht, denn die Oberstufenklassen waren ziemlich weit weg. Jedenfalls ging sie auf den Schulleiter los. Sie wissen, was ich meine. Erzählte dem Schulleiter, wo er hingehört und wie er seine Lehrer zu führen hat, was für eine Schande seine Schule ist usw. Dann schlug sie auf ihn ein und, wow, ganz schnell war der Aufruhr da. Ich mischte mich ein, und plötzlich waren überall Menschen, und alles Mögliche passierte, und es schien kein Ende zu nehmen. Wir bekamen deshalb eine Menge Ärger, auch vonseiten meines Vaters.

M: Das ist eine sehr bewegende Geschichte.

Adel: Ja. Ich habe bis jetzt noch nie alle diese Einzelheiten gehört.

Vivienne: Es war mir entfallen. Vielleicht wollte ich nicht darüber nachdenken, weil die Situation danach noch viel schlimmer wurde.

M: Was vermuten Sie, hätte Helen damals an Ihnen geschätzt?

Vivienne: Da muss ich nicht vermuten. Ich weiß, dass sie es schätzte, dass ich so entschlossen war und nicht nachgab.

M: Und Ihren Standpunkt?

Vivienne: Ja. Ich bin sicher, sie würde sagen, dass sie die Tatsache schätzt, dass ich meinen eigenen Standpunkt habe.

M: Was hätte dieses Ereignis Ihrer Meinung nach Helen darüber erzählt, was Ihnen wichtig war oder was Sie für Ihr Leben wollten?

Vivienne: Was ich gewollt hätte? Was mir wichtig ist? Also, ich glaube, das ist die Sache mit dem Vertrauen. Wir hatten so starkes Vertrauen zueinander. Und vielleicht der Umstand, dass ich nicht nachgab. Helen hätte gesagt, das würde bedeuten, dass ich ein Traumbild davon hätte, wie das Leben sein könnte.

M: Traumbild? Ein anderes Wort?

Vivienne: Ja. »Hoffnung« wäre besser.

M: Darf ich Ihnen eine Frage zu dieser Hoffnung stellen?

Vivienne: Natürlich.

Der Bericht über die Einzelheiten der Krisensituation in der Schule und darüber, wie diese Details Helens Gedanken über Viviennes Identität bestätigt haben könnten, markierte den Beginn eines zutiefst bewegenden Gesprächs, in dem Zugehörigkeit wiederhergestellt wurde. Auf diese Art von Gespräch möchte ich an dieser Stelle nicht näher eingehen, weil es im nächsten Kapitel dieses Buches ausführlich behandelt wird.

Am Ende des Gesprächs sollte Vivienne überlegen, was ihr im Leben möglich wäre, wenn ihr das, was Helen über ihre Identität wusste, bei den weiteren Schritten in Rahmen der Rückeroberung ihres Lebens zur Verfügung stünde. Ich fragte Vivienne und Adel auch, welche Vorkehrungen getroffen werden könnten, damit Vivienne ihrem Wunsch gemäß dieses Wissen über ihre Identität nachhaltig nutzen könne. Vivienne nannte drei Schritte, die mit Helens Wissen über die Schwester in Einklang standen; sie und Adel hatten ein paar Ideen, wie es Vivienne gelingen könne, dieses Wissen über ihre Identität in den kommenden Wochen parat zu haben. In der nächsten Sitzung erzählte Vivienne, dass sie schon zwei dieser Schritte gemacht habe.

In den folgenden 18 Monaten führten wir viele Gespräche, die zur weiteren Entwicklung der Handlungs- und der Identitätslandschaft der untergeordneten Erzähllinie beitrugen, die von dem Thema »Zurückeroberung meines Lebens« getragen war. Dies verlangte von Vivienne viele Initiativen, in denen sie die Einschränkungen durch die Agoraphobie und die Diktatur der Anorexia nervosa in Frage stellte. In der letzten Sitzung erzählte Vivienne, sie habe sich ein eigenes Leben »draußen in der Welt« aufgebaut, das ihr Freude bereitet. Zwar kämpfe sie auf großen Plätzen immer noch mit Unsicherheit und habe »entmutigende Gedanken« in Bezug auf Essen und Gewicht – doch dies seien keine Sorgen mehr, die sie beherrschen.

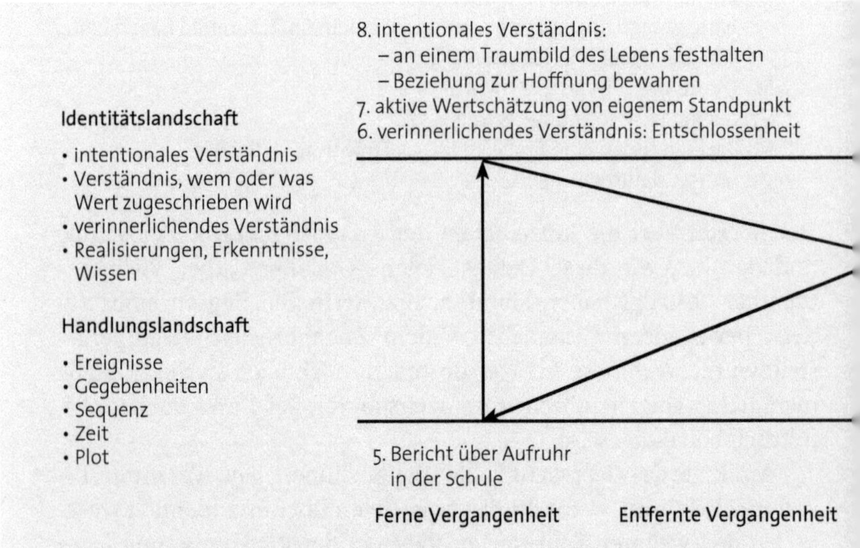

Abb. 2.15: Kartierung der Entwicklung neuer Erzähllinien (Vivienne)

Abbildung 2.15 zeigt meine Kartierung des Gesprächs mit Vivienne und Adel. Die nach oben zeigenden Pfeile verweisen auf Fragen zur Identitätslandschaft, die nach unten zeigenden Pfeile auf Fragen zur Handlungslandschaft.

2.7.2 David

Der elfjährige David und seine Eltern, Pauline und Fred, waren vom Allgemeinen Sozialen Dienst an mich überwiesen worden, der mit dieser Familie schon ausgiebig zu tun hatte. Aufgrund einer weiteren Krise, die durch Davids Verhalten heraufbeschworen worden war, sahen Pauline und Fred keine Lösungsmöglichkeit mehr und standen kurz davor, die Reißleine zu ziehen – und für David fernab der Familie eine Unterbringung zu suchen. Schon zu Beginn der ersten Sitzung ergab sich die Gelegenheit, die Schwierigkeiten und seine Auswirkungen auf das Leben und die Beziehungen der einzelnen Familienmitglieder zu externalisieren. Pauline und Fred – und später auch David – sprachen offen darüber, wie sie diese Schwierigkeiten erlebten.

Als das Gespräch eine solide Grundlage hatte – und der »Ärger« nicht so massiv in Davids Identität einbrach –, war die Zeit gekom-

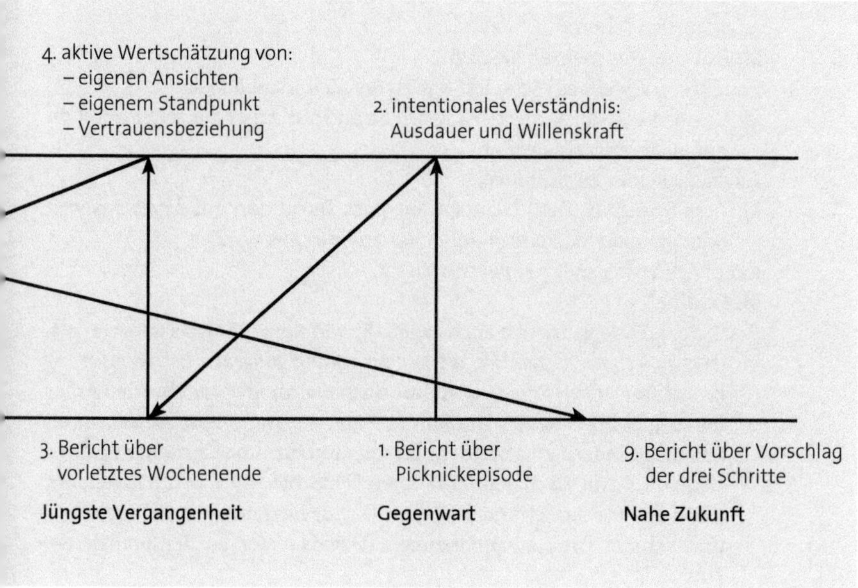

men, ein paar Ereignisse aus dem Leben des Jungen zu identifizieren, die nicht in den Plan des »Ärgers« passten. Nach solchen Ereignissen befragt, erzählte Fred eine Geschichte, wie die Familie kürzlich einen Ausflug an den Strand gemacht hatte. Dort habe er einen alten Freund getroffen, und beide hingen eine ganze Weile ihren Erinnerungen nach. Am Ende dieser Unterhaltung sei Fred sich plötzlich der Umstände bewusst geworden, die dies möglich gemacht hatten: Er sei nämlich nicht permanent mit solchen Schwierigkeiten befasst gewesen, in die David bei solchen Anlässen meistens hineingerate.

M: Bitte erklären Sie noch, warum Sie diese Geschichte erzählt haben.

FRED: Nun, ich hatte Geoff seit fast 20 Jahren nicht mehr gesehen, und er war mein bester Freund, als ich jung war. Der einzige Grund, weshalb wir so angenehm über alte Zeiten reden konnten, war der, dass David keinen Ärger machte. Das ist mir tatsächlich erst am Ende aufgefallen.

M: David, erinnerst du dich daran? An diesen Tag am Strand?

DAVID: Yep.

M: Was war los mit dir?

DAVID: Weiß nich'.

M: Was meinen Sie, Fred? Was war Ihrer Ansicht nach mit David los?

FRED: Nun, vielleicht war das einfach so etwas, wie es hin und wieder vorkommt. Aus irgendeinem Grund kam David einfach mit jedem zurecht. Es schien aus heiterem Himmel zu kommen. Aber es war natürlich schön.

M: Pauline, was meinen Sie dazu?

PAULINE: Ich weiß es nicht. Ich war zu der Zeit nicht dabei.

M: David, warst du an diesem Tag am Strand auf Ärger aus, oder warst du auf etwas anderes aus?

David zuckt mit den Schultern.

M: *(wendet sich an Fred)* Glauben Sie, dass David dort auf Ärger aus war, oder glauben Sie, dass er auf etwas anderes aus war?

FRED: Auf etwas anderes, nehme ich an.

M: Pauline?

PAULINE: Ja. Das würde ich auch sagen. Er war dort auf etwas anderes aus.

M: *(bezieht sich auf Gedanken, die aus der vorangegangenen Externalisierung hergeleitet wurden)* Schauen wir uns noch mal an, was wir über den Ärger herausgefunden haben, worauf der Ärger aus war: Freundschaften mit anderen Kindern zu zerstören; für alle und für ihn selbst ein negatives Bild von David zu malen; ihm einen schlechten Ruf anzuhängen, der jeden abschreckt; schwere Zeiten in Davids Beziehung zu seiner Mama und seinem Papa zu produzieren; Davids Vater zu demoralisieren. Um …

FRED: Nun, offensichtlich ist es dieses Mal nicht gelungen, das ist schon was. Aber damals war es nur einen Tag lang und dann nicht einmal einen ganzen Tag lang. Gerade mal eine oder zwei Stunden.

M: Wie lange es auch immer war, wenn David dort nicht auf Ärger aus war, was hat er dort gemacht?

FRED: Nun, ich nehme an, dass David dem Ärger einfach eine Weile Widerstand geleistet hat. Er muss dem Ärger Widerstand geleistet haben.

M: Das ist Ihre Annahme. Dass es mit Widerstand zu tun hatte?

FRED: Bei dieser Gelegenheit würde ich das so sehen. Ja, ich würde sagen, das passt. Aber ich würde das natürlich gerne häufiger erleben.

M: David, passt es auch in deinen Augen? Hast du an dem Tag am Strand dem Ärger Widerstand geleistet?

David nickt zustimmend.

M: Weißt du, was dein Vater meint, wenn er das Wort *Widerstand* benutzt?

David schüttelt den Kopf.

M: Würden Sie es David bitte erklären? Würden Sie es für ihn bitte genau erläutern?

FRED: Nun, David, es ist wie ...

Fred erklärte David, was er unter Widerstand verstand, und veranschaulichte seine Erklärung an praktischen Beispielen. Es wurde schnell klar, dass David von dieser Beschreibung ziemlich angetan war. Dann fragte ich ihn, ob er glaube, dass sein Verhalten am Strand mit dem Ausdruck »dem Ärger Widerstand leisten« gut beschrieben sei; diese Frage bejahte er umgehend. An dieser Antwort entwickelte sich ein Gespräch über die konkreten und potenziellen Konsequenzen dieses Ausdrucks von Widerstand in Davids Leben und in seiner Beziehung zu seinen Eltern und anderen Menschen.

Nachdem die Ereignisse bei dem erwähnten Strandbesuch eine neue Wichtigkeit bekommen hatten, stellte ich Fragen, mit deren Hilfe David und seine Eltern diese Ereignisse in eine Erzähllinie bringen sollten.

M: David, ich bin neugierig. Wie hast du es geschafft, am Strand dem Ärger so Widerstand zu leisten, wie du es getan hast?

David zuckt mit den Schultern.

M: Fällt dir irgendetwas ein, was vorher geschehen ist, das dir den Weg freigemacht haben könnte, dem Ärger Widerstand zu leisten? Fällt dir irgendetwas ein, das dir geholfen haben könnte, dem Ärger Widerstand zu leisten?

David schüttelt den Kopf.

M: *(wendet sich an Pauline und Fred)* Haben Sie irgendetwas in Davids Leben bemerkt, das vorher geschehen ist und ihm den Weg geebnet haben könnte, dem Ärger Widerstand zu leisten? Irgendetwas, das ihm eine Grundlage hätte geben können, das ihm hätte helfen können, dafür bereit zu sein?

PAULINE: Nicht, dass ich wüsste. Wir hatten eine verdammt harte Zeit mit David, und im letzten Jahr oder so ist es sogar noch schlimmer gewesen. Es gab keinen Hoffnungsschimmer, wenn Sie das meinen.

M: Fred?

FRED: Mir fällt auch nichts ein. Wie ich schon sagte, es ist einfach so gewesen, nehme ich an.

M: Also, keiner von Ihnen beiden hat irgendetwas bemerkt, was Sie auf das hätte vorbereiten können, wie David sich am Strand verhalten hat?

PAULINE: Nein, ich nicht.

FRED: Nöh.

M: David, wenn niemand etwas bemerkt hat, könnte es dann sein, dass du dich heimlich darauf vorbereitet hast, dem Ärger Widerstand zu leisten, und dann alle damit überrascht hast?

David zuckt mit den Schultern.

M: Ich frage dich, ob du dich heimlich vorbereitet hast; denn es war für alle eine Überraschung, oder?

Jetzt grinst David und nickt zustimmend.

M: Was bedeutet dein Nicken, David?

DAVID: Es war ein Geheimnis.

M: Und wer hätte es erraten können?!

FRED: Wir hätten es erraten sollen! *(Pauline lacht.)*

M: Okay, David, gehen wir dem Geheimnis nach. Wie hast du dich darauf vorbereitet? Wie hast du das angestellt?

DAVID: Also, ich ... äh ... ich ... Eigentlich war es am Sonntag davor. Ich hatte am Samstag einen Riesenärger, und ich bin spät aufgestanden.

PAULINE: Ja, das stimmt. Die Polizei war da und alles. Es war fürchterlich!

M: Das klingt natürlich nicht gut. Aber zurück zu dir, David.

DAVID: Es war am Sonntag, und ich bin spät aufgestanden, ähm. Und ich schaute in den Spiegel im Badezimmer, und ich schaute mich an, und ich sah natürlich nicht gut aus. Dann schaute ich auf das Waschbecken unten und dann wieder in den Spiegel oben und sagte zu mir: »Mein Lieber, du musst etwas tun, sonst geht dein Leben den Bach runter.«

Pauline und Fred schauen sich fragend an.

M: Und das war der Anfang davon!

DAVID: Yep.

M: Das hat was! Und wie hat dich das darauf vorbereitet, am Strand dem Ärger Widerstand zu leisten?

DAVID: Weiß ich nicht. Muss aber so gewesen sein.

M: *(wendet sich an Pauline und Fred)* Wo sehen Sie die Verbindung zwischen dem, was David an jenem Sonntagmorgen machte, und dem, was er eine Woche später am Strand machte, um dem Arger Widerstand zu leisten?

Auf diese Frage fingen Pauline und Fred an, über mögliche Verbindungen zwischen diesen beiden Ereignissen nachzudenken. Einige dieser Überlegungen wurden dann von David bestätigt. Anhand der Überlegungen der Eltern und Davids Bestätigung wurde das Verhalten des Jungen am Strand in eine Folge von Ereignissen gebracht, die sich im Laufe einer Woche entfaltet hatten. Davids Aktion, am Strand dem Ärger Widerstand zu leisten, war somit keine singuläre Sache mehr, sondern wurde in eine sich abzeichnende Erzähllinie integriert. Angesichts dieser Entwicklung schien es an der Zeit, David zu bitten, das damit verbundene Thema bzw. den Plot zu benennen.

M: Gut, gut, wir sehen die Ereignisse in Davids Leben nun alle ein bisschen klarer. David, ich weiß, dass das Wort *Widerstand* dafür, wie du dich am Strand verhalten hast, ein gutes Wort ist. Gibt es aber auch noch ein anderes gutes Wort für all das, was du vom Sonntagmorgen bis zu deinem Widerstand am Strand gemacht hast? Vielleicht gibt es noch ein anderes Wort für das, was du für dein eigenes Leben gemacht hast.

David zuckt mit den Schultern.

M: Es war nicht so, dass du mit dem Ärger unterwegs warst. Es war nicht so, dass du in die Richtung des Ärgers gegangen bist, oder?

DAVID: Nöh.

M: Nun, wenn es eine andere Richtung war, was wäre dann ein guter Name für diese Richtung? Überleg mal!

DAVID: Hm ... hm ... es ist so, ich glaube, es ist so etwas wie ein Neubeginn. Das würde ich sagen.

M: Ein Neubeginn, weg vom Ärger. Das ist es also!

DAVID: Ja.

M: *(wendet sich an Fred und Pauline)* Haben Sie das gewusst?

FRED: Bestimmt nicht.

PAULINE: Ich auch nicht. So etwas zu hören, das hätte ich mir nie träumen lassen.

M: Also ist es eine Überraschung, und genau deswegen ist meine nächste Frage vielleicht ein bisschen schwer zu beantworten.

FRED: Okay. Fragen Sie.

M: Was sagt Ihnen Davids Entscheidung zu einem Neubeginn über den Jungen? Wirkt sich das irgendwie auf Ihr Bild von ihm aus? Oder sagt Ihnen das etwas darüber, was er wirklich für sein Leben möchte?

PAULINE: Mir sagt es etwas über seine Entschlossenheit, die er schon immer hatte. Er ist wirklich ein total mutiges Kind. Der Punkt ist aber, dass er dies für sich eingesetzt hat und nicht so sehr gegen sich. Ja. Und auch nicht so sehr gegen uns.

M: Was fällt Ihnen dabei ein, Fred?

Fred: Also, ich weiß nicht … aber ich könnte wetten. David ist auf irgendetwas aus. Ich nehme an, er will etwas mit seinem Leben anfangen, damit er vorankommen kann, damit er Freunde haben kann, damit in seinem Leben etwas anderes geschehen kann.

M: David, wie ist das? Glaubst du, dass deine Mama und dein Papa das richtig verstehen, dass du deine Entschlossenheit für dich einsetzt und nicht gegen dich und sie? Und was hältst du von dem, was dein Vater gesagt hat, dass du mit deinem Leben etwas anfangen willst?

David: Ja. Stimmt genau.

M: Wie ist das für dich? Ich meine, wie ist das für dich, wenn das stimmt, was deine Eltern über dich denken?

David grinst.

M: *(wendet sich an Pauline und Fred)* Wie ist das für Sie beide, wenn Sie feststellen, dass manches stimmt, was Sie über David denken?

Pauline: Auch das ist eine Überraschung! Wir werden lange brauchen, bis wir uns daran gewöhnt haben. Aber es ist gut, richtig gut. Könnte es davon doch nur mehr geben!

Fred: Ja, würd' ich auch sagen.

M: Ich überlege gerade, ob diese Entwicklungen, von denen wir gerade geredet haben, etwas völlig Neues in Davids Leben sind, oder ob sie sich auch noch auf andere Ereignisse zurückführen lassen.

Fred: Woran denken Sie?

M: Nun, ich habe überlegt, ob Ihnen noch andere Geschichten einfallen, als David noch kleiner war, die zu dieser Entschlossenheit und zu diesem Wunsch passen, etwas mit seinem Leben anzufangen. Oder vielleicht andere Geschichten über heimliche Vorbereitungen oder vielleicht über einen früheren Neubeginn? Irgendwas in der Art.

Fred: Bei dieser Frage muss ich an eine Zeit denken, als er noch ein kleines Kind war, fünf vielleicht, oder knapp sechs. Du erinnerst dich, Pauline. Ich glaube, es war an einem Sonntag, um die Mittagszeit. Ich machte gerade das Mittagessen, und wir hörten, wie David von der Straße aus nach uns rief. Er schrie. Ich dachte nur, welchen Ärger gibt's denn jetzt wieder mit ihm? Wir rannten also hinaus, und was sahen wir? David fuhr auf seinem riesigen Fahrrad die Straße hoch, er schlenkerte hin und her, was höllisch gefährlich aussah. Und was macht er dann? Er lässt den Lenker los und ruft: »Schaut, freihändig!« Wir waren wie gelähmt.

Pauline: Und auch überrascht; denn wir wussten nicht, dass er Fahrrad fahren konnte.

M: Heimliches Training?

Pauline: Ja, auch da heimliches Training. Und sehr viel Entschlossenheit zu etwas.

David grinst und amüsiert sich sichtlich über diese Geschichte.

FRED: Da war noch etwas anderes, das wir jetzt nicht vertiefen wollen.

M: Was war das?

FRED: *(bemüht, gnädig zu sein)* Wir wollen nicht davon reden, woher das Fahrrad kam. Es war nicht Davids Rad, und er hatte auch keine Freunde, die solche Räder hatten.

David wirkt nun betreten, freut sich aber noch sichtlich über die Geschichte.

M: David, war das dein Plan, deine Eltern zu überraschen?

DAVID: Ich glaube schon.

M: Und stimmst du zu, dass dies zeigt, wie du deine Entschlossenheit für dich nutzen kannst, und dass du etwas mit deinem Leben anfangen kannst?

David grinst und nickt.

M: Okay, ich möchte dich noch ein bisschen darüber befragen, was das über dich sagt und darüber, wie du dir dein Leben vorstellst. Und ich werde zwischendurch auch immer mal wieder deine Mama und deinen Papa bitten einzuspringen.

Mit diesen Fragen wurde ein Gespräch angestoßen, das einige weitere Rückschlüsse auf Davids Identität zuließ, die jenen widersprachen, welche der mit Davids Leben so eng verbundene Ärger nahelegte. Auf der Basis dieser Schlüsse konnte nach weiteren Geschichten aus Davids Leben gefragt werden, die diese Gedanken bestätigten. Auch David fing dann an, Geschichten zu erzählen. Schon bald motivierte ich David und seine Eltern zu Überlegungen, wie diese Entwicklungen in naher Zukunft aussehen könnten: »David, wenn du auf diesen Neubeginn aufbauen könntest, wenn du ihn nach der heutigen Sitzung fortsetzen könntest, wie könnte dann dein nächster Schritt aussehen? Und wenn es für dich okay ist, bitte ich deine Mama und deinen Papa, uns mit ihren Ideen zu helfen. Aber am Ende hängt es wirklich von dir ab.«

Mit dem Beistand der Eltern fielen David viele Dinge ein, wie er seinen Neubeginn weg vom Ärger noch intensivieren könnte. Er sagte auch, dass er noch andere Ideen habe, die aber geheim seien. Ich fragte Pauline und Fred, wie sie für ein gutes Klima sorgen könnten, damit David diese Ideen zur Intensivierung des Neubeginns weg vom Ärger realisieren könnte, und klärte das dann mit David ab. Ich machte deutlich, dass ich überhaupt keine Erwartungen daran habe, wie David diese Ideen in die Tat umsetzen würde.

Nach mehreren Sitzungen intensivierte David diese Initiativen tatsächlich, und sein Neubeginn weg vom Ärger war erfolgreich. Auf dem Weg dahin überraschten Fred und Pauline ihrerseits den Jungen und schufen mit einigen völlig unerwarteten, positiven Handlungen unterstützende Bedingungen, die das Gelingen seines angestrebten Neubeginns erleichterten. In den Sitzungen nach einem halben Jahr und nach anderthalb Jahren erfuhr ich, dass sich Davids Situation und die seiner Eltern, von ein paar Ausrutschern abgesehen, gut entwickelt hatte.

Abbildung 2.16 zeigt meine Kartierung des Gesprächs mit David und seinen Eltern. Die nach oben zeigenden Pfeile verweisen auf Fragen zur Identitätslandschaft, die Pfeile nach unten auf Fragen zur Handlungslandschaft.

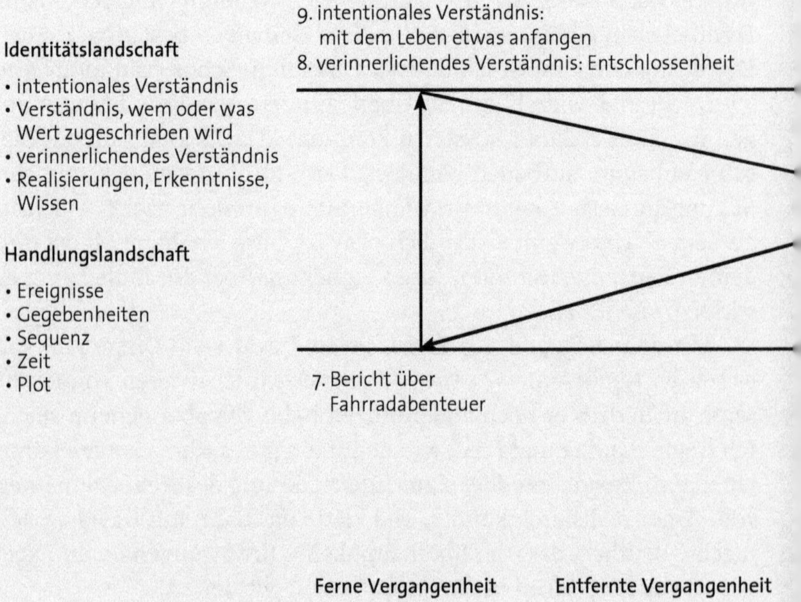

Abb. 2.16: Kartierung der Entwicklung neuer Erzähllinien (David)

2.8 Fazit

In diesem Kapitel habe ich eine Landkarte von Gesprächen präsentiert, in denen neue Erzähllinien entwickelt werden. Diese Landkarte beruht auf einer Analogie zu Texten, welche Geschichten repräsentieren, die ihrerseits aus einer »Landschaft der Handlung« und einer »Landschaft des Bewusstseins« bestehen. Diese Landkarte bietet dem Therapeuten Orientierung bei der Gestaltung von Therapiegesprächen, in denen untergeordnete Erzähllinien aus dem Leben der Klienten neu entwickelt werden. Diese Neuentwicklung untergeordneter Erzähllinien verschafft den Menschen eine Basis, auf der sie ihre Sorgen und Nöte auf eine Weise angehen können, die mit den für sie wichtigen Themen in Einklang steht. Diese wichtigen Themen werden im Laufe des Gesprächs im Detail herausgearbeitet.

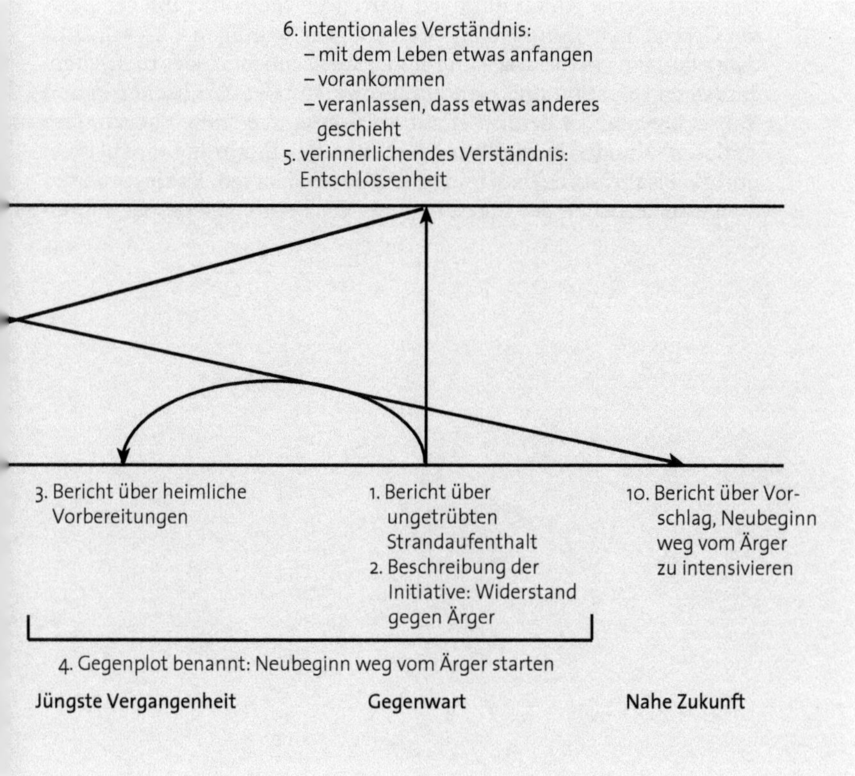

Die Landkarte zur Neuentwicklung von Erzähllinien ist seit vielen Jahren eine Säule meiner therapeutischen Arbeit. Ich war schon immer an den Ereignissen des Lebens interessiert, und an Begeisterung für ausgeschmückte, tiefe Gespräche über das Leben hat es mir nie gefehlt. Die narrative Analyse von Erzählungen hat meine Neugier weiter angefacht, und ich stelle fest, dass ich das Leben immer spannender und therapeutisches Arbeiten immer faszinierender finde.

Mit diesem Kapitel ist es mir hoffentlich gelungen, »die fantasievolle Anwendung der narrativen Methode« in der therapeutischen Arbeit verständlich darzustellen. Da ich mich bei der Entwicklung dieser Landkarte umfassend auf die Arbeit von Jerome Bruner beziehe, ist es nur recht und billig, das Kapitel mit einem Zitat Bruners zu beschließen, in dem er das mit den hier beschriebenen narrativen Verfahren verbundene Gefühl einfängt (Bruner 1986, p. 13):

> Die fantasievolle Anwendung der narrativen Methode führt zu ... guten Geschichten, spannenden Dramen, glaubwürdigen ... Geschichtsdarstellungen. Sie befasst sich mit der menschlichen oder menschenähnlichen Intention und Handlung sowie mit den Wechselfällen und Konsequenzen, die deren Verlauf markieren. Sie strebt danach, ihre zeitlosen Wunder in die Besonderheiten der Erfahrung einzulassen und die Erfahrung zeitlich und örtlich zu lokalisieren. Für Joyce waren die Besonderheiten der Erzählung wie Erscheinungen des Gewöhnlichen.

3 Zugehörigkeit wiederherstellen

Gespräche, die Zugehörigkeit wiederherstellen, sind von dem Gedanken geleitet, dass Identität nicht auf einem Kernselbst beruht, sondern auf einem »Lebensverband«. Zu diesem »Lebensverband« gehören die signifikanten Figuren und Identitäten aus der Vergangenheit, der Gegenwart und der projizierten Zukunft eines Menschen, deren Stimmen seine Identität beeinflussen. Wenn das Therapiegespräch auf das Wiederherstellen von Zugehörigkeit zu einem solchen »Lebensverband« abzielt, haben Klienten die Möglichkeit, die einzelnen Mitgliedschaften ihres »Lebensverbandes« zu revidieren: Sie können Mitgliedschaften aufwerten und abwerten, Mitgliedschaften würdigen und widerrufen, in Sachen der eigenen Identität manchen Stimmen Macht geben und andere disqualifizieren.

In Gesprächen, die Zugehörigkeit wiederherstellen, geht es nicht um passive Rückbesinnung, sondern um eine zielgerichtete Wiederbeschäftigung mit der Geschichte der eigenen Beziehungen zu signifikanten Figuren und Identitäten der Gegenwart und in einer projizierten Zukunft. Es gibt viele Möglichkeiten, Figuren und Identitäten zu identifizieren, denen im Leben eines Menschen wieder Zugehörigkeit zugesprochen werden könnte. Diese Figuren und Identitäten müssen, um beim Wiederherstellen von Zugehörigkeit bedeutsam zu werden, dem Klienten nicht direkt bekannt sein. So können z. B. Schriftsteller oder Charaktere aus Filmen oder Comics für einen Menschen wichtig sein. Diese Figuren und Identitäten sind nicht unbedingt echte Menschen, sondern können z. B. Stofftiere aus der Kindheit oder Lieblingstiere sein.

3.1 Jessica

Jessica, Mitte vierzig, wollte über die Folgen der elterlichen Misshandlungen reden, denen sie als Kind und in ihrer Jugend ausgesetzt war. Sie fühlte sich mit ihren Erfahrungen von Gewalt allein, und der Umgang mit den Konsequenzen war für sie zu einem entscheidenden Lebensthema geworden. Zu diesen Konsequenzen gehörten unter anderem äußerst negative Gedanken über ihre Identität: dass sie als Person wertlos und ihr Leben ohne Hoffnung sei. Aufgrund der permanent präsenten Verzweiflung war Jessica schon einige Male kurz davor gewesen, ihr Leben aufzugeben. Doch sie hatte weitergelebt, und auf meine Frage, wodurch sie sich in diesen Krisenzeiten wenigstens an der Oberfläche habe halten können, erzählte sie, dass sie sich an die schwache Hoffnung geklammert habe, ihr Leben könnte irgendwann anders sein.

Daraufhin fragte ich Jessica nach dieser Hoffnung. Ich wollte wissen, wie sie trotz ihrer schlimmen Erfahrungen eine Beziehung zu dieser Hoffnung hatte erhalten können. Mich interessierte auch, ob Jessica Erfahrungen gemacht hatte, die ihr bestätigt haben könnten, dass Hoffnung für ihr Leben wertvoll war. Sie antwortete mit einer Geschichte von einer Nachbarin, die eine Rolle dabei gespielt haben könnte, dass sie die Hoffnung nicht verloren habe. Etwa zwei Jahre lang, bis zum Wegzug der Familie, als Jessica neun war, hatte die Nachbarin sie bei sich aufgenommen, wenn es ihr schlecht ging. Diese Nachbarin habe sie getröstet, ihr etwas zu essen gegeben, wenn sie hungrig war, und ihr Nähen und Stricken – die Lieblingsbeschäftigungen der Nachbarin – beigebracht. Nachdem Jessica ausführlich geschildert hatte, welchen Anteil diese Nachbarin an ihrem Leben habe, bat ich sie zu überlegen, was dies darüber aussagen könnte, wer sie in den Augen dieser Nachbarin gewesen sei – und was die Nachbarin an Jessicas Identität geschätzt habe.

- »Können Sie sich erklären, warum sich diese Nachbarin so um Sie gekümmert hat?«
- »Weshalb hat sie Ihrer Vermutung nach Ihr Leben auf diese Weise bereichert?«
- »Was könnte sie an Ihnen geschätzt haben, was Ihre Eltern scheinbar nicht gesehen haben?«
- »Was glauben Sie, hat sie an Ihnen erkannt, was Ihren Eltern verborgen blieb?«
- »Wissen Sie, was sie an Ihnen gemocht hat und was von anderen übersehen wurde?«

Auf diese Fragen formulierte Jessica sehr differenzierte Vorstellungen von sich, die positive Rückschlüsse auf ihren Selbstwert enthielten. Sie äußerte diese positiven Gedanken zunächst zögerlich, und ganz offensichtlich war sie überrascht, sich so über die eigene Identität sprechen zu hören. Im Laufe des weiteren Gesprächs wurden Jessicas Äußerungen zu ihrem Selbstwert viel sicherer. Dies markierte den ersten Schritt in der Rekonstruktion von Jessicas Identität.

Nach der Besprechung der Frage, welchen Anteil die Nachbarin an Jessicas Leben hatte, drehte sich das Gespräch um die gegenteilige Frage: welchen Anteil Jessica am Leben der Nachbarin hatte. Schon die Vorstellung, dass ein so sehr traumatisiertes Kind einen Anteil am Leben der Nachbarin gehabt haben könnte, versetzte Jessica in Erstaunen. Sie habe immer gedacht, dass sie einfach nur das Entgegenkommen der Nachbarin passiv in Empfang genommen habe und in ihrer Beziehung zueinander lediglich eine flüchtige Erscheinung gewesen sei. Weil Jessica so einseitig von ihrer Beziehung zu dieser Nachbarin berichtet hatte, musste ich mit meinen Fragen ein Gerüst aufbauen, damit Jessica über ihren Beitrag zum Leben der Nachbarin aufgeklärt werden konnte. Dieses Gerüst wurde mit Fragen wie diesen errichtet:

- »Haben Sie die Einladung der Nachbarin angenommen, ihr beim Stricken und Nähen – was für sie offenkundig wichtig war – Gesellschaft zu leisten? Oder haben Sie diese Einladung abgelehnt?«
- »Haben Sie auf diese Einladung hin der Nachbarin Gesellschaft bei dieser für sie wichtigen Tätigkeit geleistet, oder waren Sie nicht daran interessiert?«
- »Haben Sie es geschätzt, was die Nachbarin Ihnen bei ihren gemeinsamen und für sie wichtigen Aktivitäten geben konnte, oder haben Sie es gering geschätzt?«
- »Wie war das Ihrer Ansicht nach für die Nachbarin, wenn Sie bei ihr waren und sich für ihr Stricken und Nähen interessierten?«
- »Können Sie sich vorstellen, wie diese Wertschätzung ihr Leben bereichert haben könnte?«
- »Inwieweit könnte das Leben Ihrer Nachbarin aufgrund der Tatsache, dass Sie so ansprechbar waren, anders gewesen sein?«

Auf derlei Fragen entwickelte Jessica ein Bild von ihrem Anteil am Leben der Nachbarin. Dabei zeigte sie eine gewisse Freude, war aber auch von anderen starken Gefühlen ergriffen. An einigen Stellen des Gesprächs weinte sie und konnte nicht weitersprechen.

Diese Entwicklung, d. h. Jessicas Schilderung ihres Anteils am Leben der Nachbarin, war der Ausgangspunkt für weitere Fragen, die zu weiteren Überlegungen anregten – dieses Mal darüber, wie Jessicas Reaktionen das Identitätsgefühl ihrer Nachbarin berührt haben könnten. Diese Überlegungen wurden von Fragen flankiert: wie Jessicas Beitrag das Selbstbild der Nachbarin und deren Lebenssinn beeinflusst haben könnte; wie ihr Beitrag die Ziele und Wertvorstellungen der Nachbarin bestätigt und verstärkt haben könnte; und wie ihr Beitrag die Lebensauffassung der Nachbarin bereichert haben könnte.

- »Wie hat sich das Ihrer Auffassung nach auf die Vorstellung der Nachbarin vom Sinn und Zweck ihres Lebens ausgewirkt?«
- »Wie hätte das Ihrer Meinung nach ihre Ausrichtung im Leben beeinflussen können?«
- »Hätte das bestimmte Wertvorstellungen verstärken können, die ihr vielleicht wichtig waren?«
- »Wenn ja, welche Wertvorstellungen wären das Ihrer Ansicht nach gewesen?«
- »Wie hätte sich das darauf auswirken können, was Ihre Nachbarin für wichtig im Leben hielt?«
- »Können Sie sich vorstellen, wie sich das Lebensverständnis der Nachbarin dadurch geändert haben könnte, dass sie mit Ihnen auf diese besondere Weise verbunden war?«

Jessica war von diesen und ähnlichen Fragen sehr gerührt und über weite Strecken den Tränen nahe. Die Vorstellung, sie könnte einen so großen Anteil am Leben und Identitätsgefühl ihrer Nachbarin gehabt haben, hat Jessica regelrecht überwältigt. Weil sie angenommen hatte, ihre Beziehung zu dieser Frau sei vollkommen einseitig gewesen, war sie hocherfreut über die Erkenntnis, dass diese Beziehung in ihren Konsequenzen vielleicht auf Gegenseitigkeit beruht hatte: »Ich dachte, ich sei für alle nur eine Last. Wer hätte gedacht, dass ich als siebenjähriges Mädchen etwas zurückgeben konnte? Es ist etwas Merkwürdiges mit mir geschehen, als wir jetzt so miteinander gesprochen haben. Ich weiß nicht genau, was es ist, aber ich glaube, es hat damit zu tun, dass ich zum ersten Mal Achtung vor dem kleinen Mädchen habe, das ich einmal war.«

Als wir Monate später die Sitzungen noch einmal Revue passieren ließen, sagte Jessica, dass dieses erste Therapiegespräch ein Wendepunkt in ihrem Leben gewesen sei. Es habe ihr ermöglicht, bis dahin vernachlässigten Aspekten ihres Lebens einen Sinn zu geben. Sie könne nun viele Aspekte ihres Lebens als Zeugnis des Lebensgefühls ihrer Nachbarin verstehen und daraus schließen, dass sie mit vielen Initiativen in ihrem Leben den Anteil der Nachbarin an ihrem, Jessicas, Leben gewürdigt habe. Dazu zählten Jessicas jüngere Initiativen, andere Frauen ausfindig zu machen, die in der Kindheit misshandelt worden waren, und ihnen zu helfen. Dieses Gespräch sei insofern eine Wende gewesen, als ihre äußerst negativen Gedanken über ihre Identität zerstreut und durch positivere Gedanken ersetzt worden waren. Von diesem Moment an war Jessica weniger anfällig für die kritischen Gedanken, die sie sich über ihr Leben gemacht hatte und die sie niedergedrückt hatten.

3.2 »Saying hullo again«: Die verlorene Beziehung bei erfolgreicher Trauerarbeit wiedereingliedern

Wie oft ich solche dramatischen Wendepunkte in Therapiegesprächen auch erlebe, überrascht es mich dennoch immer wieder, wie wirkungsvoll eine zum passenden Zeitpunkt gestellte passende Frage sein kann. Was hat meine Fragen in dem Gespräch mit Jessica geleitet? Bis zu einem gewissen Grad waren diese Fragen an einer Landkarte orientiert, die ich als »Landkarte des Wiederherstellens von Zugehörigkeit« bezeichne. Diese Landkarte verdankt ihre Entstehung Gesprächen mit Menschen, die Verlust und Trauer erlebt haben, und hat folgende Geschichte.

1988 habe ich den Artikel *Saying Hullo Again: The Incorporation of the Lost Relationship in the Resolution of Grief*[5] veröffentlicht, in dem ich über meine therapeutische Arbeit mit Menschen berichte, die erlebten, was damals häufig als »verzögerte Trauerreaktion« oder »pathologisches Trauern« bezeichnet wurde. Die meisten dieser Klienten hatten schon intensive und langwierige Behandlungen hinter sich, die an normativen Trauerkonzepten orientiert waren. Viele dieser normati-

5 Deutsche Übersetzung: Das Wiedereingliedern der verlorenen Beziehung bei erfolgreicher Trauerarbeit. In: *Systhema* 19 (1): 5–15, 2005; online unter: http://www.if-weinheim.de/images/stories/systhema/2005/1_2005/Sys_1_2005_White.pdf.

ven Modelle gründeten auf der Metapher des »Lebewohlsagens« und waren mit dem Ziel verbunden, dass der Betroffene den Verlust des geliebten Menschen akzeptiert und der Wunsch nach einem neuen Leben entsteht, das von dem verlorenen Menschen losgelöst ist.

In den ersten Sitzungen mit trauernden Menschen wurde mir klar, dass sie schon viel zu viel verloren hatten. Sie hatten nicht nur einen geliebten Menschen verloren, sondern auch einen wesentlichen Teil ihres Selbstbildes, ihrer Identität. Diese Klienten führten mir unaufgefordert die Konsequenzen eines Verlusts vor Augen und erzählten freimütig von ihren Gefühlen der Leere und Trostlosigkeit, der Wertlosigkeit und Verzweiflung.

Ich erkannte, dass eine weitere an einem normativen Modell orientierte Trauerberatung – in der entsprechend der Abschiedsmetapher die einzelnen Stufen des Trauerprozesses durchgearbeitet werden – unter diesen Umständen die Situation der Klienten nur weiter verkomplizieren und ihre Gefühle der Leere und Trostlosigkeit, der Wertlosigkeit und Verzweiflung verschlimmern würde. Es schien angemessener zu sein, die verlorene Beziehung zu integrieren, statt die Betroffenen zur Aufgabe der Beziehung zu bewegen. Diese Überlegungen motivierten mich zur Erkundung der »Saying-hullo-Metapher«.

Die Saying-hullo-Metapher im Hinterkopf, formulierte und stellte ich Fragen, die Menschen in Trauersituationen die Möglichkeit geben sollten, ihre Beziehung zu dem verlorenen Menschen zurückzuholen. Erstaunt, wie sich diese Fragen auf die Gefühle der Leere und Trostlosigkeit, der Wertlosigkeit und der Verzweiflung auswirkten, explorierte ich den Einsatz dieser Metapher weiter. Ich wollte die mit Trauer verbundenen Prozesse besser verstehen und die Klienten effizienter unterstützen, sich in Bezug auf den Tod eines geliebten Menschen neu zu positionieren und dadurch die ersehnte Linderung zu finden.

In dem Artikel *Saying Hullo Again* beschreibe ich einige Fragekategorien, die besonders geeignet schienen, das Wiedereingliedern der verlorenen Beziehung in den Trauerprozess zu fördern. Diese Art von Fragen stellte ich Jessica, damit sie ihre Identität mit den Augen ihrer Nachbarin betrachtet –sich überlegt, was der Anteil der Nachbarin an ihrem Leben darüber aussagen könnte, was diese an Jessica schätzte und als wertvoll empfand.

Besagter Artikel enthält außerdem von mir entwickelte Fragekategorien, die Menschen motivieren,

- zu erkunden, wie sich dieses bevorzugte Identitätsverständnis real und potenziell auf ihren Alltag auswirkt,
- sich Gedanken darüber zu machen, wie dieses Verständnis wieder belebt und im sozialen Umfeld aktiviert werden könnte, z. B. in der Form, dass sie Mitmenschen suchen, denen sie ihr Identitätsverständnis anvertrauen,
- darüber nachzudenken, inwieweit dies eine Basis für ihr weiteres Leben sein könnte.

In meinem Artikel gehe ich auch auf den Anteil ein, den der Betroffene am Leben des verlorenen Menschen hatte und wie dieser Anteil das Identitätsgefühl des Verstorbenen beeinflusst haben könnte. Nach Fertigstellung dieses Artikels entwickelte ich diesen Aspekt der therapeutischen Erkundung weiter. Das Ergebnis zeigt sich in den Fragen, die ich Jessica stellte, um sie zum Nachdenken darüber zu motivieren: wie ihre Beziehung zu ihrer Nachbarin sich auf deren Selbstbild und Lebenssinn ausgewirkt haben könnte; wie diese Beziehung die Wertvorstellungen der Nachbarin bestätigt und verstärkt haben könnte; und wie diese Beziehung die Vorstellung der Nachbarin vom Leben bereichert haben könnte.

3.3 Sinn und Zweck des Wiederherstellens von Zugehörigkeit

Nach weiteren Untersuchungen der Saying-hullo-Metapher und der Lektüre der Arbeiten von Barbara Myerhoff (1982, 1986), einer Kulturanthropologin, entwickelte ich Therapiegespräche, die auf die Linderung von Trauer im Sinne des Wiederherstellens von Zugehörigkeit fokussierten. Im nächsten Kapitel beschreibe ich kurz Myerhoffs Studie über ältere Menschen in einer Jüdischen Gemeinde in Venice, einem Stadtteil im Westen von Los Angeles, und ihre Arbeit mit der Metapher der Reintegration. An dieser Stelle möchte ich nur erwähnen, welche Bedeutung Myerhoff der Art von Reintegration zuschreibt, wie die Mitglieder dieser Gemeinde sie erfahren (Myerhoff 1982, p. 111):

> Zur Beschreibung dieser speziellen Art der Rückbesinnung kann der Ausdruck *Reintegration* benutzt werden; denn er erinnert an Wiederzusammenführung von Mitgliedern, d. h. der Figuren, die zur Lebens-

> geschichte gehören, von Elementen des früheren Selbst sowie signifikanter Anderer, die Teil dieser Lebensgeschichte sind. Reintegration ist demzufolge eine zielgerichtete, signifikante Vereinigung, die etwas ganz anderes ist als das passive, fortwährende, fragmentarische Aufflackern von Bildern und Gefühlen, die Aktivitäten im normalen Bewusstseinsstrom begleiten.

Diese Definition von Reintegration evoziert ein Bild, in dem Leben und Identität eines Menschen mit einem »Verband« oder »Verein« gleichgesetzt werden. Dieser »Lebensverband« besteht aus signifikanten Figuren aus der Lebensgeschichte eines Menschen und aus den Identitäten seiner gegenwärtigen Lebensumstände mit den Stimmen, die darauf Einfluss nehmen, wie dieser Mensch seine Identität konstruiert. Gespräche, die Zugehörigkeit wiederherstellen, geben Klienten die Chance, die Mitgliedschaften in ihrem »Lebensverband« zu überprüfen und ihre Identität zu rekonstruieren. Myerhoff zeichnet einige soziale Mechanismen nach, die zur Reintegration des Lebens beitragen (ebd. S. 111):

> Das Leben von Individuen und Gemeinschaften ist, wenn es gut integriert ist, Auslegungssache. Die volle oder »dichte Beschreibung« ist dafür eine geeignete Analyse. Sie impliziert, dass man Verbindungen zwischen den gemeinsamen, geschätzten Überzeugungen und Symbolen der Gruppe und den spezifischen Ereignissen in der jeweiligen Lebensgeschichte findet. Besonderheiten werden größeren Themen, die das eigentliche Anliegen beispielhaft repräsentieren, untergeordnet und mit diesen gleichgesetzt.

Eine Reintegration, wie Myerhoff sie definiert, fördert durch das »Ordnen« des Lebens die Entwicklung eines »mehrstimmigen« Identitätsgefühls und trägt dazu bei, dem Leben einen Sinn zu geben und Kohärenzgefühl auszuprägen. Durch Reintegration »bekommt das Leben eine Gestalt, die zurückreicht in die Vergangenheit und sich nach vorn in die Zukunft erstreckt« (ebd. S. 111).

Durch dieses Konzept der Reintegration gewann ich eine neue Sicht auf Gespräche, die Zugehörigkeit wiederherstellen, und konnte deren Mechanismen besser verstehen, die in meinen Beratungsgesprächen stets zu positiven Ergebnissen führten. Das Konzept der Reintegration inspirierte mich auch dazu, diese Art des Gesprächs auf breiterer Basis anzuwenden, und inzwischen hat es einen festen Platz in meiner therapeutischen Arbeit – nicht nur in Behandlungen, in denen Trauer und Verlust das Thema ist.

Ich halte solche Verfahren der Reintegration generell für relevant in Therapiegesprächen, weil Klienten hinterfragen können, wodurch sie sich so isoliert fühlen, d. h., sie können die in der westlichen Kultur dominanten Identitätsvorstellungen hinterfragen, die zur Konstruktion eines »eingekapselten Selbst« führen und Normen von Selbstbeherrschung, Selbstkontrolle, Eigenständigkeit, Selbstverwirklichung und Eigenmotivation vorgeben. Diese sozialen und kulturellen Kräfte der heutigen westlichen Kultur begünstigen isolierte, einstimmige Identitäten und stehen somit am Ausgangspunkt vieler Probleme, derentwegen Menschen therapeutische Hilfe suchen. Gespräche, die Zugehörigkeit wiederherstellen, wirken solchen Kräften entgegen. Sie zeigen den Menschen auch Alternativen, wie sie ihre Identitäten verstehen und gestalten können.

Im therapeutischen Kontext können solche Gespräche Wirkungen haben wie diese:

- Sie evozieren die Vorstellung, wonach das »Leben« ein Verein mit »Mitgliedern« und die »Identität« eine Art »Lebensverband« ist, und diese Vorstellung steht im Kontrast zu einem Identitätsbegriff, der auf der Konstruktion eines »eingekapselten Selbst« beruht. Sie fördern die Entwicklung von Identitätsvorstellungen, denen zufolge die Mitwirkung-anderer Menschen an unserem Leben und Selbstverständnis wichtig ist.
- Sie tragen zur Entwicklung eines mehrstimmigen Identitätsgefühls bei, d. h. bewirken das Gegenteil des einstimmigen Identitätsgefühls, das ein Merkmal des »eingekapselten Selbst« ist. In diesem mehrstimmigen Identitätsgefühl stellen die Menschen fest, dass ihr Leben durch gemeinsame und ihnen wichtige Themen mit dem Leben anderer Menschen verbunden ist. Ein solches Identitätsgefühl zeichnet sich durch positive, aber keineswegs heroische Gedanken über das eigene Handeln und über die eigene Identität aus.
- Sie ermöglichen die Revision der Mitgliedschaft im »Lebensverband«, die meistens durch Aufwertung und Honorierung einiger Mitgliedschaften erreicht wird. Im Rahmen einer solchen Aufwertung bekommen manche Stimmen zur eigenen Identität mehr Macht, andere werden disqualifiziert. Manchmal werden Mitgliedschaften auch widerrufen.
- Sie geben eine dichte Beschreibung der bevorzugten Identitätsvorstellungen, der Lebenskenntnisse und Lebensfähigkeiten,

die in den für das Leben der Menschen bedeutsamen Beziehungen mitentwickelt worden sind. Wenn solche Mitgliedschaften überprüft werden, können diese Identitätsvorstellungen, Kenntnisse und Fertigkeiten in ihren Besonderheiten exploriert werden. Dadurch entsteht bezeichnenderweise das Gefühl, über das eigene Leben Bescheid zu wissen, und auf dieser Basis können die Klienten bestimmte Vorstellungen von ihrem weiteren Leben entwickeln.

- Sie ermöglichen ein gegenseitiges Verstehen der eigenen Beziehung zu den signifikanten Figuren im Leben. Dieses gegenseitige Verstehen tritt an die Stelle eines am »passiven Empfänger« orientierten Identitätsbildes und betont das Geben und Nehmen unter den Menschen, wodurch das Gefühl individueller Kompetenz wieder belebt wird.
- Sie verführen nicht zu passiver Rückbesinnung auf die Vergangenheit, sondern laden ein zu bewusster Beschäftigung mit den signifikanten Figuren aus der eigenen Lebensgeschichte und den Identitäten des gegenwärtigen Lebens, die real oder potenziell signifikant sind. Diese Figuren und Identitäten muss man nicht persönlich kennen, um sie als signifikant betrachten zu können.
- Sie entfalten sich oft durch zwei Erkundungsweisen:
  - Die erste Art der Erkundung führt dazu, dass die Klienten
    - erzählen, welchen Anteil die signifikante Figur an ihrem Leben hat,
    - ihre Identität mit den Augen dieser Figur sehen und eine reichhaltige Beschreibung davon geben, wie dieser Zusammenhang sich auf ihr Identitätsgefühl ausgewirkt bzw. das Potenzial dazu hat und worum es in ihrem Leben geht.
  - Die zweite Art der Erkundung führt dazu, dass die Klienten
    - erzählen, welchen Anteil sie am Leben dieser Figur haben,
    - eine reichhaltige Beschreibung davon abgeben, wie dieser Zusammenhang sich auf das Identitätsgefühl dieser Figur ausgewirkt bzw. das Potenzial dazu hat und worum es in deren Leben geht.

Abbildung 3.1 zeigt die Kartierung des Gesprächs mit Jessica, das Zugehörigkeit wiederherstellt und sich an obigen Fragekategorien orientiert.

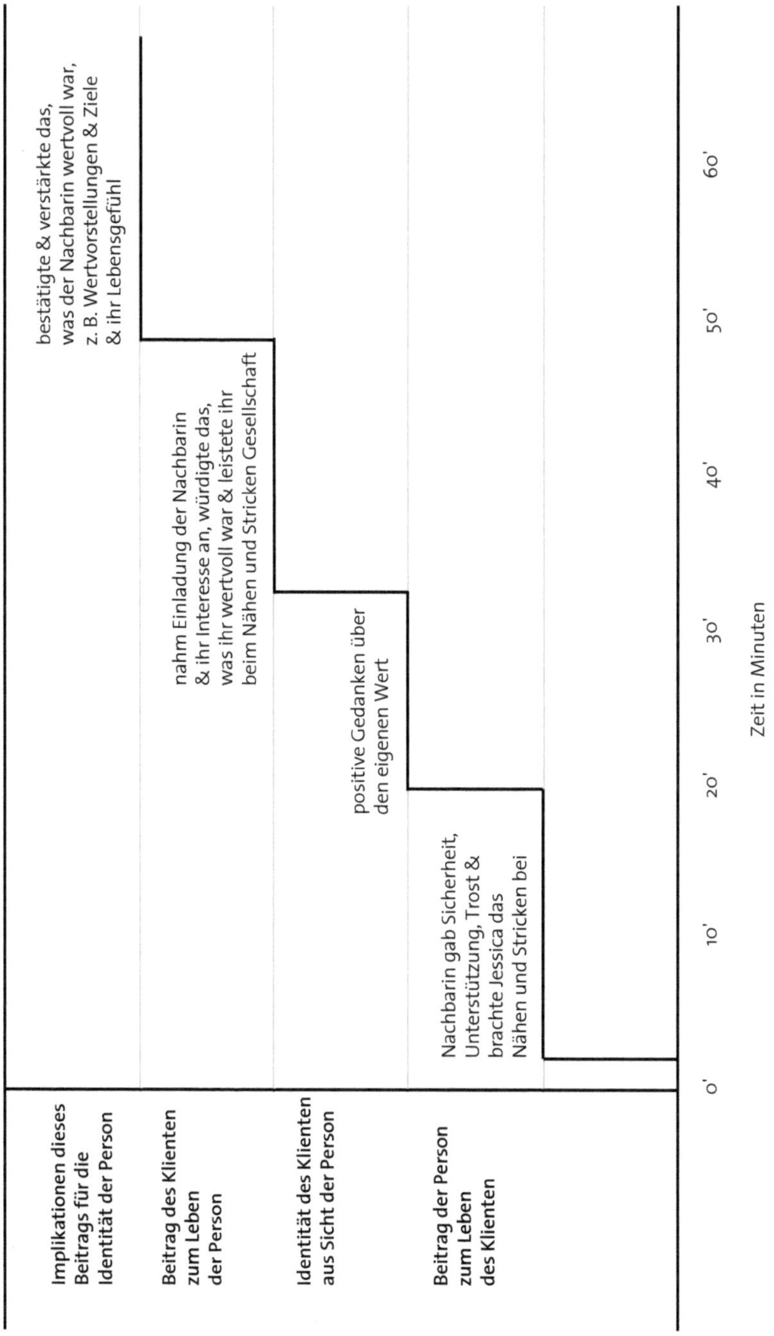

Abb. 3.1: Kartierung der Wiederherstellung von Zugehörigkeit (Jessica)

Im Folgenden stelle ich ein weiteres Gespräch vor, das Zugehörigkeit wiederherstellt. Es soll einige Überlegungen veranschaulichen, die relevant sind, um einen günstigen Rahmen für solche Gespräche zu schaffen. In Jessicas Fall war die Gelegenheit zur Wiederherstellung von Zugehörigkeit bereits im ersten Therapiegespräch gegeben. Doch nicht immer sind die situativen Umstände so günstig. In solchen Fällen muss man darauf achten, dass das Gespräch sorgfältig eingeleitet wird.

3.4 Thomas

Die Vorgeschichte: Thomas war fünf Monate lang bei Cheryl, einer Beraterin, in Behandlung gewesen. Er hatte auf Drängen eines Wohnungsvermittlungsdienstes der Therapie zugestimmt. Grundlage war ein Vertrag, wonach die Wohnungsvermittlung bereit war, Thomas' Obdachlosigkeit zu beenden und ihm eine Wohnung zu verschaffen, wenn er sich behandeln lasse. Thomas war nicht an Behandlung interessiert, willigte aber ein mit dem Wissen, dass er ganz gut »mauern« und anderen, insbesondere Beratern, ihr Interesse an seinem Leben austreiben konnte. Er war davon ausgegangen, dass er sich mithilfe dieser Fertigkeiten schnell aus der Therapie verabschieden und zugleich den Anschein erwecken könne, die Anforderungen des Vermittlungsdienstes zu erfüllen.

Zur ersten Sitzung mit Cheryl kam Thomas 35 Minuten zu spät, musste aber zu seiner Überraschung feststellen, dass sie davon überhaupt nicht beeindruckt war. Er teilte ihr mit, dass sie »ganz offensichtlich ihre Zeit mit ihm verschwendet«, dass er »ein hoffnungsloser Fall« sei, »in einer emotionalen Wüste« lebe, »keine Chance auf Zukunft« habe, wahrscheinlich nicht mehr lange auf dieser Erde wandle und dass sie ihn vermutlich für nicht sehr ansprechbar halte. Obwohl ihr Gespräch dann doch noch in ruhigere Bahnen kam, ging in den verbleibenden 25 Minuten mit den von Thomas präsentierten Plänen etwas gründlich schief. Seine Taktik, Cheryls Interesse an ihm wegzudiskutieren, schien am Anfang der Sitzung nicht aufzugehen, und er vermittelte das Gefühl, als ob sie »irgendwie an ihn rankommt«. Am Ende dieser ersten Sitzung wirkte Thomas ziemlich verwirrt. Er war aus dem Gleichgewicht und wusste nicht, wie er seinen ursprünglichen Plan weiterverfolgen sollte. Nachdem er Cheryls

Sprechzimmer verlassen hatte, stand er eine Weile regungslos vor ihrem Haus auf dem Gehweg und wusste nicht, welche Richtung er einschlagen sollte.

Schon bald hatte er diese Erfahrung vergessen und fing an, wieder sein altes Leben zu führen. Eine Woche später wirkte er plötzlich wieder verwirrt. Zur zweiten Sitzung mit Cheryl war er zu früh gekommen und hatte sich nicht krank gemeldet, wie er es ursprünglich vorgehabt hatte. Jetzt war er fassungslos. Er könne nicht verstehen, wie er hierhergekommen sei, und fing an, sich um seinen Geisteszustand zu sorgen. Dann wurde es noch schlimmer mit ihm. Er wollte sein Gespräch mit Cheryl sogar noch ausdehnen. Am Ende der Sitzung war Thomas »recht ratlos«, fühlte sich »auf unsicherem Boden« und »beduselt« und »wusste nicht«, wie er diese Erfahrung deuten sollte.

Diese Erfahrung hatte er nicht so schnell vergessen. Er stellte fest, dass er sich auf die nächste Sitzung mit Cheryl freute. Seine Termine hielt er weiterhin ein. Dann musste Cheryl aus familiären Gründen kurzfristig umziehen. Thomas war über diese Neuigkeit niedergeschlagen. Er konnte seine Niedergeschlagenheit nicht verstehen und dachte, er würde verrückt. Er spürte, er müsse Cheryl von den merkwürdigen Erfahrungen erzählen, die er in den Sitzungen mit ihr gemacht habe, und hoffte, dass sie diese würde deuten können. Sie sprachen eine Weile darüber, und da Cheryl geplant hatte, Thomas vor ihrem Umzug an mich zu überweisen, schlug sie vor, sich zu dritt zu einem Beratungsgespräch zu treffen. Thomas war damit einverstanden.

Das ist die Geschichte, die ich in der ersten Sitzung mit Thomas und Cheryl erfuhr. Da ich Thomas helfen wollte, seinen Erfahrungen in den Sitzungen mit Cheryl einen Sinn zu verleihen, fragte ich beide, wie sie die Gespräche miteinander erlebt hätten. Nach etwa 20 Minuten hatte Thomas eine bedeutsame Erkenntnis: »Es ist die Anerkennung, das ist es! Zum ersten Mal kann ich es genau sagen. Es ist die Anerkennung! Cheryl erkennt mich an, das hat mich so durcheinander gebracht! Ich habe so etwas noch nie erlebt, und ich weiß nicht, wie ich damit umgehen soll. Ich weiß wirklich nicht, wie ich damit umgehen soll.«

Ich fragte Thomas, warum er glaube, dass er sich zu dieser Anerkennung hingezogen fühle. »Das wissen Sie sicher selbst! Das ist sicher etwas, das nur menschlich ist. Wissen Sie nicht, dass es nur menschlich ist, sich Anerkennung zu wünschen?«, erwiderte Thomas. Ich antwortete, dass ich nicht sicher sei, ob ich das wüsste, und bat ihn, diese Vorstellung etwas ausführlicher darzulegen. Dies tat er, wobei er die menschliche Natur als Erklärung dafür heranzog, wie er in den Sitzungen mit Cheryl reagiert hatte. Dann sprach ich mit Thomas über Cheryls Reaktionen auf seine Lebensgeschichten, und schon bald wusste ich einiges über ihre speziellen Fertigkeiten der Anerkennung.

Thomas hatte die menschliche Natur als Erklärung für seine Reaktion auf Cheryls Anerkennung herangezogen. Heutzutage ist es nicht ungewöhnlich, dass man sich einfach auf die »menschliche Natur« beruft (siehe Kap. 2). Eine solche Denkgewohnheit lässt erwarten, dass Menschen sich auch dann auf die »Natur« berufen, wenn sie Entwicklungen in ihrem Leben verstehen wollen. Auf die »menschliche Natur« sich berufende Vorstellungen klingen manchmal recht schön und können im therapeutischen Kontext auch mächtig gewürdigt werden, verschleiern aber die Tatsache, dass Entwicklungen im Leben von der sozialen und Beziehungsgeschichte abhängen. Aus diesem Grund ist ein Verständnis, das von der »menschlichen Natur« ausgeht, ziemlich mager und führt in Therapiegesprächen in Sackgassen.

Um Gespräche zu ermöglichen, die Zugehörigkeit wiederherstellen, müssen diese Sackgassen umgangen und Durchgänge zu den sozialen und Beziehungsgeschichten hinter den bedeutsamen Entwicklungen im Leben eines Menschen geöffnet werden. Ein Beispiel: Eine Klientin ist der Ansicht, dass sie aufgrund ihrer Hoffnung ein lebensgeschichtliches Trauma überstanden habe, und schreibt ihre Hoffnung der »menschlichen Natur« zu – der Mensch reagiere angesichts persönlicher Katastrophen mit Hoffnung. Das ist zwar eine sehr schöne Vorstellung, fördert aber nicht das Entstehen dichter Narrationen. Im therapeutischen Kontext können solche Vorstellungen gewürdigt und zugleich dadurch umgangen werden, indem Fragen gestellt werden wie z. B.:

- Wie schaffen Sie es, trotz alldem, was Sie durchgemacht haben, Hoffnung zu bewahren?
- Wie sind Sie in der Lage gewesen, in diesen schweren Zeiten Ihre Beziehung zur Hoffnung aufrechtzuerhalten?
- Wer wäre von all den Menschen, die Sie kennen, am wenigsten überrascht zu hören, dass Sie die Hoffnung so bewahrten, wie Sie es getan haben?

- Was haben diese Menschen Ihrer Ansicht nach gesehen, um voraussagen zu können, dass Sie zu dieser Hoffnung fähig sind?
- Können Sie sich an Erfahrungen erinnern, die solche Hoffnungen hätten bestätigen können?
- Gibt es Erfahrungen, die Ihnen hätten sagen können, dass es vernünftig ist, sich an diese Hoffnungen zu klammern?

Mit solchen Fragen kann man Entwicklungen im Leben eines Menschen würdigen; sie übersteigen an der »Natur des Menschen« orientierte Erklärungen und legen die Basis für die Entstehung dichter Narrationen. Sie sind auch Ausgangspunkt für die Wiederherstellung von Zugehörigkeit. Als Thomas seine Reaktion auf Cheryls Anerkennung mit der »menschlichen Natur« erklärte, leitete ich zu folgenden Überlegungen und Fragen über:

- »Irgendwann haben Sie diese Anerkennung bemerkt, als sie Ihnen angeboten wurde.«
- »Welche Ihrer Erfahrungen würde mir verstehen helfen, wie Sie diese Anerkennung bemerkten, als sie Ihnen entgegentrat?«
- »Können Sie erklären, warum diese Anerkennung Ihnen vertraut vorkam? Wodurch Sie bemerken konnten, was es mit ihr auf sich hatte?«
- »Diese Anerkennung ist nicht einfach an Ihnen abgeprallt, sondern Sie haben darauf reagiert. Sie haben sich von dieser Anerkennung berühren lassen und haben Sie angenommen. Mich würde sehr interessieren, woher Sie wissen, wie man mit dieser Anerkennung umgeht.«
- »Gibt es etwas in Ihrem Leben, das erklären könnte, woher Sie wussten, was Sie mit dieser Anerkennung machen sollten?«
- »Gibt es Geschichten in Ihrem Leben, mit deren Hilfe ich begreifen könnte, aufgrund welcher Fähigkeit Sie diese Anerkennung annehmen und sich von ihr berühren lassen?«

Es war auf diese und andere Überlegungen und Fragen hin, dass Thomas zum ersten Mal seine Mutter erwähnte:

THOMAS: Sie wollen wahrscheinlich etwas über meine Mutter wissen. Andere Berater wollen das. Sie beging Suizid, als ich sieben war. Ich habe kaum mehr Erinnerungen daran. Alles was ich weiß, ist, dass ich zu diesem Zeitpunkt zu Hause war. Ich kann mich erinnern, dass ich sie im Haus gesucht habe. Ich habe sie im Badezimmer gefunden.

Sie war bewegungslos. Dann ging alles durcheinander. Ich kann mich auch daran erinnern, dass ich dann irgendwohin rannte und ständig hinfiel. Ich habe sie nie mehr wiedergesehen. Und niemand hat danach noch viel von ihr erzählt. Man hat mir nicht viel erzählt, nur dass sie sich umgebracht hat, was ich nicht verstehen konnte. Viel später fand ich heraus, dass sie sich die Pulsadern aufgeschnitten hatte. Ich fand auch heraus, dass sie meinen Onkel gebeten hatte, mit mir etwas zu unternehmen, was aber nicht geschah. weil er auf dem Rasen vor dem Haus ausgerutscht war, weil er zu viel getrunken hatte. Danach lebte ich eine Weile bei einer Tante und einem Onkel. Diese Tante war die Cousine meiner Mutter, aber es war schrecklich dort. Schließlich hielt ich es nicht mehr aus, und ich rannte weg, lebte auf der Straße, als ich 14 war. Dann war ich in mehreren Heimen, was nicht funktionierte. Jedenfalls möchte ich darüber nicht reden, und ich erzähle Ihnen das nur, weil Berater solches Zeugs immer hören wollen.

M: Sie möchten darüber nicht reden?

Thomas: Ich habe es satt, darüber zu reden. Ich habe alles so satt.

M: Ja, aber was haben Sie satt?

Thomas: Darüber zu reden, wie das zu meinen Problemen geführt hat. Verstehen Sie.

M: Ich bin nicht sicher, dass ich das tue.

Thomas: Sie verstehen. Darüber, wie all meine Probleme und der Drogenmissbrauch mit meiner Wut zusammenhängen. Sie verstehen, über meine Wut, die ich gegen mich selbst gerichtet habe.

M: Wut?

Thomas: Sie verstehen. Über das, was meine Mutter getan hat. Die Wut, die ich auf meine Mutter hatte, weil sie mich so zurückgewiesen hat. Das, was sie meinem Leben angetan hat. Wie auch immer, ich habe das alles getan, und ich will das einfach nur abwerfen. Ich will einfach nur die Vergangenheit Vergangenheit sein lassen.

M: Sind diese Vorstellungen davon, was mit Ihrem Leben geschehen ist, für Ihre Mutter eher ehrenvoll oder entehrend?

Thomas: Was?

M: Würden Sie sagen, dass diese Vorstellungen das Leben Ihrer Mutter und ihre Beziehung zu Ihnen eher ehren oder entehren?

Thomas: Was? Ich glaube nicht, dass ich ... Oh!

M: Lassen Sie sich ruhig Zeit.

Thomas: Tja, ich habe darüber nicht viel nachgedacht. Aber ich nehme an, dass sie sie in ein ziemlich schlechtes Licht rücken. Ja.

M: Also, würden Sie sagen entehren oder ehren?

Thomas: Tja, so gesehen, müsste ich sagen entehren.

M: Ich möchte grundsätzlich keine Gespräche führen, die Ihre Mutter oder ihre Beziehung zu Ihnen entehren. Ich möchte Sie auch nicht motivieren, aus irgendeinem Grund wütend auf sie zu sein.

THOMAS: Möchten Sie nicht! Okay. Okay.

M: Aber ich würde Ihnen mit Ihrer Erlaubnis gerne noch ein paar Fragen über Ihre Mutter stellen und über Sie, als Sie noch ein Kind waren. Ich würde das deshalb gerne tun, weil Sie Ihre Mutter erwähnten, als ich Sie fragte, wieso Sie mit Anerkennung vertraut sind. Ich habe nämlich das Gefühl, dass es in der Beziehung Ihrer Mutter zu Ihnen noch mehr gibt.

THOMAS: *(wirkt überrascht)* Okay.

M: Mich interessieren mehr jegliche Erinnerungen an Ihre Verbindung zu ihr, die vor ihrem Suizid liegen.

THOMAS: Erinnerungen vor dem Suizid? Sehen Sie, ich möchte Ihre Fragen schon gern beantworten, aber ich habe ehrlich keine klaren Erinnerungen an diese Zeit meines Lebens.

M: Okay. Wie ist es mit unklaren Erinnerungen?

THOMAS: Nöh. Tut mir leid. Nicht einmal unklare Erinnerungen.

Wir sprachen noch eine ganze Weile miteinander, aber es gelang mir nicht, in Thomas Erinnerungen an die Beziehung zu seiner Mutter wachzurufen, die erklärten, dass er auf meine Fragen, wieso er mit Anerkennung vertraut sei, seine Mutter erwähnt hatte. Aber ich hatte ein paar Ideen, wie ich einen Kontext herstellen konnte, der für die Wiederbelebung solcher Erinnerungen förderlich sein würde.

Etwa acht Monate vor der Sitzung mit Thomas war Juliet, Mutter von drei Kindern, zur Beratung bei mir gewesen. Juliet war nach einem beinahe gelungenen Suizidversuch, der die Einweisung in eine Klinik nötig gemacht hatte, an mich überwiesen worden. Als allein erziehende Mutter hatte Juliet es ähnlich schwer, wie Thomas' Mutter es wahrscheinlich gehabt hatte. Angesichts ihres schweren Lebens und der Überlegung, wie sich dies auf ihr Handeln auswirken könnte, war Juliet zu dem Schluss gekommen, dass sie die Entwicklung ihrer Kinder behindern und deren Leben zerstören könnte. Das quälte sie. Sie wollte, dass ihre Kinder ein besseres Leben haben sollten, als sie selbst es gehabt hatte, und deshalb entschied sie, dass es ihnen ohne sie besser ergehen würde – wenn sie nicht mehr leben würde, würde ihre ältere Schwester ihre Kinder erziehen, und sie hätten es besser.

In der ersten Sitzung mit Juliet wurde deutlich, dass ihre Entscheidung, sich das Leben zu nehmen, durch die Liebe zu ihren Kindern motiviert war – der Suizidversuch als Akt der Liebe. Darauf folgten einige höchst denkwürdige gemeinsame Sitzungen mit Juliet und ihren drei Kindern, für die sich die Welt veränderte, als sie die Verzweiflungstat ihrer Mutter als Akt der Liebe verstehen konnten.

Am Ende der Behandlung hatte Juliet sich freiwillig in meine Liste »außenstehender Zeugen«[6] eingetragen und mithin ihre Bereitschaft gezeigt, in meiner therapeutischen Arbeit sozusagen als »dritte Partei« zu fungieren, wenn es nötig sein sollte (Näheres siehe Kap. 4).

Am Ende der ersten Sitzung mit Thomas nannte ich ihm Optionen, wie wir weiter verfahren könnten. Ich erzählte ihm, dass ich eine Frau namens Juliet kenne, der beinahe das gelungen wäre, was seiner Mutter gelungen sei: sich das Leben zu nehmen. Juliet würde uns bestimmt für ein oder zwei Gespräche zur Verfügungen stehen, wenn Thomas das als hilfreich empfände.

M: Juliet könnte natürlich nicht für Ihre Mutter einspringen – ich bezweifle, dass das überhaupt irgendjemand könnte. Meine Idee ist, mit Ihnen über das zu sprechen, worüber wir heute gesprochen haben, nur dass Juliet als Zuhörerin anwesend ist. Anschließend sind Sie der Zuhörer, während ich mit Juliet darüber spreche, was sie aus Ihrer Lebensgeschichte herausgehört hat. Ich nehme an, dass Juliet in Ihrer Geschichte Dinge hören wird, die ich nicht gehört habe, und vielleicht sogar Dinge, die Sie selbst nicht gehört haben. Danach, so ist mein Plan, spreche ich mit Ihnen darüber, was Sie aus Juliets Überlegungen herausgehört haben. Nun, das ist nicht die Voraussetzung dafür, dass wir mit unserer Arbeit weitermachen können, aber was halten Sie von der Idee?

THOMAS: Tja ... ich weiß nicht ... An so etwas hätte ich jetzt nicht unbedingt gedacht. Aber, hey! Warum nicht? Verstehen Sie, ich bin tatsächlich an einem Punkt in meinem Leben, wo ich nichts mehr zu verlieren habe.

Am Nachmittag rief ich Juliet an und erzählte ihr, dass ich einen jungen Mann in Therapie hätte, der in seinem Leben schon schwere Zeiten durchgemacht und im frühen Alter seine Mutter auf tragische Weise verloren habe. Auf meine Frage, ob sie an der nächsten Sitzung teilnehmen würde, antwortete sie ohne zu zögern, dass sie das gerne tun würde und wir auf sie zählen könnten. Drei Tage später rief Juliet zurück. Das Telefongespräch mit ihr hatte ungefähr folgenden Inhalt:

JULIET: Ich habe mit meinen Kindern darüber geredet, dass ich an Ihrer nächsten Sitzung mit Thomas teilnehmen werde. Als ich ihnen das erzählte, sagten sie, dass sie gerne mitkommen würden. Craig sagte tatsächlich, dass er mitkommen *müsse*. Wäre das denn in Ordnung, wenn sie auch mitkämen?

6 Zu diesem Begriff vgl. Barbara Myerhoff (1982, 1986).

M: Für mich schon, aber es ist ein ziemlich heftiges Thema, und ich weiß nicht, ob das für sie so gut ist …

Juliet: Meine Kinder wissen viel darüber von meiner Krise. Und wir können inzwischen gut über Dinge reden, über die sich schwer reden lässt, und das ist für uns alle wichtig. Übrigens: Als ich ihnen das erzählte, was Sie mir erzählt haben, hatten sie alle Mitleid mit Thomas, und sie würden ihm gerne helfen.

M: Okay. Ich rufe Thomas an und melde mich bei Ihnen, so schnell es geht.

Ich rief Thomas an und erzählte ihm von dem Vorschlag, Juliets Kinder einzubeziehen. Seine Antwort war: »Also, an so etwas hätte ich jetzt nicht gedacht. Klingt ein bisschen wild. Na dann, hey! Ich bin da schon so tief drin! Ich habe nichts mehr zu verlieren, oder!«

Bald darauf fand das Gespräch mit Thomas, Juliet und ihren drei Kindern, Craig, 13, Robert, 9, und Corinda, 6, statt. Wir sprachen darüber, wie diese Sitzung ablaufen könnte. Ich schlug vor, zuerst mit Thomas über seine Lebensgeschichte zu sprechen, während Juliet, Craig, Robert und Corinda das Gespräch als Zuhörer verfolgen. Danach würde ich mit Juliet, Craig, Robert und Corinda über das sprechen, was sie aus Thomas' Geschichte herausgehört haben, während Thomas ihre Neuerzählung als Zuhörer verfolgen würde. Anschließend würde ich mit Thomas darüber sprechen, was er aus den Neuerzählungen von Juliet, Craig, Robert und Corinda herausgehört hat. Dabei wären Juliet, Craig, Robert und Corinda wieder in der Rolle des Publikums und würden zuhören, was Thomas aus ihren Neuerzählungen herausgehört hat. Dieser Vorschlag wurde von allen akzeptiert.

Im ersten Teil dieser Sitzung reproduzierten Thomas und ich das Gespräch aus unserer ersten Sitzung. Dann war Thomas der Zuhörer, und ich sprach mit Juliet und ihren drei Kindern darüber, was sie soeben gehört haben. Ihre Neuerzählung erwies sich für alle als sehr wirkungsvoll.

M: *(spricht alle an, schaut aber auf Juliet aus Sorge, die Kinder könnten zu sehr belastet werden)* Beginnen wir mit dem, was eure Aufmerksamkeit erregt hat. Hat Thomas irgendetwas gesagt, das euch besonders aufgefallen ist? Oder habt ihr irgendetwas an ihm bemerkt, worüber ihr sprechen wollt?

Craig: Er hat gesagt, dass sein Onkel etwas mit ihm hätte unternehmen sollen, weil sie [Thomas' Mutter] nicht wollte, dass er sie findet.

ROBERT: Ja.

CORINDA: Das glaube ich auch.

M: Was hat das …

CRAIG: Und Thomas hat uns nicht gezeigt, dass er darüber traurig war.

ROBERT: Ja, das stimmt. Vielleicht hat er schon so viel geweint, dass er jetzt nichts mehr übrig hat.

CORINDA: Das glaube ich auch.

M: Craig, du hast gesagt, dass Thomas' Mutter nicht wollte, dass er sie findet. Was hat dir das über seine Mutter gesagt? Was hat dir das über ihre Beziehung zu ihm gesagt?

CRAIG: Vielleicht … Vielleicht dass sie sich wirklich Sorgen um ihn gemacht hat. Ja. Vielleicht dass sie sich wirklich um ihn gesorgt hat. Was glaubst du, Rob?

ROBERT: Ja, finde ich auch. Sie hat sich Sorgen gemacht. Bestimmt.

M: Was glaubst du, Corinda?

CORINDA: Meine Mama hat mich gern, und, und … Thomas' Mama hat ihn gern. Ja, das tut sie auch. Es hat mich traurig gemacht, und … und … es hat auch Thomas traurig gemacht.

CRAIG: Ich glaube, Corinda könnte damit recht haben.

M: Juliet?

JULIET: *(weint)* Ich glaube, im Moment möchte ich nur hier sitzen und zuhören, was meine Kinder zu sagen haben, wenn das in Ordnung ist.

M: Sicher, sicher. Craig, kannst du sagen, weshalb du etwas so verstanden hast, wie du es verstanden hast?

CRAIG: Wie meinen Sie das?

M: Was du von Thomas gehört hast, hat dich auf die Idee gebracht, dass seine Mutter sich wirklich um ihn gesorgt hat, und du hast Corinda zugestimmt, dass Thomas' Mutter ihn vielleicht gern gehabt hat. Hast du irgendetwas herausgehört, das deine eigenen Erfahrungen berührt hat? Hat das bei dir Erinnerungen geweckt an etwas, was euch widerfahren ist?

CRAIG: Ja, ja. *(hat Tränen in den Augen)* Das kann man sagen.

M: Möchtest du dazu etwas sagen – oder lieber nicht?

CRAIG: Nein, ich möchte. Ich glaube, ich kann mir ein bisschen vorstellen, was Thomas durchgemacht hat. Ich meine, es ist nicht wirklich dasselbe, ist es wirklich nicht. Aber es hätte dasselbe sein können. Auch wir hätten fast unsere Mama verloren. Und wir dachten, dass sie sich um uns überhaupt keine Sorgen mehr macht. Aber das war nicht richtig, es war wirklich nicht richtig, oder, Mama?

JULIET: Nein, Craig, das war nicht richtig, weil …

CRAIG: Wir haben herausgefunden, dass sie geglaubt hat, sie würde uns das Leben schwer machen, uns alles zerstören. Wir haben herausgefunden, dass sie geglaubt hat, ohne sie würde es uns besser gehen. Stimmt das nicht? *(wendet sich Robert und Corinda zu)*

CORINDA: Ja.

ROBERT: Ja. Es war richtig schwer am Anfang. Alle waren so aufgeregt. Ich meine, richtig aufgeregt. Corinda hat die ganze Zeit geweint, und wir konnten nichts tun, und sie klammerte sich an mich und Craig, und dann, als wir wussten, dass Mama wieder gesund werden würde, und als ich wieder zur Schule ging, mussten die Lehrer Corinda erlauben, bei mir im Klassenzimmer zu bleiben. Aber das war gut, oder, Corinda?

CORINDA: *(mit Tränen in den Augen)* Ja. Robert hat sich um mich gekümmert.

JULIET: Ich möchte dazu etwas sagen. Ich hatte wirklich eine schwere Zeit, und ich habe die Dinge vermasselt, die mir am wichtigsten waren. Ich war so fertig, und ich dachte, ich werde alles ruinieren, was mir wertvoll war. Ich dachte, ich bin eine armselige Marionette von Mutter, glaubte ich wirklich. Wie Craig schon sagte, ich dachte, dass es den Kindern ohne mich besser gehen würde. Ich weiß inzwischen, dass dies eine kranke Idee war, aber in dieser Welt war ich damals eben.

M: Wollen Sie damit sagen, dass Ihr Suizidversuch ein Akt der Liebe war?

JULIET: Ja. Ich weiß, es klingt etwas absonderlich, das zu sagen, aber es war so. Es war wirklich so.

M: Ich möchte euch alle nun bitten, in einer Minute Publikum zu sein und zuzuhören, wenn ich mit Thomas darüber rede, was er herausgehört hat, als er euch zugehört hat. Doch vorher möchte ich euch noch fragen, wie das für euch ist, hier zu sein und uns auf diese Weise zu helfen.

JULIET: Mit bedeutet es sehr viel. Ich weiß nichts über Thomas' Mutter, aber ich habe mich mit ihr verbunden gefühlt. Ich musste daran denken, welch inneren Aufruhr sie durchgemacht haben muss. Ich bin sicher, sie war nicht perfekt. Ich weiß, dass ich keine perfekte Mutter für meine Kinder bin. Aber ich glaube, dass ich, als Mutter, in gewisser Weise verstehen kann, was es für sie bedeutet haben muss, ihren Sohn aufzugeben. Sie tut mir so leid. Auch Thomas tut mit wegen seines Verlusts so leid. Aber auch seine Mutter tut mir wegen ihres Verlusts so leid.

M: Was bewirkt das bei Ihnen jetzt im Moment?

JULIET: *(in Tränen)* Ich bin traurig. Aber ich spüre auch die Kraft der Liebe einer Mutter zu ihren Kindern. Ich spüre die Kraft meiner Liebe zu diesen Dreien. Und ich bin auch stolz auf die drei, weil sie so frei von der Leber weg gesprochen haben, wie sie es heute getan haben. Ich hoffe, dass es Thomas ein bisschen hilft.

M: Wie ist das für euch drei gewesen, heute diese Rolle zu spielen?

ROBERT: Ich bin froh, dass wir gekommen sind.

CORINDA: Ich auch. Du auch, Craig?

CRAIG: Wir haben eine Menge durchgemacht, und wenn wir darüber reden, was wir durchgemacht haben, hilft das auch anderen, das ist prima. Mama und wir Kinder reden oft darüber, wie traurig viele Menschen sind, und darüber, was man tun könnte, damit sie nicht so traurig sein müssten. Also wir Kinder finden es gut, so etwas zu tun, oder?

ROBERT: Ja.

CORINDA: Ja.

M: Okay, vielen Dank für alles, was ihr heute in dieser Sitzung gemacht habt. Ich spreche jetzt mit Thomas darüber, was er herausgehört hat, als er uns zugehört hat.

Als Juliet, Craig, Robert und Corinda die Geschichte von Thomas neu erzählten, liefen Thomas öfter die Tränen über die Wangen. Ich bat ihn, etwas zu seinen Tränen zu sagen und zu erzählen, was in ihm vorgegangen ist, als er zugehört hat. Thomas brachte vor Rührung kein Wort heraus und konnte nicht antworten. Ich fragte ihn, ob ihm eine kleine Pause helfen würde, und er nickte. Er ging in den Hof, um eine Zigarette zu rauchen, und Juliet und ihre Kinder gingen in die Küche, um etwas zu trinken. Nach einer Viertelstunde setzten wir das Gespräch fort. Thomas hatte immer noch mit heftigen Emotionen zu kämpfen, konnte inzwischen aber wieder sprechen.

THOMAS: Ich war ... ich war darauf überhaupt nicht vorbereitet.

M: Können Sie etwas dazu sagen, worauf Sie überhaupt nicht vorbereitet waren?

THOMAS: Es war die Art, wie Craig und Robert und Corinda und Juliet darüber erzählt haben, was ich gesagt hatte. Ich hatte stellenweise gedacht, wissen Sie, dass das halt einfach so etwas ist, was man durchstehen muss. Und, ehrlich gesagt, hatte ich Sie mit dieser Idee zuerst auch nicht ganz ernst genommen. Aber es hat sich als etwas völlig anderes herausgestellt. Ja, etwas völlig anderes.

M: Wie kommt es, dass durch die Art, wie Craig und Robert und Corinda und Juliet über Ihre Geschichte erzählt haben, sich alles als etwas völlig anderes herausgestellt hat?

THOMAS: Alles. Alles. Von Anfang an, als Craig mit meiner Mutter anfing, die sich um mich sorgte. Und dann, was Robert und Corinda sagten. Corinda hat mich wirklich gerührt, als sie sagte, dass meine Mama mich liebt. Im Moment darf ich nicht daran denken, was Corinda gesagt hat, denn wenn ich es tue, kann ich nicht mehr weitersprechen. Und was Juliet gesagt hat, dass ihr z. B. meine Mutter wegen ihres Verlusts so leidtut. Schauen Sie, ich verstehe nicht ganz, weshalb das alles so einen starken Eindruck auf mich gemacht hat, aber es war so. Es war so heftig. Pu! Mir kommen schon wieder die Tränen. *(weint wieder)*

M: Als Sie so zugehört haben, ist Ihnen da etwas Besonderes eingefallen? Irgendwelche geistigen Bilder? Irgendwelche Erkenntnisse? Was auch immer. Vielleicht über Ihre Mutter? Vielleicht über ihre Beziehung zu Ihnen? Vielleicht darüber, was Sie für sie bedeutet haben?

THOMAS: Ja, ich denke schon, ich denke schon. Doch ich muss erstmal eine Weile darüber nachdenken. Da waren viele Gedanken, die mir durch den Kopf gingen und ein großes Durcheinander angerichtet haben. Es fällt mir schwer, etwas Besonderes auszumachen. In dem Ganzen waren aber ein paar Schlaglichter.

M: Schlaglichter?

THOMAS: Das ist das beste Wort, das mir dafür einfällt. Wie kurze Lichtblitze, die auf meine Geschichte geworfen werden. Ich kann nicht viel mehr darüber sagen, und ich kann sie im Moment auch nicht zurückholen.

M: Können Sie sich vorstellen, weshalb die Neuerzählungen von Juliet, Craig, Robert und Corinda Sie so berührt haben? Können Sie sich vorstellen, welche Saite sie in Ihnen angerührt haben könnten?

THOMAS: Mir fällt im Moment nichts Besonderes ein. Ich weiß nicht, ob das, was Juliet und ihre Kinder über meine Mutter gesagt haben, richtig ist. Aber ich glaube, ein Körnchen Wahrheit ist schon drin, sonst hätte es nicht so stark auf mich gewirkt. Wow! So etwas habe ich bis heute noch nicht erlebt, und das ist keine Übertreibung. Es ist wirklich keine Übertreibung.

M: Wir sind fast am Ende unseres Gesprächs. Wohin hat diese Übung Sie geführt? Wo befinden Sie sich jetzt?

THOMAS: Wie meinen Sie das?

M: Manchmal sind solche Ereignisse wie Reisen, und die Menschen kommen an einen Ort in ihrem Leben, den sie am Anfang des Ereignisses noch gar nicht gesehen haben. Haben Sie den Eindruck, momentan auf einem Platz zu stehen, der …

THOMAS: Okay, jetzt weiß ich, was Sie meinen. Das hat Teile meines Lebens umgekrempelt. Es ist ziemlich beunruhigend. Und ich bin mir nicht sicher, aber ich glaube, dass dies wichtig sein könnte.

Juliet und ihre Kinder nahmen auch an der nächsten Sitzung teil. In diesem Zusammenhang hatte Thomas ein paar blasse Erinnerungen an seine Mutter, die er sich bis dahin nicht bewusst gemacht hatte. In einer ging er zusammen mit ihr von einem Einkaufszentrum nach Hause, und Thomas vermutete, dass dies im Jahr ihres Suizids war. Er erinnerte sich dunkel, dass sie aus irgendwelchen Gründen, die er nicht verstehen konnte, im Krankenhaus gewesen war. Auf ihrem Heimweg seien sie zufällig an einem toten Hund vorbeigekommen – einem Terrier, glaubte Thomas –, der von einem Auto überfahren worden war. Thomas glaubte sich zu erinnern, dass seine Mutter so etwas sagte wie: »Die Kinder hier müssen viele schlimme Dinge sehen.« Dann habe sie den Hund auf den Arm genommen, ihn zu einem verfallenen Gebäude getragen und Thomas gebeten, ihr ein Loch graben zu helfen. Sie habe den Terrier in das flache Grab gelegt, und dann hätten sie und Thomas es mit Bauschutt bedeckt. Er konnte sich nicht mehr an ihre Worte erinnern, aber daran, dass sie »dem Terrier die letzte Ölung gab« und sich von seiner Seele verabschiedete. Dann seien sie zusammen auf die Straße zurückgegangen, sie habe ihn an die Hand genommen. Doch ihren Heimweg hätten sie nicht sofort wieder aufgenommen, sondern sich auf einen Rinnstein gesetzt; seine Mutter habe ihn angeschaut und geweint. So hätten sie eine ganze Weile verharrt, wobei Thomas seine Mutter immer wieder gefragt habe, was los sei, und sie nicht habe antworten können.

Diese Erinnerung war die Voraussetzung für ein Gespräch, in dem Zugehörigkeit wiederhergestellt wurde und das nach den zwei in diesem Kapitel beschriebenen Fragekategorien strukturiert war. Bevor ich mit dieser Erkundung begann, stellte ich Thomas ein paar allgemeine Fragen, die den Weg für dieses Gespräch bereiten sollten.

M: Thomas, Sie haben sich erinnert, dass Ihre Mutter so etwas gesagt hat wie: »Wir müssen etwas tun. Die Kinder hier müssen viele schlimme Dinge sehen.«

THOMAS: Ja. Das stimmt.

M: Und dann haben Sie beide den Terrier begraben. Sagt Ihnen das irgendetwas darüber aus, wie wichtig Kinder ihr waren?

THOMAS: Ja. Ich vermute, sie kannte viele Kinder, die es schwer im Leben hatten. Und sie muss sich Sorgen um sie gemacht haben. Also muss sie der Ansicht gewesen sein, dass Kinder wichtig sind. Ja, Kinder müssen ihr wichtig gewesen sein.

M: Und Sie erinnern sich auch, dass sie dem Hund die letzte Ölung gegeben und sich von seiner Seele verabschiedet hat.

THOMAS: Ja. Das stimmt.

M: Sagt Ihnen diese Geste irgendetwas über ihre Einstellung zum Leben?

THOMAS: Ich denke schon. Nun, muss es wohl. Aber ich bin mir nicht sicher, wie ich das ausdrücken soll. Vielleicht, vielleicht etwas über die Achtung davor, dass jedes Leben etwas Einzigartiges ist. Etwas, das man schätzen muss. Ich muss mehr darüber nachdenken, um die richtigen Worte zu finden.

Dann ging ich zu dem Gesprächsabschnitt über, in dem Zugehörigkeit wiederhergestellt werden sollte, stelle Thomas Fragen dazu, welchen Anteil seine Mutter an seinem Leben gehabt hatte:

M: Sie hat Sie also in jeden Schritt dieses Rituals einbezogen, was Kindern oft verwehrt bleibt.

THOMAS: Ja. So erinnere ich mich.

M: Können Sie sich vorstellen, was dieses Einbezogen-Werden für diesen kleinen Jungen bedeutet haben könnte?

THOMAS: Stellen Sie mir diese Frage noch einmal.

M: Können Sie sich vorstellen, was dieses Einbezogen-Werden durch Ihre Mutter diesem kleinen Jungen gegeben haben könnte?

THOMAS: Nun, ich kann nur vermuten, dass mir ein bisschen warm ums Herz wurde und ich mich vielleicht ein klein bisschen wichtig gefühlt habe, als ob ich für so etwas erwachsen genug wäre. Als ob ich wertvoll sei.

M: Sie haben auch gesagt, dass Ihre Mutter während dieses Rituals manchmal Ihre Hand genommen hat.

THOMAS: Ja. Bestimmt hat sie das.

M: Können Sie sich vorstellen, wie sich das auf das Leben dieses kleinen Jungen ausgewirkt hat?

THOMAS: *(den Tränen nahe)* Das Einzige, was mir im Moment dazu einfällt, ist, dass mich das innerlich lebendig gemacht hat. Das ist das Einzige, was mir im Moment dazu einfällt. Vielleicht kann ich es später noch anders ausdrücken.

Mit meinen nächsten Fragen motivierte ich Thomas, seine Identität mit den Augen seiner Mutter zu betrachten:

M: Wie erklären Sie sich, dass Sie in etwas einbezogen wurden, was Kindern oft verwehrt wird?

THOMAS: Ich weiß nicht, ob ich darauf eine Antwort habe.

M: Nun, was sagt Ihnen dieses Einbezogen-Werden darüber aus, was sie an Ihnen geachtet hat?

THOMAS: Dass ich ein Kind war, auf das man zählen konnte? Vielleicht war es das. Wissen Sie, dass ich so ein Kind war, mit dem man so etwas machen konnte. Dass ich etwas Robustes an mir hatte.

M: Etwas Robustes?

THOMAS: Ja. Dass ich ein Kind war, das vor solchen Dingen nicht abgeschirmt werden musste, schätze ich mal. Aber hey, das bringt mich jetzt aber aus dem Lot, und ich muss mehr darüber nachdenken.

M: Na klar. Darf ich eine andere Frage stellen?

THOMAS: Ja sicher. Solange es in Ordnung ist, dass ich nicht viele Antworten darauf habe.

M: Was bedeutet das für Sie, dass Ihre Mutter Sie damals an die Hand genommen hat? Was sagt Ihnen das darüber aus, was Sie an Ihnen geschätzt und wichtig gefunden hat?

THOMAS: Dass es gut war, dass ich damals bei ihr war? Ja. Dass ich dabei war, dass ich ein guter Kamerad war, obwohl ich noch klein war, und weil ... vielleicht gerade weil ich noch klein war, konnte ich verstehen, was sie tat?

M: Und danach haben Sie sich zusammen auf den Rinnstein gesetzt, und sie hatte Tränen in den Augen, als sie Sie anschaute. Was hat Sie Ihrer Auffassung nach damals in Ihnen gesehen?

THOMAS: *(den Tränen nahe)* Ich weiß nich'. Vielleicht so etwas wie eine Seele? *(kann jetzt vor Rührung nicht mehr sprechen, gibt zu verstehen, dass er jetzt nicht sprechen kann und eine Pause braucht)*

M: *(später, nach einer Pause)* Sie haben mich auf eine Idee gebracht, was Ihre Mutter an Ihnen geschätzt haben könnte. Wäre es für Sie in Ordnung, wenn wir einen oder zwei Schritte zurückgingen und ich weitere Fragen dazu stelle, was Ihre Mutter zu Ihrem Leben beigetragen hat? Wenn wir davon ein klareres Bild bekommen könnten, hätten wir auch eine bessere Basis, um feststellen zu können, was sie an Ihnen geschätzt hat.

THOMAS: Ja sicher. Fangen Sie an.

Danach stellte ich Fragen, mit deren Hilfe Thomas herausfinden konnte, was er seiner Mutter bedeutet hat.

M: Als Ihre Mutter Sie in das Ritual, den Hund zu begraben, einbezogen hat, haben Sie so reagiert, dass Sie jeden Schritt mitgegangen sind.

THOMAS: Ja, man könnte sagen, dass das stimmt. Ja.

M: Was vermuten Sie, wie es für Ihre Mutter war, Sie so als Kamerad zu haben?

THOMAS: Junge, sind das gewaltige Fragen! Nun, vielleicht gab es ihr ein Gefühl der Sicherheit. Ein Gefühl, begleitet zu sein, wie ... Ich versuche, das richtige Wort dafür zu finden. Es gibt ein Wort dafür.

M: Wir haben viel Zeit.

THOMAS: Verdammt! Es ist frustrierend. Es ist ein Wort wie ... Solidarität! Das ist es! Vielleicht hat es ihr das Gefühl von Solidarität gegeben.

M: Solidarität?

THOMAS: Ja, vielleicht hat es ihr das Gefühl von Solidarität gegeben, weil ich mich um etwas gekümmert habe, um das sich viele Menschen nicht kümmern.

M: Und was fällt Ihnen dazu ein, wie es für Ihre Mutter war, die Hand dieses kleinen Jungen halten zu dürfen? Wie könnte sie das aus Ihrer Sicht berührt haben?

THOMAS: *(den Tränen nahe)* Ein warmes Gefühl ums Herz?

M: Ein warmes Gefühl ums Herz. Sie haben Wärme in ihr Leben gebracht?

THOMAS: Ich denke schon ... vielleicht ... ja.

M: Haben Sie noch andere Vorstellungen davon, inwieweit Ihre Mutter dieses Ereignis anders erlebt hat, weil Sie bei ihr waren?

THOMAS: Ja. Aber ich muss jetzt passen, wenn das in Ordnung ist, und eine Weile einfach nur dasitzen mit dem, was da bei mir vor sich geht.

M: Gut, in Ordnung.

Mithilfe dieser letzten Fragen sollte Thomas im Einzelnen beschreiben können, wie diese Beziehung zu seiner Mutter sich auf ihr Identitätsgefühl und ihren Lebenssinn ausgewirkt hatte.

M: Wie, glauben Sie, könnte sich der Umstand, dass Ihre Mutter Sie an diesem Beerdigungsritual teilnehmen ließ, auf die Vorstellung Ihrer Mutter ausgewirkt haben, was im Leben wichtig ist? Könnte das bestätigt haben, wovon sie überzeugt war, was sie für wertvoll hielt? Oder glauben Sie, dass es für ihre Vorstellung vom Sinn des Lebens unwichtig gewesen sein könnte?

THOMAS: Nein, nein. Ich kann mir nur vorstellen, dass es sie in dem, was ihr wertvoll war, gestützt haben muss.

M: Dass es sie in dem, was ihr wertvoll war, gestützt hätte?

THOMAS: Ja. Ich versuche gerade auszumachen, wofür sie stand, wissen Sie. Oder auch ...

M: Ich weiß ...

THOMAS: Schauen Sie, das hätte ich nie gewusst, aber vielleicht gab es Dinge, die meine Mutter gern mochte, die wirklich wichtig sind.

M: Und Ihre Reaktion hat dies unterstützt. Oder was würden Sie sagen? Hat dies bestätigt? Hat dies bekräftigt? Hat dies untermauert? Oder ...

THOMAS: Ja, müsste alles zutreffen.

M: Ihre Mutter hat die Hand ihres kleinen Jungen genommen, nachdem sie sich von der Seele des Hundes verabschiedet hat. Können Sie sich vorstellen, wie sich das auf ihr Muttergefühl ausgewirkt hat?

THOMAS: Das weiß ich nicht sicher. Ich möchte das Wort »stolz« dafür verwenden, aber ich bin mir nicht sicher ...

In mehreren Sitzungen kamen wir auf solche und ähnliche Fragen zurück. Mit der Zeit wurde Thomas überzeugter, dass die Quelle seiner Vertrautheit mit Anerkennung in der Beziehung zu seiner Mutter lag, und er erkannte langsam, wie beide wechselseitig zu ihrem Leben und Identitätsgefühl beigetragen hatten. Dies hatte einen zutiefst positiven Effekt auf Thomas' Gedanken über seinen eigenen Wert. Und die Erkenntnis, dass er als sechsjähriger Junge das Leben seiner Mutter bereichert hatte, stärkte deutlich sein Gefühl individueller Kompetenz und unterhöhlte sein Selbstbild, den Mächten des Lebens passiv ausgesetzt zu sein.

Diese Zugehörigkeit zum »Lebensverband« wiederherstellenden Gespräche brachten Thomas auch wieder mit solchen Werten und Zielen in Kontakt, sodass er zu dem Schluss kam, diese verbänden ihn mit dem Leben seiner Mutter. Als sich diese Verbindung durch »archäologische Arbeit« an seiner Herkunftsfamilie detaillierter abzeichnete, konnte er seine Mutter in seinem Leben präsent werden lassen, was er als äußerst stützend empfand. Das war eine Art Heilmittel gegen seine Gefühle der Leere und Trostlosigkeit, der Wertlosigkeit und Verzweiflung, die sein Leben über einen so langen Zeitraum beherrscht hatten. Durch diese Gespräche konnte Thomas plötzlich neue Möglichkeiten am Horizont seines Lebens sehen, und nach einer gewissen Zeit ergriff er diese Möglichkeiten auch. Er fand z. B. eine Tante (die Großcousine seiner Mutter), die seine Mutter gern hatte, als sie jung waren. Mit Freude nahm Thomas wieder Kontakt zu dieser Tante auf, deren Familie ihn schließlich adoptierte.

Abbildung 3.2 zeigt die Kartierung des Gesprächs mit Thomas, das Zugehörigkeit wiederherstellte.

3.5 Fazit

In diesem Kapitel werden einige Ideen präsentiert, an denen sich Gespräche zur Wiederherstellung von Zugehörigkeit orientieren. Gespräche mit diesem Ziel können eine Art Heilmittel gegen isolierende Identitätsvorstellungen sein, die in der westlichen Kultur gegenwärtig vorherrschen. Wenn man das Leben als einen aus Mitgliedern bestehenden »Verband« betrachtet und Verfahren benutzt, die insbesondere auf der Annahme beruhen, dass die Identität eines Menschen von wichtigen Figuren aus seiner Vergangenheit und Gegenwart geflochten wird, dann bieten sich im Therapiegespräch vielfältige Möglichkeiten-der Rekonstruktion seiner Identität.

Mit der Neuerzählung der Geschichten meiner Gespräche mit Jessica sowie mit Thomas, Juliet und ihren Kindern stelle ich ausführlich die Form der therapeutischen Erkundung vor, die hinter der Kartierung der Wiederherstellung von Zugehörigkeit steht. Ich beschreibe auch die Vorarbeiten, die zur Initiierung solcher Gespräche notwendig sind. Vielfach ist es nur nach gründlicher Vorbereitung möglich, dass der Klient seine Beziehung zu den signifikanten Figuren aus seiner Vergangenheit und Gegenwart wieder in sein Leben integrieren kann.

In all den Jahren, in denen ich mit Menschen über Probleme ihres Lebens gesprochen habe, hat diese Metapher der Reintegration mein eigenes Leben auf vielfache Weise berührt. Behandlungen wie oben haben mich dazu motiviert, gründlich über meine eigenen Be-

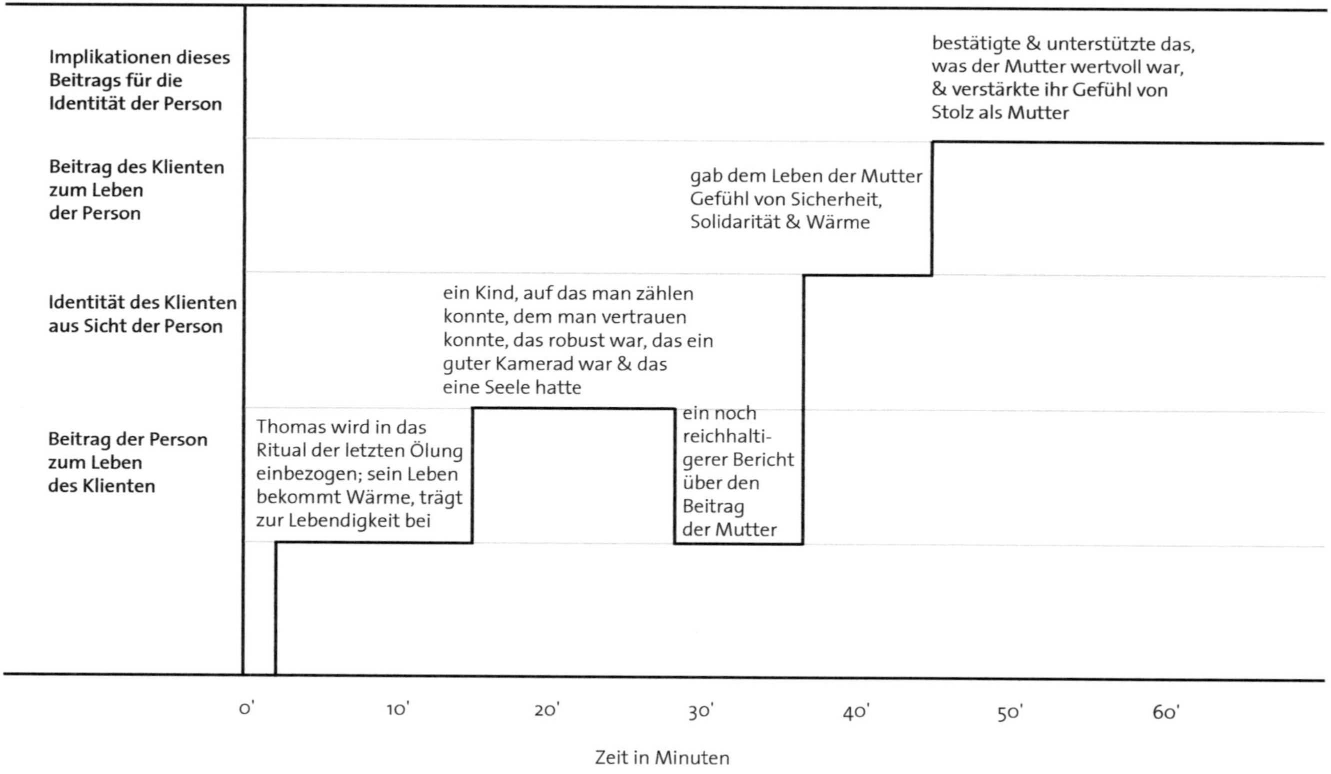

Abb. 3.2: Kartierung der Wiederherstellung von Zugehörigkeit (Thomas)

ziehungen zu den signifikanten Figuren aus meinem Leben nachzudenken und mich zu fragen, welchen Anteil sie an meinem Leben und meiner Arbeit haben. Dadurch wurden auch reichhaltige Gespräche mit meiner Familie und meinen Freunden angestoßen und Chancen eröffnet, die Mitgliedschaften meines eigenen »Lebensverbands« zu überprüfen. Der kontinuierliche Einsatz der Metapher der Reintegration hat auch dazu geführt, dass mir bewusster geworden ist, wie sehr meine Klienten zur Weiterentwicklung meiner Arbeit beigetragen und mein Bewusstsein dafür geschärft haben, wie wertvoll mir meine Arbeit ist. Selbstverständlich war dies für mich immer eine große Stütze.

4 Definitionszeremonien

Wenn Therapiesitzungen als Definitionszeremonien konzipiert sind, ermöglicht das die Entwicklung dichter Narrationen. Dabei geht es um Rituale, die das Leben von Menschen würdigen und ihm einen »neuen Rang« geben – und im Gegensatz zu vielen Ritualen der Gegenwartskultur stehen, die das Leben von Menschen beurteilen und herabwürdigen. Viele solcher herabwürdigender Rituale messen das Leben eines Menschen an sozial konstruierten Normen und beurteilen ihn als unzulänglich, inkompetent, gestört und oft als in seiner Identität beschädigt. Definitionszeremonien geben Klienten die Möglichkeit, vor einem Publikum sorgsam ausgewählter »außenstehender Zeugen« (dieser Begriff stammt von Barbara Myerhoff [1982, 1986]; vgl. Kap. 3.4) die Geschichten ihres Lebens zu erzählen oder darzustellen. Die außenstehenden Zeugen reagieren auf diese Geschichten mit Neuerzählungen, die von einer besonderen Kultur der Anerkennung geprägt sind.

Die Reaktionen außenstehender Zeugen zeichnen sich nicht durch die gängigen Beifallsbekundungen (bestätigen, Positives herausgreifen, beglückwünschen usw.) oder durch professionelle Beurteilung und Interpretation aus. Außenstehende Zeugen haben nicht die Aufgabe, sich eine Meinung zu bilden, Ratschläge zu erteilen, Erklärungen abzugeben oder Moralpredigten zu halten. Sie reden miteinander darüber, welche Ausdrucksformen ihnen in der Erzählung aufgefallen sind, welche Bilder diese Ausdrucksformen bei ihnen wachgerufen haben, welche persönlichen Erfahrungen durch diese Ausdrucksformen aktiviert worden sind und wie ihr eigenes Leben von diesen Ausdrucksformen berührt worden ist.

In solchen Neuerzählungen durch außenstehende Zeugen wird das, was Menschen in ihren Lebensvollzügen wichtig ist, auf eine Weise neu dargestellt, die heftig nachklingt und äußerst würdigend ist. Durch diese Neuerzählungen erleben Klienten ihr Leben außerdem als etwas, das um gemeinsame und wertvolle Themen so angeordnet ist, dass die Gegenplots ihres Lebens enorm verdichtet sind.

4.1 Alison, Fiona, Louise und Jake

Am Freitagnachmittag, zwischen zwei Terminen, fragte mich meine Sekretärin, ob ich den Anruf einer jungen Frau entgegennehmen wolle. Es dauere nicht lange. Das Telefongespräch, das sich entwickelte, ist nachstehend aufgezeichnet:

ALISON: Hallo, Michael! Hier ist Alison! Ich weiß nicht, ob Sie sich noch an mich erinnern. Es ist schon eine Weile her, seit ich mit meiner Mutter und meinem Vater bei Ihnen war. Eigentlich ist es schon ziemlich lange her.

M: Alison, sagen Sie mir mal Ihren Familiennamen.

ALISON: Johnston, Alison Johnston, und ich glaube, ich kam zu Ihnen wegen …

M: Ist das schon zehn Jahre her?

ALISON: Ja. Genau gesagt, sind es 12 Jahre. Als ich 15 war. Ich bin jetzt 27.

M: Und Sie haben einen Bruder, der einige Jahre älter ist als Sie und der Sportler war.

ALISON: Ja, genau. Demnach erinnern Sie sich noch an mich!

M: Nun, Alison, es ist schön, von Ihnen zu hören nach dieser langen Zeit. 12 Jahre!

ALISON: Ja, ich überlege mir schon länger, Sie mal anzurufen. Ähm, um Sie einfach auf den neuesten Stand zu bringen. In meinem Leben laufen die Dinge recht ordentlich, und ich dachte einfach, dass Sie das vielleicht interessiert.

M: Wie geht es Henrietta? *(Ein Stofftier aus meiner Praxis, das ich seit 12 Jahren vermisse. Manchmal benutze ich Stofftiere, wenn ich mit Klienten arbeite. Diesen Stofftieren werden dann Erfahrungen, persönliche Eigenschaften, Lebensgefühle und Fertigkeiten der Problemlösung zugeschrieben, mit denen sich Klienten stark identifizieren können. Durch Stofftiere können Menschen ein Gefühl von Solidarität und Inspiration bekommen, wenn sie ihre Sorgen und Nöte thematisieren [White 2006]).*

ALISON: Da ist eigentlich der andere Grund, weshalb ich Sie anrufe. Henrietta und ich hatten damals einige Hochs und Tiefs, und wir haben uns durch schwere Zeiten begleitet. Ich fühle mich ihr sehr verbunden. Aber seit neuestem kommt es mir etwas egoistisch vor, dass ich immer noch an Henrietta hänge, vor allem deshalb, weil ich mir vorstelle, dass es noch andere junge Menschen gibt, die ihre Hilfe gebrauchen könnten. Ähm, junge Menschen, denen es so geht wie mir, die eine Beziehung zu ihr als hilfreich empfinden könnten. Ich weiß, dass sie mir sehr viel bedeutet hat. Also habe ich mir überlegt, dass es an der Zeit ist, dass sie zu Ihnen zurückkehrt.

M: Das klingt nach einem ziemlich großen Schritt, den Sie da gerade machen.

ALISON: Ja, stimmt. Und ich weiß, ich werde ein bisschen traurig darüber sein. Aber es ist das Richtige.

M: Okay. Weshalb treffen wir uns nicht zu einer Übergabezeremonie, bei der wir feiern könnten, was Sie beide sich wechselseitig fürs Leben gegeben haben. Was halten Sie davon?

ALISON: Großartig! Sollen wir das bei einer Tasse Kaffee machen?

M: Klingt gut.

Alison wollte sich anlässlich dieser Übergabezeremonie lieber in einem Café mit mir treffen. Es war schön, sie wiederzusehen und etwas über die Entwicklungen in ihrem Leben in den letzten 12 Jahren zu erfahren. Es war auch schön, Henrietta wiederzusehen und zu hören, welche Rolle jede im Leben der anderen in dieser Zeit gespielt hat. Alison hatte mir erlaubt, Notizen über ihre Teamarbeit mit Henrietta zu machen, und am Ende unseres Gesprächs bat ich Alison, diese Notizen zu unterschreiben. Diese könnten eine neue Referenz in Henriettas »Akte« darstellen. Alison unterschrieb mit Freude und fügte noch ihre Telefonnummer hinzu. Darauf angesprochen, sagte Alison, dass sie sich über einen Anruf von jedem freuen würde, dem ich Henrietta vorstellen würde. Sie wäre überglücklich, andere an Geschichten über ihre Beziehung zu Henrietta teilhaben zu lassen und zu erzählen, was dadurch in ihrem Leben möglich gewesen sei.

Da fiel mir ein, dass ich Alison noch nicht gebeten hatte, sich in meine Liste »außenstehender Zeugen« einzutragen. Diese Liste enthält die Namen und Kontaktdaten von Personen, die sich bereit erklären, in meiner therapeutischen Arbeit sozusagen als »dritte Partei« zu fungieren. Ich erklärte Alison, welche Rolle außenstehende Zeugen hätten, und fragte sie, ob sie sich eintragen wolle. Prompt erinnerte Alison mich daran, dass bei einem unserer Gespräche vor 12 Jahren auch zwei außenstehende Zeugen dabei gewesen seien. Sie habe das als besonders hilfreich empfunden und würde eine solche Rolle auch gerne für andere spielen.

Etwa fünf Wochen später kamen Louise und Jake mit ihrer Tochter Fiona zu mir in die Praxis. Fiona war 16 und litt seit 15 Monaten unter Anorexie, wegen der sie schon zweimal stationär behandelt worden war. In mancher Hinsicht erinnerte Fiona mich an Alison. In der ersten Sitzung hatte ich Gelegenheit, Fiona mit Henrietta bekannt zu machen. Ich zeigte Fiona auch Henriettas Akte und verwies auf die letzte Referenz von Alison. Außerdem teilte ich Fiona mit, dass Alison gerne etwas über ihre Beziehung zu Henrietta erzählen würde, und fragte sie, ob sie Alison anrufen wolle.

Im zweiten Gespräch mit dieser Familie erfuhr ich, dass Fiona Alison angerufen hatte und das hilfreich war. Fiona habe Alison unter anderem als sehr verständnisvoll empfunden. Daraufhin sprach ich die Möglichkeit an, dass Alison an einer unserer Sitzungen teilnehmen könnte, und beschrieb die Rolle, die sie dabei übernehmen würde: Zuerst würde Alison meinem Gespräch mit Fiona und ihren Eltern zuhören. Dann wären Fiona und ihre Eltern das Publikum und würden zuhören, wenn ich mit Alison darüber spreche, was sie aus deren Geschichte herausgehört hat. Anschließend wäre Alison wieder in der Rolle der Zuhörerin, und Fiona und ihre Eltern würden darüber sprechen, was sie aus Alisons Neuerzählung ihrer Geschichte herausgehört haben. Ich erklärte den Anwesenden, dass in derart strukturierten Sitzungen positive Entwicklungen oft beschleunigt würden und dass Fiona und ihre Eltern, wenn sie dieses Verfahren wollten, mir sagen müssten, welche Art von Fragen ich in Gegenwart von Alison an sie stellen und welche ich vermeiden sollte. Fiona war von dieser Idee begeistert, und auch ihre Eltern waren für dieses Vorgehen.

Alison nahm an vier Sitzungen teil. Das Gespräch mit Fiona und ihrer Familie, während Alison in der Rolle der Zuhörerin war, konzentrierte sich darauf, welchen Einfluss und welche Arbeitsweise die Anorexie im Leben und in den Beziehungen der Familienmitglieder hatte, wie diese das erlebten, welche Lebensbereiche sie vor dem Einfluss der Anorexie schützen und mit welchen Initiativen sie ihren Status hinterfragen konnten. Alison war bei diesem Gespräch die »außenstehende Zeugin«, d. h. nicht aktiv am Gespräch beteiligt, sondern Beobachterin.

Zu gegebener Zeit wurden die Positionen getauscht, und ich sprach mit Alison darüber, was sie aus dem bezeugten Gespräch herausgehört hatte, und nun waren Fiona und ihre Eltern in der Zuhörerrolle. Alisons Neuerzählung der Geschichten aus dem Leben dieser Klienten hatte am Ende einen großen Effekt auf das Leben von Fiona und ihrer Eltern. In der dritten Phase wurden die Positionen wieder getauscht: Ich sprach mit Fiona und ihren Eltern darüber, was sie aus Alisons Neuerzählung ihrer Geschichten herausgehört hatten.

Das folgende Transkript gibt die zweite Sitzungsphase wieder und zeigt Alisons Reaktion auf die von Fiona und ihren Eltern erzählten Geschichten aus ihrem Leben. Alisons Antworten wurde durch meine Fragen strukturiert.

M: Alison, bitte erzählen Sie, was Sie gehört haben und Ihnen besonders aufgefallen ist.

Alison: Ich denke einfach, dass Fiona und ihre Eltern einfach die erstaunlichst…

M: Alison, lassen Sie uns mal bei dem bleiben, was Sie gerade gehört haben und Ihnen besonders aufgefallen ist, und dann können wir zu Ihren Überlegungen kommen.

Alison: Schon gut. Schon gut. Nun, da war einiges. Fiona hat davon geredet, wie sie sich der Erwartungen bewusst wird, die mit Perfektion zusammenhängen und in ihrem Leben so viel Raum eingenommen haben, und wie sie inzwischen mit ihrer Mutter darüber spricht. Und inzwischen auch mit anderen. Sie hat gesagt, dass sie diese Erwartungen laut formuliert, wenn sie es gerade schwer mit ihnen hat. Jemand hat das mit den Worten »die Anorexie demaskieren« ausgedrückt, und genau das tut sie nun. Ich glaube, das ist für Fiona ein ziemlich großer Schritt, andere so weit an sich heranzulassen. Fiona hätte der Anorexie einfach nachgeben können, und wenn sie das getan hätte, wäre sie jetzt total allein. Dann hätte die Anorexie es ganz leicht, sie ihres Lebens zu berauben.

M: Das war das, und war da auch noch etwas anders? Sie haben »einiges« gesagt.

Alison: Ja. Fiona hat nicht nur das mit den laut formulierten Erwartungen gesagt. Sie hat auch gesagt, dass ihre Mutter sie immer fragt, was die Anorexie zu ihr sagt, wenn es gerade schlecht läuft. Ich weiß, dass Fiona ihr nicht immer antwortet, aber dass ihre Mutter ihr Gelegenheit dazu gibt und sogar laut darüber nachdenkt, was die Anorexie vorhat, wenn Fiona nicht antwortet. Und ein weiterer Punkt ist, dass ihre Mutter mit Fiona über all die Erwartungen redet, die sie selbst auch kennt, und darüber, dass sie ständig diese leise Stimme in sich hört, die sagt: »Bist du eine gute Ehefrau?« oder: »Von dir wird erwartet, dass du für deine Kinder da bist« oder: »Aber du hast noch nicht sauber gemacht« oder: »Wie siehst du denn wieder aus?« Ich weiß, dass ihre Mutter sich ziemlich mies fühlt, als ob sie für das verantwortlich wäre, was Fiona widerfährt, dass sie das Gefühl hat, als ob sie bei Fiona versagt hätte, aber sie lässt es nicht zu, dass sich das zwischen sie und Fiona stellt.

M: Okay. Gab es da noch etwas, das Sie …

Alison: Mir ist noch etwas aufgefallen. Das hat mit Fionas Vater zu tun.

M: Okay.

Alison: Er sagte, er sei etwas schlauer geworden, als er zugehört hat, wie Fiona und ihre Mutter so miteinander geredet haben. Folglich interessiert ihn die Sache. Und er ist auch offen gewesen für das, was sie gesagt haben.

M: Danke, Alison. Jetzt weiß ich, was Ihnen wirklich aufgefallen ist hier. Woran mussten Sie denken, als Sie so zugehört haben?

ALISON: Woran ich denken musste, als ich so zugehört habe?

M: Wie hat das, was Sie gehört haben, Ihre Vorstellung von diesen Leuten beeinflusst? Wie hat das Ihr Bild von ihnen geprägt?

ALISON: Also, eigentlich musste ich an einen Sturm denken. Ich sah ein Bild von Fiona und ihrer Mutter, wie sie diesen schweren Sturm überstehen, einen richtig massiven, eine Art Zyklon. Ich glaube, das kam daher, weil die gestern Abend in den Nachrichten von dem schweren Zyklon vor Darwin berichtet haben. Bei Fiona und ihrer Mutter ist das aber ein Zyklon, der aus allen diesen Erwartungen besteht, was sie sein sollten und was nicht. Ich sah dieses Bild von dem Zyklon, der ihr Leben wie Bäume biegt, sie so weit herunter biegt, dass sie fast flach am Boden liegen. Aber sie brechen nicht. Sie trotzen gemeinsam diesem Sturm und sind dabei, gelegentlich zurückzufedern.

M: Das ist ein sehr starkes Bild.

ALISON: Ja. Auch ihr Vater ist dabei, aber auf andere Weise. Also. Wenn ich darüber nachdenke, ja, ich hab's, er entdeckt eine Art, sich zu biegen, die die größte Chance hat, dass alle gut durchkommen.

M: Was haben Sie von Jake gehört, das dieses Bild in Ihnen wachgerufen hat?

ALISON: Das war, als er gesagt hat, dass er etwas schlauer geworden sei, als er Fiona und ihrer Mutter zugehört hat, als sie, ähm, der Anorexie die Maske abgenommen haben. Er war offen für das, was er gehört hat, und ich habe bemerkt, dass er sie nicht mit seinen eigenen Vorstellungen bedrängt hat.

M: Das ist ein gutes Bild von diesen Leuten, die diesen Zyklon überstehen. Was sagt Ihnen das darüber, was Fiona und ihren Eltern wichtig ist?

ALISON: Was ihnen wichtig ist?

M: Ja. Was, glauben Sie, ist für Fiona und ihre Eltern von Bedeutung oder wertvoll?

ALISON: Nun, für Fiona und ihre Mutter, sie sind Frauen, die darüber sprechen, was in ihrem Innern los ist. Ähm, über alle diese Erwartungen, wer sie sein sollten und was sie bedrängt. Also, vielleicht sind es ihre Hoffnungen. Oder vielleicht ihre Träume. Träume, über die sie vorher noch nie sprechen konnten.

M: Über was für Träume vielleicht?

ALISON: Träume von einem anderen Leben, nicht mit all diesen Enttäuschungen leben zu müssen. Ein Leben zu haben, in dem sie Raum zum Atmen haben. Vielleicht Träume von ... davon, einen größeren Anspruch haben zu dürfen. So etwas in der Art.

M: Sie glauben, dass es um solche Hoffnungen und Träume geht. Haben Sie etwas Spezielles gehört, das mit diesen Hoffnungen und Träumen zusammengehen könnte?

Alison: Ich glaube, das war, als Fionas Mutter davon sprach, woher sie wüsste, dass Fiona großen Hunger nach vielen Dingen hat, die ihr die Anorexie verwehrt, dass sie selbst, Fionas Mutter, erst jetzt über einige Dinge nachdenkt, nach denen sie gehungert hat, Dinge, die sie sehr lange Zeit, fast für immer, aus ihrem Kopf verbannt hat.

M: Und Sie hatten auch dieses Bild von Jake, der mit den beiden den Zyklon übersteht, der eine Art entdeckt, sich zu biegen, die die größte Chance bietet, dass alle gut durchkommen. Was sagt Ihnen das darüber, was Jake wichtig ist?

Alison: Nun, wie ich schon sagte, er hängt da auch mit drin. Und ich nehme an, dass einige dieser neuen Richtungen für ihn nicht leicht sein werden, weil auch er sich Veränderungen unterziehen muss. Ich glaube, er muss andere Dinge tun, etwas, was er bis jetzt noch nie getan hat, vor allem deshalb, weil Fionas Mutter sich all die Erwartungen und Dinge klar macht, nach denen sie gehungert hat. Ich glaube, das könnte für ihn eine richtig lange Strecke werden.

M: Sie haben davon gesprochen, dass er da auch mit drinhängt. Was sagt Ihnen das darüber, was Jake wichtig ist?

Alison: Das hat etwas, vielleicht etwas mit der Fähigkeit zu tun, sich ein bisschen aus dem bequemen Bereich zu entfernen und das dann durchzuziehen. Ich glaube, ich drücke mich nicht sehr klar aus ...

M: So nach dem Prinzip, die Dinge durchziehen, nicht zu ...

Alison: Ja, einfach etwas durchziehen, was durchgezogen werden muss.

M: Sie haben davon gesprochen, was Sie gehört haben und was Ihnen besonders aufgefallen ist, und davon, wie sich das auf Ihre Vorstellung von Fiona und ihren Eltern ausgewirkt hat. Sagen Sie noch etwas darüber, welche Saite das in Ihrem eigenen Leben angerührt hat?

Alison: Die Antwort darauf kenne ich. Es hat mich an meinen eigenen Kampf mit der Anorexie erinnert. Die hatte mich richtig in die Ecke getrieben. Sie hatte mich in die Knie gezwungen und mich fast umgebracht. Ich war kurz vor dem Sterben. Das weiß ich jetzt. Eine Weile hatten mich fast alle aufgegeben, und ich war total einsam. Und je einsamer ich wurde, desto schlimmer wurde die Situation. Aber ich hatte noch Rettungsleinen, die ich die ganze Zeit über nicht bemerkt hatte, und eine ging zu meiner Mutter. Ich erinnere mich, dass es so wichtig war zu erkennen, dass wir eigentlich gar nicht so verschieden waren. Ich meine, wir waren verschieden, aber wir hatten auch viele Gemeinsamkeiten. Und wir haben uns gegenseitig viel gegeben.

M: Wie meinen Sie das?

Alison: Nun, heute sehe ich das alles klarer. Meine Mutter und ich redeten mehr darüber, was im Innern bei uns los war. Sie hatte zwar keine

Anorexie, aber das, was in ihr vorging, war ganz ähnlich. Verstehen Sie, tagaus tagein, Nacht für Nacht vollgedröhnt zu werden von allen diesen Erwartungen.

M: Okay, ich verstehe. Noch eine Frage?

ALISON: Gut.

M: Sie haben einer Geschichte aus dem Leben dieser Menschen zugehört. Und Sie haben neu erzählt, was Sie aus ihrer Geschichte herausgehört haben. Wenn Menschen wichtige Geschichten bezeugen und wenn sie, wie Sie jetzt, Gelegenheit haben, darauf zu reagieren, treten sie oft eine Reise durch ihr eigenes Leben an. Durch die Bezeugung solcher Geschichten gelangen sie an einen Ort, den sie nicht erreicht hätten, wenn sie im Büro oder einkaufen gewesen wären. Interessant sind nun Ihre Gedanken dazu, welchen Ort Sie erreicht haben. Vielleicht haben Sie neue Ideen zu Ihrem Leben bekommen. Vielleicht neue Erkenntnisse. Irgendsowas.

ALISON: Also eins weiß ich sicher, dass ich nun besser verstehe, wie ich diese Situation bewältigt habe, wie ich mein Leben von der Anorexie zurückbekommen habe. Ich wusste, dass es wichtig war, dass meine Mutter mich nicht in die Isolation abgleiten ließ, auch wenn mir ihre Vermutungen, was wohl in meinem Innern los war, oft echt auf die Nerven gingen. Ich meine, mir *richtig* auf die Nerven gingen. Aber ich glaube, ich habe es nun klarer, wie ich und meine Mutter dies gemeinsam schafften und wie wichtig es für mich war zu erfahren, was im Innersten ihrer Gedanken los war.

M: Besser verstehen können. Haben Sie eine Vorstellung davon, wie dieses bessere Verständnis Ihr Leben bereichern wird?

ALISON: Ich glaube, dass ich sogar die Beziehung zu meiner Mutter mehr schätzen kann, und dabei wird mir ganz warm ums Herz. Und ich habe auch die Rolle meines Vaters klarer erkannt und gesehen, wie schwer es für ihn gewesen sein muss, all das zu ändern, was geändert werden musste. Ich erinnere mich, wie er sagte, er sei dadurch ein besserer Mensch geworden, aber es muss für ihn manchmal ziemlich schwer gewesen sein. Ich glaube, ich werde ihn besuchen und mit ihm darüber ein gutes Gespräch führen.

M: Was, glauben Sie, wird dabei herauskommen?

ALISON: Ich weiß nicht, aber ich glaube, dass es für ihn und mich und unsere Beziehung gut wäre.

M: Es ist jetzt fast an der Zeit, dass Sie mit Fiona und ihren Eltern den Platz tauschen. Doch sagen Sie mir vorher noch, was Sie aus Jakes Worten herausgehört haben, das Sie auf die Idee mit der Unterhaltung mit Ihrem Vater gebracht hat? Und auch, was Sie aus den Worten von Fiona und ihrer Mutter herausgehört haben, das dazu geführt hat, dass Sie die Beziehung zu Ihrer Mutter mehr zu schätzen wissen, und bei dem Ihnen so warm ums Herz wurde?

ALISON: Gut.

Nach dieser Neuerzählung kehrte Alison in die Rolle der Zuhörerin zurück. Dann sprach ich mit Fiona und ihren Eltern darüber, was ihnen bei dieser Neuerzählung aufgefallen war. Ich fragte sie, welche Bilder von ihrem Leben und ihrer Identität dadurch wachgerufen und welche Erkenntnisse über ihr Leben vielleicht in Gang gesetzt wurden. Ich fragte sie auch, weshalb Ihnen bestimmte Aspekte in Alisons Neuerzählung aufgefallen sind und wo sie als Zuhörer dieser Neuerzählung gelandet sind. Ihre Antwort war, dass Fiona und ihre Eltern Alisons Neuerzählung als eine sehr tiefgehende Erfahrung empfunden haben.

Das Bild vom Zyklon und Alisons Überlegungen, was dieses Bild darüber aussagt, was ihnen im Leben wertvoll ist, hatte ein starkes Echo in ihnen hervorgerufen. Alisons Gedanken waren für sie eine Basis, auf der sie sich weiter überlegen konnten, was das Leben ihnen bedeutet und wie sie sich mit den ihnen wichtigen Zielen und Werten wieder vertraut machen und diese wieder aktivieren konnten.

Fiona schilderte, wie ihr durch die Neuerzählung deutlich geworden sei, was die Anorexie anstrebt, und dass sie eine Ahnung davon bekommen habe, wie eine Zukunft ohne Anorexie aussehen könnte. Das habe ihre Hoffnungen beflügelt. Obwohl sie an einem Punkt sei, an dem sie anorexiebegünstigende Gedanken nur schwer unterscheiden könne von den Gedanken, die für eine stärkere Präsenz im Leben sprachen, habe sie das Gefühl, Alisons Überlegungen hätten »geholfen, den Schleier etwas zu lüften«.

Louise war sehr gerührt und erzählte, wie mit dieser Neuerzählung etliches an Gewicht von ihren Schultern genommen worden sei, weil Gefühle von Versagen und Schuld sie so belastet hätten. Die Bestätigung, die sie durch die Neuerzählung erfahren habe, sei fast überwältigend gewesen und von ihr so nicht erwartet worden.

Fiona und Louise schilderten, wie Alisons Gedanken über ihre Beziehung sie berührt hätten. Sie weinten, als sie über die Enttäuschungen im Rahmen ihrer neuen Teamarbeit und über die Erfolge sprachen, die sie bei ihrem Projekt, Fionas Leben aus den Fängen der Anorexie und Louises Leben aus den engen Rollenerwartungen zu befreien, schon erzielt hatten.

Louise erwähnte, dass es sie beflügelt habe, wie Fiona ihr inneres Erleben der Perfektionsansprüche geschildert hat, dass sie dadurch ausdrücken konnte, was sie noch nie gesagt habe, und einige mit solchen Rollenerwartungen verbundenen Kräfte im Leben hinterfragen konnte. Fiona war sprachlos, als sie hörte, dass sie für ihre Mutter eine Quelle der Inspiration sei – eine großartige Neuigkeit für sie. Es schien, als ob diese Neuigkeit für Fiona ein Mittel gegen ihr Gefühl von Verzweiflung und Leere sei.

Jake war ganz angetan von Alisons Schilderung, wie er »eine Art entdeckt, sich zu biegen, die die größte Chance bietet, dass alle gut durchkommen«, die durchkommen müssen. Er gestand ein, dass er das als Herausforderung empfunden hat und Dinge tun musste, die er zuvor noch nie getan hatte. So habe er z. B. alte Gewohnheiten in seiner Beziehung zu Louise hinterfragen müssen – auch solche, in denen sich selbstverständliche Erwartungen spiegelten und gegen die Louise sich auflehne. Er sprach von der Abwehrhaltung, mit der er gekämpft habe, aber auch von den erfolgreichen Versuchen, »ein bisschen lockerzulassen«. Er sei ein wenig stolz auf die Tatsache, dass er inzwischen »weniger verklemmt« sei.

Nach der Sitzung, als alle sich verabschiedeten, fragte ich Alison, ob ihre Eltern vielleicht bereit wären, sich ihr in einer der nächsten Sitzungen anzuschließen, einem weiteren Gespräch mit Fiona und ihren Eltern zuzuhören und anschließend das Gehörte neu zu erzählen. Alison meinte, dass sie daran recht interessiert seien. Fiona, Louise und Jake waren von der Idee begeistert, und drei Sitzungen später waren Alisons Eltern ebenfalls anwesend.

Aus den Rückmeldungen und den Informationen über die weiteren Entwicklungen dieser Klienten ging hervor, dass diese beiden Sitzungen – die erste mit Alison als außenstehende Zeugin, die zweite mit Alison und ihren Eltern als Publikum – Wendepunkte in Fionas Leben auf dem Weg zur Erholung von ihrer Anorexie waren. Ich bin überzeugt, dass der Beitrag, den Alison und ihre Eltern zu diesen Wendepunkten leisteten, weit über jeden Beitrag hinausging, den ich als Therapeut hätte leisten können. Dies ist meistens der Fall, wenn ein ausgewähltes Publikum diese Rolle übernimmt. Doch ein solches Ergebnis ist eher unwahrscheinlich, wenn der Therapeut nicht die Fragen stellt, die die Neuerzählungen der Zuhörer effizient strukturieren. Die Fragen, die ich stellte, entsprachen den Fragekategorien, die ich durch jahrelange Erkundung solcher Neuerzählungen entwickelt hatte.

Im Folgenden skizziere ich nicht nur die Geschichte des Verfahrens, ein Publikum in das Therapiegespräch einzubeziehen, sondern auch die Ideen, die zur Verfeinerung des Verfahrens beigetragen haben, und die Fragekategorien, die solche Neuerzählungen strukturieren. Ferner diskutiere ich Aspekte, die Voraussetzung für ein gutes Resultat dieses Verfahrens sind.

4.2 Publikum einbeziehen: Definitionszeremonien in der therapeutischen Praxis

In den 1980er Jahren fing ich zusammen mit meinem Freund und Kollegen David Epston an, in meine Arbeit mit Familien Zuhörer aktiv einzubinden. Dies ging zum Teil auf unsere Beobachtung zurück, dass viele unserer kleinen und jungen Klienten spontan Zuhörer suchten, die positive Entwicklungen in ihrem Leben bezeugten. In Sitzungen mit Familien verliehen wir den Kindern z. B. Urkunden für besondere Leistungen aufgrund ihrer Bemühung, ihr Leben aus dem Griff quälender Probleme zu befreien. Die Kinder zeigten solche Urkunden stets anderen – vielleicht ihren Geschwistern, Cousinen, Freunden oder Schulkameraden. Dies hatte meistens den Effekt, dass das »Publikum« Fragen stellte und die Kinder Gelegenheit hatten, die in der Urkunde gewürdigten Leistungen zu beschreiben und manchmal ihr Können zu demonstrieren. Solche Fragen und Antworten aus dem »Publikum« spielten bei der Anerkennung positiver Entwicklungen im Leben dieser Kinder eindeutig eine Rolle und trugen dazu bei, diese Entwicklungen zu verstetigen und auszuweiten.

Das Verfahren, Zuhörer in unsere Arbeit mit Familien einzubeziehen, wurde auch von unseren Untersuchungen der narrativen Metapher beflügelt. Wir waren zutiefst beeindruckt, wie sehr das Leben eines Menschen von persönlichen Erzählungen geprägt wird und wie diese persönlichen Erzählungen in seinen Beziehungen zu den ihm wichtigen Menschen Mitautoren finden. Wir hatten erkannt, wie wichtig die Entstehung dichter Narrationen ist, um den Klienten diverse Möglichkeiten zu bieten, wie sie ihre Sorgen und Nöte angehen können. Solche Möglichkeiten waren uns bis dahin fremd gewesen. Es lag auf der Hand, dass das Publikum bei der Entwicklung dichter Narrationen eine entscheidende Rolle spielt.

Ein dritter Faktor, der für die Einbeziehung von Zuhörern sprach, war die Erkenntnis, dass persönliche Erzählungen von gesellschaftlich konstruierten kulturellen Normen, von den Institutionen einer Kultur und vom Machtgefüge dieser Einrichtungen geprägt sind. Sehr oft hatten Therapiegespräche zu persönlichen Erzählungen geführt, die diesen gesellschaftlich konstruierten Normen widersprachen und Handlungsoptionen boten, die dieses Machtgefüge in Frage stellten. Unter diesen Gegebenheiten hielten wir es für sehr wichtig, Zuhörer einzubeziehen, die Alternativen persönlicher Erzählungen bescheinigen würden. Daran konnte sich unter anderem ein Gefühl von Solidarität mit den Werten und Zielen im Leben entwickeln, wie sie sich in diesen persönlichen Erzählungen spiegelten. Das war sehr stützend in Situationen, in denen ansonsten das narrative Moment gehemmt gewesen wäre, was unseren Erwartungen nicht entsprochen hätte.

Diese Betrachtungen zur Rolle des Publikums zerstreuten jeglichen Gedanken daran, die Einbindung von Zuhörern in das therapeutische Arbeiten könnte zweitrangig sein. Doch zu dieser Zeit bezogen wir das Publikum noch selten direkt in Therapiegespräche ein. Wir baten vielmehr unsere Klienten, Personen zu benennen, deren Reaktion für bevorzugte Entwicklungen in ihrem Leben besonders stützend sein könnte, und halfen ihnen dann bei der Auswahl der Zuhörer. Häufig griffen wir auf schriftliche Dokumente zurück, z. B. auf »Urkunden«, »Diplome«, »Erklärungen« usw. (White 2009).

Viele Jahre lang war diese Art der Einbindung eines Publikums ein konstantes Thema in unserer Arbeit. Anfangs rekrutierten wir die Zuhörer aus der Familie des Klienten und aus seinem Freundeskreis, dem schulischen und beruflichen Umfeld, dem Bekanntenkreis, zu dem wir auch Nachbarn und den »Ladenbesitzer um die Ecke« zählten, und manchmal hatten wir auch Zuhörer, die unseren Klienten unbekannt waren. Im Zuge der Weiterentwicklung des Verfahrens fragten wir dann frühere Klienten von uns, ob sie interessiert und bereit wären, uns bei der therapeutischen Arbeit zu unterstützen und dadurch zur Lösung von Problemen anderer Menschen beizutragen. Diese Einladung ist bis heute meistens auf große Resonanz gestoßen – und Klienten tragen sich mehr als bereitwillig in unsere Liste ein. Ich kann an einer Hand abzählen, wie viele Male in all den Jahren diese Einladung abgelehnt wurde.

4.3 Der Ursprung der Definitionszeremonien

Die Arbeit der Kulturanthropologin Barbara Myerhoff (1982, 1986) half uns, eine umfassende Vorstellung davon zu entwickeln, wie bedeutsam der Beitrag eines Publikums ist. Ihr Verständnis von der Aufgabe einer »Definitionszeremonie« im Zusammenhang mit Identitätsprojekten ermutigte uns, Möglichkeiten zu erkunden und zu erarbeiten, wie wir Zuhörer für unsere Therapiegespräche gewinnen konnten, und solche Zuhörerreaktionen zu erforschen, die besonders effizient zur Entstehung dichter Narrationen und zur Verstetigung und Ausweitung der positiven Entwicklungen im Leben eines Menschen beizutragen schienen. Myerhoff beschreibt die Definitionszeremonie im Rahmen von Identitätsprojekten mit älteren Menschen einer Jüdischen Gemeinde in Venice, einem Stadtteil im Westen von Los Angeles. Diese Jüdische Gemeinde stand Mitte der 1970er Jahre im Fokus ihrer anthropologischen Feldforschung.

Viele der älteren Menschen dieser Jüdischen Gemeinde waren noch Kinder, als sie Ende des 19. und Anfang des 20. Jahrhunderts ihre *Schtetls* in Osteuropa verlassen hatten und in die USA immigriert waren. Im späteren Lebensalter fühlten sie sich dann vom milden Klima in Südkalifornien angezogen, das ihrer Gesundheit gut tat, und von den günstigen Wohnbedingungen in Venice mit seinem Strand. Viele dieser älteren Menschen waren isoliert, weil sie ihre Familien im Holocaust verloren oder die eigenen Kinder überlebt hatten. Diese Isolation hatte viele von ihnen existenziell verunsichert, was durch das Gefühl verstärkt wurde, für die größere Gemeinde, das unmittelbare Umfeld und sich selbst unsichtbar zu sein.

Mit der Unterstützung von Maurie Rosen, einer sehr engagierten und talentierten Organisatorin der Gemeinde, bauten sich diese Menschen ein Gefühl von Gemeinschaft auf. In dieser Gemeinschaft konnten sie sich erholen und ihr Lebensgefühl reaktivieren. Von allen Verfahren, die zu dieser Erholung und Reaktivierung führten, war die Definitionszeremonie die wichtigste. Mit dem Begriff *Definitionszeremonie* beschrieb Myerhoff die Foren, in denen die Mitglieder der Gemeinde zusammenkamen und die Möglichkeit hatten, Geschichten aus ihrem Leben zu erzählen und neu zu erzählen, durchzuspielen und von neuem durchzuspielen. In diesen Foren hatten die älteren Menschen Gelegenheit, nach ihrer eigenen Maßgabe vor den Augen von Mitgliedern der Gemeinde und von Außenstehenden, die zu den Foren eingeladen worden waren, wieder in Erscheinung zu treten (Myerhoff 1982, p. 105):

> Wenn eine Kultur fragmentiert und massiv in Unordnung ist, kann es schwer sein, ein gutes Publikum zu finden. Wenn Gelegenheiten sich nicht natürlich ergeben, müssen sie künstlich geschaffen werden. Ich nenne solche Veranstaltungen »Definitionszeremonien« und verstehe darunter kollektive Selbstdefinitionen, die insbesondere darauf abzielen, einem nur auf diese Weise verfügbaren Publikum eine Interpretation darzubieten. Dieses muss mit allen nötigen Mitteln fasziniert und dazu gebracht werden, die Wahrheit der Geschichte der Gruppe so zu sehen, wie die einzelnen Mitglieder sie verstehen. Sozial ausgegrenzte Menschen, verachtete, unbeachtete Gruppen, Personen mit »beschädigter Identität« – wie Erving Goffman es nennt – suchen immer wieder Gelegenheit, um vor anderen Menschen im Licht ihrer eigenen internen Interpretation zu erscheinen.

Die Definitionszeremonien waren ein Mittel gegen die Auswirkungen der Isolation, die die Menschen dieser Gemeinde erlebten, und gegen das daraus resultierende Gefühl, unsichtbar zu sein. Die Aufgabe von Definitionszeremonien beschreibt Myerhoff so (1986, p. 267):

> Definitionszeremonien befassen sich mit den Problemen der Unsichtbarkeit und Ausgrenzung; sie sind Strategien, die den Menschen eine Gelegenheit bieten, sichtbar zu sein und nach eigener Maßgabe Zeugen für ihren Wert, ihre Vitalität und Existenz zu gewinnen.

Die Teilnahme an solchen Definitionszeremonien begünstigte ein Lebensethos, das darauf beruhte, »dürftige« Rückschlüsse auf die eigene Identität zu vertreiben und »ergiebigen« Rückschlüssen neue Kraft zu geben – das Leben war für die Menschen dieser Jüdischen Gemeinde ein Identitätsprojekt. Solche Identitätsprojekte zeichneten sich durch eine besondere selbstreflexive Bewusstheit aus. Aufgrund dieser Bewusstheit war den Mitgliedern der Gemeinde klar, dass sie kontinuierlich an der Konstruktion ihrer eigenen Identität und der anderer Menschen mitwirkten. Aufgrund dieser Bewusstheit war ihnen klar, wie kreativ sich ihre Beiträge auf die Gestaltung ihres eigenen Lebens auswirkten. Aufgrund dieser Bewusstheit konnten sie »Verantwortung dafür übernehmen, sich selbst zu erfinden und doch das Gefühl von Authentizität und Integrität zu bewahren« (Myerhoff 1982, p. 100). Dadurch konnten die Mitglieder dieser Jüdischen Gemeinde in die Gestaltung ihres Lebens so eingreifen, dass ihre Initiativen mit dem harmonierten, was für sie wertvoll war.

Myerhoff umreißt das Außergewöhnliche dieses Phänomens folgendermaßen (ebd. S. 100):

> Manchmal wirken Bedingungen zusammen, die eine Generationenkohorte akut verunsichern, dann nehmen diese Menschen aktiv teil an ihrer eigenen Geschichte und entwickeln ihre eigenen scharfsinnigen, nachdrücklichen Selbstdefinitionen und Erklärungen für ihr Schicksal, ihre Vergangenheit und Zukunft. Dann sind sie wissende Akteure in einem Geschichtsdrama, dessen Skript sie schreiben, und nicht mehr die Probanden irgendeiner Studie. Sie »konstruieren« sich, und manchmal »erfinden sie sich sogar neu«, und diese Aktivität ist nicht zwangsläufig oder automatisch, sondern besonderen Menschen unter besonderen Bedingungen vorbehalten.

In den Handlungen der Mitglieder dieser Gemeinde spiegelte sich ein Verständnis von Identität, die demnach

- eine öffentliche und soziale Leistung ist und keine private und individuelle Leistung,
- von historischen und kulturellen Kräften geprägt ist und nicht von Kräften der menschlichen Natur, wie diese menschliche Natur auch immer gesehen wird,
- entsteht, wenn das Gefühl von Authentizität entwickelt wird durch soziale Prozesse, in denen die Ansprüche an die eigene Identität und Geschichte anerkannt werden (dies steht im Kontrast zu der Vorstellung, Authentizität im Leben dadurch zu finden, dass man die Essenzen des »Selbst« identifiziert und zum Ausdruck bringt, indem man nach innen schaut).

Wendungen wie »kollektive Selbstdefinitionen«, »vor anderen … erscheinen«, »Zeugen für ihren Wert, ihre Vitalität und Existenz zu gewinnen« und »einem nur auf diese Weise verfügbaren Publikum eine Interpretation darzubieten« betonen, wie essenziell der Beitrag des Publikums an solchen Definitionszeremonien ist. Die Reaktion des Publikums auf die Geschichten, die man in diesen Foren erzählte und durchspielte, bestätigten diese Geschichten. Dadurch, dass das Publikum die Identitätsansprüche[7], die in diesen Geschich-

7 Der Begriff *Anspruch* wird hier nicht im abwertenden Sinn gebraucht. Er weist vielmehr auf die Vorstellung hin, dass alle Gedanken über die eigene Identität mit Identitätsansprüchen beginnen, die sozial konstruiert sind, und dass diesen Ansprüchen durch die soziale Bestätigung Wahrhaftigkeit zugesprochen wird. Durch diese soziale Bestätigung wird den

ten zum Ausdruck kamen, würdigte, bekamen diese ihre Legitimität. Dadurch, dass das Publikum diese Geschichten anerkannte, trug es wesentlich dazu bei, dass sich die Mitglieder der Gemeinde mit ihren Ansprüchen an das Leben identifizieren konnten. In diesen Foren »wirkte« das Publikum manchmal »im Drama eines anderen Menschen mit« und wurde zu »Zeugen, die einen Plot fast unwissentlich voranbringen« (Myerhoff 1986, p. 284):

> Diese alten Menschen … ziehen den Vorhange beiseite zwischen dem Realen und dem Irrealen, dem Imaginierten und dem Wirklichen, um die Schwelle zu überschreiten, und ziehen, schleppen Zeugen hinter sich her, die oft zu ihrer Überraschung feststellen, dass sie irgendwie im Drama eines anderen Menschen mitwirken … Wenn sie [die Zeugen] die Schwelle überschritten haben, werden sie *Der Fünfte im Spiel*[8], sie werden zu Zeugen, die einen Plot fast unwissentlich voranbringen; ihre Geschichte ist nicht ganz ihre eigene, aber sie lebt weiter, eingewoben im Stoff des Lebens anderer Menschen.

Myerhoff betonte, wie wichtig die aktive Mitwirkung der außenstehenden Zeugen bei Definitionszeremonien sei. Aus ihrer Sicht waren es die Neuerzählungen, die in den Erzählungen der Betroffenen ausgedrückte Identitätsansprüche kraftvoll legitimieren. Die Neuerzählungen der Zuhörer gaben diesen Ansprüchen einen »stärkeren öffentlichen und faktischen« Charakter und hatten die Funktion, diese auszuschmücken und zu autorisieren. Die Neuerzählungen des Publikums förderten bei den Mitgliedern der Gemeinde das Gefühl, sich mit ihren Ansprüchen an das Leben identifizieren zu können. Die Neuerzählungen der Zuhörer spielten die Hauptrolle bei der Erneuerung des Gefühls persönlicher Authentizität.

4.4 Definitionszeremonien in der therapeutischen Praxis

Myerhoffs Beschreibung der Aufgabe der Zeugen bei solchen Definitionszeremonien erinnerte uns an die Entdeckungen, die wir in

---

Identitätsansprüchen ein Wahrheitsstatus zugeschrieben, der das Leben eines Menschen und die Reaktionen anderer auf das Handeln dieses Menschen stark prägt.

8 Nach dem Roman des kanadischen Autors Robertson Davies (1913–1995) *Fifth Business* – Anm. d. Übers.

unserer therapeutischen Praxis gemacht hatten – Entdeckungen, wie relevant das Publikum für Klienten ist, damit dichte Narrationen entstehen, sie komplexe Gedanken über ihre Identität entwickeln und positive Resultate in ihrem Leben verstetigen und ausweiten können. Ähnlich wie die älteren Menschen in der Jüdischen Gemeinde in Venice erlebten auch wir, dass die Zuhörer in unseren Therapiesitzungen den Klienten die Möglichkeit gaben,

- nach ihrer eigenen Maßgabe vor den Augen der Mitglieder der Gemeinde und vor den Augen der geladenen Außenstehenden wieder in Erscheinung zu treten,
- eine Würdigung der in ihren Geschichten ausgedrückten Identitätsansprüche zu erfahren,
- die Legitimität dieser Identitätsansprüche zu erfahren und
- in die Gestaltung ihres Lebens so einzugreifen, dass ihre Initiativen mit dem harmonierten, was für sie wertvoll war.

Natürlich spielten die Zuhörer, die wir in unsere Arbeit einbezogen, die Rolle von Zeugen, die den Identitätsansprüchen der Klienten einen »stärkeren öffentlichen und faktischen« Charakter gaben und »einen Plot fast unwissentlich« voranbrachten.

Nachdem wir verstanden hatten, wie wichtig die Mitwirkung von Zuhörern bei unserer therapeutischen Arbeit ist, konzentrierten wir uns stärker darauf, ihnen Neuerzählungen darüber zu entlocken, was sie aus den Schilderungen des Klienten über positive Entwicklungen in seinem Leben herausgehört hatten. Doch zu dieser Zeit wirkte das Publikum meistens nur indirekt an unserer Arbeit mit.

Tom Andersen (Andersen 1990) gab mit seiner »Arbeit des Reflektierenden Teams« den Anstoß, das Publikum in Therapiesitzungen direkter einzubeziehen. Wir rekrutierten direkt mitwirkende Zuhörer zuerst aus dem Umfeld der Klienten und unserem eigenen Umfeld. Später luden wir auch Zuhörer aus der Profession ein. Um diese Zeit herum fing ich an zu erforschen, welche Aspekte der Neuerzählungen durch außenstehende Zeugen besonders effizient zur Entstehung dichter Narrationen beitrugen. Der folgende Abschnitt enthält einige Ergebnisse dieser Untersuchungen, die sich auf die an Definitionszeremonien orientierte Struktur der Sitzungen und die Kultur der Anerkennung konzentrierten, wie sie mit solchen Neuerzählungen durch Zuhörer verbunden ist.

4.5 Die Struktur der Definitionszeremonie

In der therapeutischen Praxis unterscheidet man drei Phasen:

1. Erzählung: Die Person, für die die Definitionszeremonie gedacht ist, erzählt ihre signifikante Lebensgeschichte.
2. Neuerzählung: Die außenstehenden Zeugen erzählen die Geschichte dieser Person neu.
3. Neuerzählung der Neuerzählung: Die Person im Zentrum der Definitionszeremonie erzählt die Geschichte der außenstehenden Zeugen neu.

4.5.1 Die Erzählung

In der ersten Phase spricht der Therapeut mit den Klienten, während die außenstehenden Zeugen zuhören. In dem Gespräch stellt der Therapeut Fragen, die die Klienten zum Erzählen wichtiger Geschichten aus ihrem Leben motivieren, welche hinsichtlich individueller und Beziehungsidentität relevant sind. Die außenstehenden Zeugen hören den Geschichten aufmerksam zu und bereiten sich darauf vor, das Gehörte neu zu erzählen.

In der Sitzung mit Fiona, ihren Eltern und Alison sprach ich zuerst mit Fiona und ihren Eltern. Dieses Gespräch ermöglichte, die im Leben und in den Beziehungen dieser Familie bestehenden Arbeitsweisen der Anorexie, die entsprechenden Erfahrungen der Familie und die vielen Kräfte, die die Anorexie stützten, zu erkunden. Es ermöglichte auch, den für die Anorexie ungünstigen Entwicklungen, den Gründen für diese Entwicklungen und der Frage nachzugehen, was diese Entwicklungen darüber aussagen, was den Familienmitgliedern wichtig war, und zu erforschen, welche Geschichte diese Entwicklungen hatten. Während dieser Zeit war Alison in der Rolle des Publikums, d. h. der außenstehenden Zeugin dieses Gesprächs, das ich als die *Erzählung* bezeichne. Alison beteiligte sich an diesem Gespräch nicht aktiv, sondern bezeugte es von außerhalb.

4.5.2 Die Neuerzählung

Zu gegebener Zeit tauschen die außenstehenden Zeugen die Rolle mit den Menschen, deren Leben im Zentrum der Definitionszeremonie steht. Diese sind nun in der Position des Publikums und hören der Neuerzählung der außenstehenden Zeugen zu. Diese Neuerzählung wird meistens durch die Fragen des Therapeuten strukturiert. Sie erzählt nicht den gesamten Inhalt der Erzählung neu und ist auch keine Zusammenfassung dessen, was die außenstehenden Zeugen gehört haben. Sie ist eine Neuerzählung von Aspekten der ursprünglichen Erzählung, die den außenstehenden Zeugen aufgefallen sind; eine Neuerzählung, in der genau diese Aspekte auf den Punkt gebracht und ausgeschmückt werden, sodass die Neuerzählung die Grenzen der ursprünglichen Erzählung signifikant übersteigt. Dies trägt zu einer reichhaltigen Beschreibung der Beziehungen und Identitäten der Klienten bei. Die Neuerzählungen durch außenstehende Zeugen knüpfen die Geschichten aus dem Leben von Menschen auch um gemeinsame Themen herum, und sie klingen kräftig nach, weil in ihnen auf sehr anerkennende Weise lebhaft das dargestellt wird, was den Klienten wertvoll ist.

Als die Geschichte von Fiona und ihren Eltern hinreichend entfaltet war, um Alison eine Basis für ihre Reaktion zu geben, bat ich die drei in die Zuhörerrolle und fing an, mit Alison über das Gehörte zu sprechen. Mithilfe meiner Fragen entwickelte Alison eine Neuerzählung, die lebhaft das zum Ausdruck brachte, was Fiona und ihren Eltern wichtig war. Anhand dieser Fragen konnte Alison die Aspekte der Erzählung identifizieren, die ihr besonders aufgefallen waren und ihr Interesse geweckt hatten. Sie sprach darüber, welche Bilder und Vorstellungen die Formulierungen in der Erzählung bei ihr wachriefen, welche dieser Ausdrucksformen sie an eigene Erfahrungen erinnert und wie sehr diese Formulierungen sie persönlich berührt hatten. Auf diese Weise brachte Alisons Neuerzählung Elemente der ursprünglichen Erzählung auf den Punkt, überstieg diese aber auch in einigen Aspekten. Die Neuerzählung trug signifikant zur Entstehung einer dichten Narration bei, in der die Beziehung zwischen Fiona, ihren Eltern und ihren Identitäten neu definiert wurde. Dies gelang, indem jeder sein Leben mit dem Leben der anderen durch spezifische Themen verknüpfte, die sich darauf bezogen, was der Einzelne vom Leben erwartete und ihm wichtig war. In einer Folgesitzung, in der auch Alisons Eltern als außenstehende Zeugen fungierten, wurden die Geschichten aus ihrem Leben ebenfalls mit diesen Themen verknüpft.

Ein entscheidender Aspekt der Neuerzählung durch außenstehende Zeugen ist der, dass sie an eine Kultur der Anerkennung anschließen, die sich durch vier große Fragekategorien beschreiben lässt. Ich verwende den Begriff *Frage*, um zu betonen, dass Neuerzählungen nicht nach dem Motto »Alles ist erlaubt« durchgeführt werden, sondern durch die Fragen des Therapeuten strukturiert sind. Bei den Neuerzählungen geht es ausdrücklich *nicht* um:

- Beifallsbekundungen (bestätigen, Positives herausgreifen, beglückwünschen),
- Betonung von Stärken und Ressourcen,
- moralische Urteile über oder Bewertungen von Lebensgeschichten nach kulturellen Normen (egal, ob diese Urteile und Bewertungen positiv oder negativ sind),
- Interpretation und Hypothesenbildung,
- Interventionen zur Lösung der Probleme der Klienten,
- Ratschläge oder Moralpredigten,
- Umdeutung von Ereignissen aus dem Leben der Klienten,
- Aufnötigung alternativer Lebensgeschichten,
- Hilfestellung bei den Sorgen und Nöten der Klienten oder
- Mitleid mit anderen Menschen.

Die Reaktionen außenstehender Zeugen sind weniger auf Empathie und Sympathie ausgelegt, sondern auf Widerhall – und sie sind am effizientesten, wenn sie das, was den Menschen wichtig ist, auf eine Weise abbilden, die in ihnen nachklingt.

Wenn ich sage, worum es in diesen Neuerzählungen *nicht* geht, liegt es mir fern zu behaupten, dass alles, was automatisch als Würdigung daherkommt, eine unangemessene Reaktion auf Ereignisse in einem Menschenleben ist. Die Berechtigung anerkennender Reaktionen im Alltag steht außer Zweifel; häufig ist es angebracht und wichtig, jemandem zu gratulieren, ihn zu bestätigen, Ratschläge zu erteilen usw. In Definitionszeremonien tragen solche Reaktionen jedoch wenig zur Entwicklung dichter Narrationen bei; sie fördern eher dürftige Gedanken über das Leben.

Viele der oben aufgelisteten Reaktionsweisen implizieren Bewertungen: Eine Gratulation impliziert z. B., dass der Beglückwünschte nach bestimmten Kriterien eine gute Leistung erbracht hat und die Beglückwünschenden in einer Wissensposition sind, aufgrund der sie eine Bewertung vornehmen. Der therapeutische Kontext ist kein Alltagskontext. Und Klienten können durch Glückwünsche seitens des Publikums den Eindruck bekommen, dass sie bevormundet werden, dass das Publikum ihre Situation oder Probleme nicht versteht oder auf die leichte Schulter nimmt, dass es unehrlich ist oder sie lächerlich machen und verspotten will. Weil im therapeutischen Kontext Machtbeziehungen am Wirken sind, führen derlei Erfahrungen dazu, dass Klienten sich vom Therapeuten und von den außenstehenden Zeugen entfremdet fühlen.

Als Therapeut hat man eine ethische Verantwortung für die Konsequenzen, die aus der Mitwirkung von Zuhörern in Therapiesitzungen entstehen. Dieser Verantwortung kann er am besten dadurch Rechnung tragen, dass er die Neuerzählungen der außenstehenden Zeugen strukturiert. Das heißt nicht, dass die Mitwirkung des Publikums eingeschränkt wird. Im Gegenteil: Die Strukturierung schafft sogar Bedingungen, unter denen außenstehende Zeugen über automatische Denkmuster hinausgehen und das zum Ausdruck bringen, was sie sonst nicht zum Ausdruck gebracht hätten. Neuerzählungen sind generell nicht eingeengt durch vertraute und selbstverständliche Reaktionen auf Geschichten aus dem Leben von Klienten.

Neuerzählungen, die nach den vier folgenden Fragekategorien strukturiert werden, können bei Klienten einen starken Widerhall erzeugen. Dieser Widerhall trägt erheblich dazu bei, dass sich dichte Narrationen sowie mehr Vertrautheit mit den im Leben wichtigen Dingen entwickeln und negative Gedanken über Leben und Identität abgebaut werden und verschwinden. Durch diesen Widerhall erleben Klienten auch leichter das Gefühl zu wissen, wie sie ihre Sorgen und Nöte angehen sollen.

Bevor ich mich den vier Fragekategorien zuwende, will ich skizzieren, wie ich außenstehende Zeugen auf die Definitionszeremonie vorbereite.

Außenstehende Zeugen vorbereiten

In den meisten Fällen führe ich mit außenstehenden Zeugen ein kurzes Gespräch, bevor die Sitzung beginnt. Ich informiere sie darüber, dass ich sie bei ihrer Neuerzählung bitten werde,

- sich an einer Kultur der Anerkennung zu orientieren, die ich für die Entstehung dichter Narrationen als besonders relevant ansehe,
- Neuerzählungen zu generieren, die das Resultat genauen Zuhörens sind und Aspekte der Geschichte enthalten, die ihnen aufgefallen sind,

- diese Neuerzählungen so zu formulieren, dass sie nicht aufnötigend wirken,
- persönliche Reaktionen zu zeigen, wenn sie schildern, warum ihnen bestimmte Dinge aufgefallen sind und wie das auf sie gewirkt hat, und
- nicht die gängigen Reaktionen auf die Geschichten aus dem Leben anderer Menschen zu zeigen und z. B. keine Meinung zu äußern, keine Ratschläge zu erteilen, keine Urteile abzugeben und keine Hypothesen aufzustellen.

Anschließend teile ich ihnen mit, dass ich sie durch eine Frage unterbrechen werde, wenn diese nach meinem Gefühl zu Reaktionen führen könnte, die der Entwicklung dichter Narrationen förderlicher wären, oder wenn sich die Neuerzählung meiner Ansicht nach auf eine Art der Anerkennung zubewegt, die der Kultur widerspricht, die in solchen Neuerzählungen reproduziert werden soll. Ich erkläre auch, dass ein solcher »Zwischenruf« gerechtfertigt ist, weil ich die volle ethische Verantwortung für die Konsequenzen der Neuerzählung durch außenstehende Zeugen habe. Diese Information wird von außenstehenden Zeugen stets begrüßt, weil sie ihnen die Angst vor der bevorstehenden Aufgabe nimmt und sie nun wissen, dass sie auf meine Fragen antworten können, ohne sich selbst kontrollieren zu müssen, was ihre Rektionen völlig einschränken würde.

Danach erläutere ich die vier Fragekategorien, die das Gespräch mit den außenstehenden Zeugen strukturieren, wobei ich sorgfältig darauf achte, dass ich eine ihnen vertraute Sprache gebrauche, ihren kulturellen Hintergrund, ihr Lebensalter und ihren Entwicklungsstand berücksichtige. Jetzt können Kopien mit der folgenden (oder einer ähnlichen) Beschreibung ausgehändigt werden.

Die vier Fragekategorien

1. *Der Fokus liegt zu Beginn auf dem Ausdruck:*
   Ich werde Sie bitten, das zu schildern, was Ihnen am meisten aufgefallen ist: was Ihre Aufmerksamkeit erregt oder Ihre Vorstellungskraft geweckt hat. Dabei sind vor allem Ausdrucksformen interessant, die Ihnen einen Eindruck davon gegeben haben, was der Person im Leben wichtig ist. Ausdrücken kann sich die Person mit Worten oder Wendungen oder auch durch Stimmungen und Gefühle. Dadurch, dass Sie über die Ausdrucks-

formen sprechen, die Ihnen aufgefallen sind, signalisieren Sie der Person, dass Sie ein besonderes Interesse an ihrem speziellen Leben haben – und nicht an generell menschlichen Themen interessiert sind. Die Fokussierung auf die spezifischen Ausdrucksformen der Person verleiht Ihrer Neuerzählung Präzision.

2. *Der Fokus liegt anschließend auf dem Bild:*
Ich werde Sie bitten, die Bilder zu beschreiben, die Ihnen beim Zuhören in den Kopf gekommen sind – Bilder, die durch die Ausdrucksformen evoziert wurden, die Ihnen aufgefallen sind. Solche Bilder können Metaphern des Lebens der Person oder Vorstellungen von ihrer Identität oder ihren Beziehungen sein. Sie können sich auch in Form eines »Gefühls« bemerkbar machen, das sie aus dem Leben der Person kennen. Nachdem Sie diese Bilder beschrieben haben, werde ich Sie bitten, darüber nachzudenken, was diese Bilder und Vorstellungen über die Ziele, Werte, Überzeugungen, Hoffnungen, Bestrebungen, Träume und Verpflichtungen der Person aussagen könnten – d. h. darüber, was die Person im Leben will und was ihr wichtig ist. Ich werde Sie danach fragen, was diese Bilder über Leben und Identität der Person aussagen könnten. Aber ich werde Sie nicht bitten, konkrete Schlüsse daraus zu ziehen.

3. *Danach liegt der Fokus auf dem Widerhall:*[9]
Ich werde Sie um eine Antwort auf die Frage bitten, warum Ihnen gerade diese Ausdrucksformen aufgefallen sind, und dabei besonderen Wert darauf legen, welche dieser Ausdrucksformen eine Saite in ihrer persönlichen Geschichte angerührt hat. Dadurch, dass Sie an den Ausdrucksformen der Person im Rahmen Ihrer eigenen Lebenserfahrungen interessiert sind, wird Ihr Interesse zu etwas, was ich oft als »beseeltes Interesse« – im Gegensatz zu einem entseelten Interesse – bezeichne. Anders ausgedrückt: Ihr Interesse wird sich eindeutig als persönliches Interesse und nicht als akademisches Interesse manifestieren, als engagiertes und vitales Interesse und nicht als distanziertes und

9 In diesem Kapitel verwende ich den Begriff *Widerhall*, um zwei unterschiedliche Phänomene zu beschreiben. Erstens beschreibe ich mit diesem Begriff die Neuerzählungen in einer Definitionszeremonie, weil in ihnen das, was der Person im Leben wichtig ist, stark nachklingt. Zweitens beschreibe ich mit diesem Begriff den Widerhall, wie er von den außenstehenden Zeugen erlebt wird. Diese Art der Resonanz erleben sie als Reaktion auf Ausdrucksformen der Klienten.

theoretisches Interesse. Hier ist besonders zu erwähnen, welche Erfahrungen aus Ihrer persönlichen Lebensgeschichte diese Ausdrucksformen beleuchten und Ihnen in Erinnerung brachten. Kollegen und Kolleginnen erinnern sich an diesem Punkt vielleicht an bestimmte Erfahrungen in Therapiegesprächen.

4. *Am Schluss liegt der Fokus auf dem Bewegtsein:*
   Ich werde Sie bitten zu schildern, inwieweit Sie von den Lebensgeschichten, die Sie als Zeuge gehört haben, berührt worden sind. Es ist fast unmöglich, gewaltige Dramen aus dem Leben anderer Menschen zu bezeugen, ohne davon bewegt zu sein. Das Wort »bewegt« verstehe ich hier in einem weiten Sinn. Denken Sie einmal darüber nach, an welche Orte diese Erfahrung Sie geführt hat – Orte, an die Sie nicht gelangt wären, wenn Sie nicht hier, sondern im Garten oder einkaufen gewesen wären. Dies ist vielleicht eine gute Vorbereitung auf meine Fragen, wo diese Erfahrung Sie hingeführt hat – in Ihren Gedanken über Ihr Leben, in Ihrem Lebensverständnis, in Ihren Lebensperspektiven generell. Wo hat diese Erfahrung Sie hingeführt in Ihrer Vorstellung von Gesprächen, die Sie mit Persönlichkeiten aus Ihrem Leben führen könnten, oder in Ihrer Vorstellung von Handlungen, um Probleme in Ihrem Leben und Ihren Beziehungen zu lösen? Die Beantwortung dieser Fragen wird eine Schilderung ergeben, wie Ihr Leben so berührt worden ist, dass Sie ein anderer Mensch geworden sind, seit sie die Ausdrucksformen der Person bezeugt haben und darauf reagieren konnten.

Diese vier Fragekategorien werden den außenstehenden Zeugen in klaren Worten erläutert. Während sie der Erzählung der Klienten zuhören, konzentrieren sie sich darauf, wozu sie sich hingezogen fühlen, was dabei ihre Aufmerksamkeit weckt und welche Bilder, Vorstellungen oder Gedanken in ihnen wachgerufen werden. Das Material, das den außenstehenden Zeugen als Grundlage für ihre Reaktionen auf der dritten (Widerhall) und vierten (Bewegtsein) Fragestufe dient, entsteht als Reaktion auf meine Fragen, die ich ihnen während der Neuerzählung stelle.

Zur Veranschaulichung dieser Fragekategorien habe ich Alisons Neuerzählung auf einer »Landkarte der Definitionszeremonie« (Abb. 4.1) aufgezeichnet. Dabei handelt es sich um eine Kartierung der Gesprächsreise als schrittweise Bewegung durch die vier Phasen

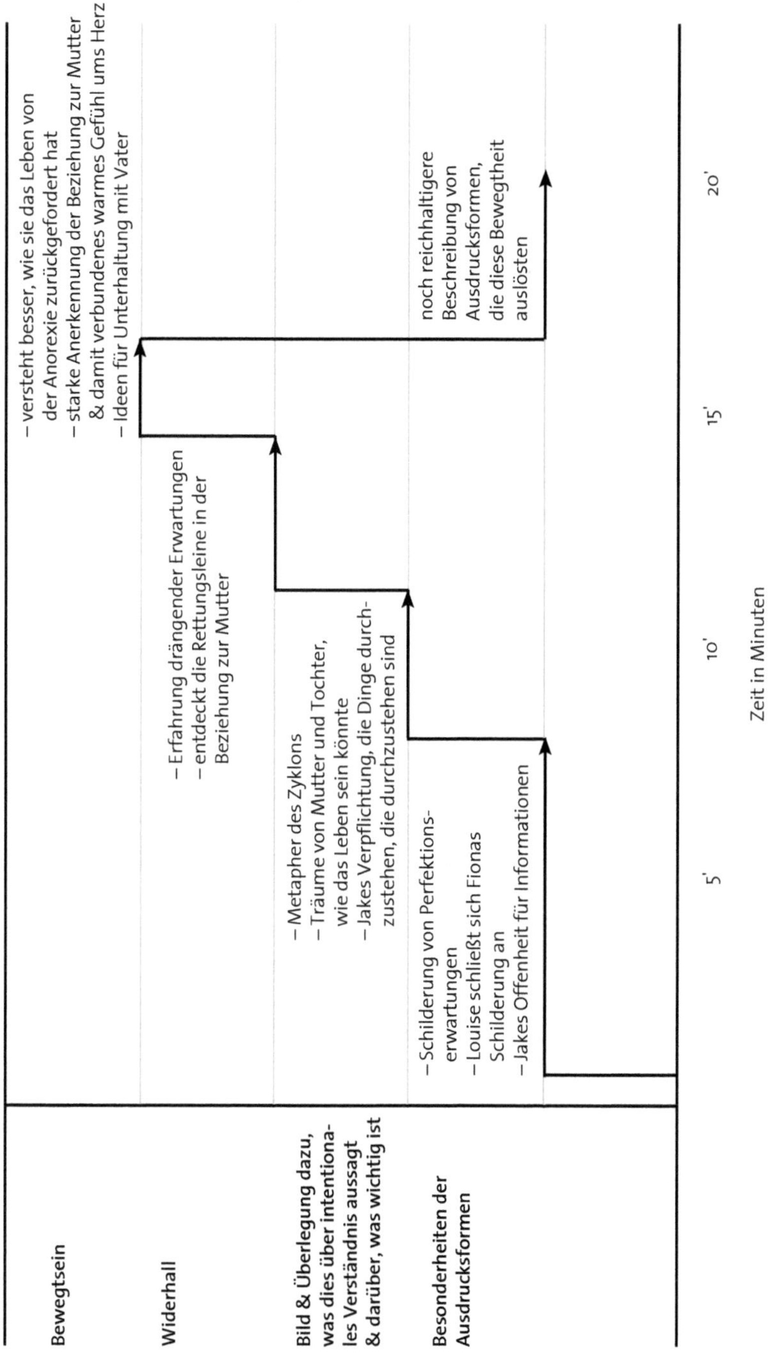

Abb. 4.1: Kartierung der Neuerzählung außenstehender Zeugen (Alison)

des Befragens der außenstehenden Zeugin. Doch der Verlauf von Alisons Neuerzählung war eigentlich nicht so linear; denn hin und wieder musste ich sie daran erinnern, sich auf die Formulierungen von Fiona, Louise und Jake zu konzentrieren. Dadurch, dass die Formulierungen der Klienten immer wieder ins Zentrum gerückt werden, ist sichergestellt, dass alle Antworten der außenstehenden Zeugin auf diese Formulierungen bezogen und mithin legitimiert sind – ein Merkmal von Definitionszeremonien narrativer Verfahren.

Die Fragekategorien Ausdruck, Bild, Widerhall und Bewegtsein habe ich bei meinen Untersuchungen der Publikumsmitwirkung in der therapeutischen Praxis entwickelt. Ich habe noch andere Fragekategorien, die meisten davon aus narrativen Lebenskonzepten, getestet, aber festgestellt, dass viele von ihnen zwar Einfluss hatten, die obigen vier Kategorien dichte Narrationen aber am effizientesten fördern. Diese Befunde beruhen auf meiner eigenen direkten Beobachtung der Effekte von Neuerzählungen und auf Rückmeldungen von Klienten aus den Definitionszeremonien.

Wie ich ferner feststellte, schienen solche Neuerzählungen für außenstehende Zeugen am kohärentesten und bedeutsamsten zu sein, die nach diesen vier Fragekategorien strukturiert waren. Wenn sich außenstehende Zeugen darauf konzentrieren, was ihnen an den Ausdrucksformen der Klienten besonders auffällt, ist ihr Bewusstsein meistens besonders empfänglich für assoziative Gedanken und Bilder von Leben und Identität, die durch eben diese Ausdrucksformen wachgerufen werden. Solche Bilder von Leben und Identität sind meistens reich an Metaphern, Analogien und Vergleichen und können in der Geschichte ihres Lebens Echos erzeugen. Genauso, wie wenn Schallwellen auf das Trommelfell treffen und es in Schwingungen versetzen, können Aspekte der persönlichen Erfahrung durch derlei Bilder in Resonanz geraten. Solche Erfahrungen, die bislang oft vernachlässigt wurden, »leuchten auf« und bringen die Erinnerungen wieder. Deshalb haben wir irgendwie das Gefühl, dass unser Leben mit den Geschichten unserer Klienten verbunden ist.

Bild, Echo, Widerhall und Katharsis

Bei den Begriffen *Bild, Echo* und *Widerhall* berufe ich mich auf das Werk des Wissenschaftsphilosophen Gaston Bachelard, der sich mit dem Bild des Tagtraumes und der Poesie des Bildes beschäftigt hat (Bachelard 1960). Viele seiner Gedanken sind generell für die therapeutische Praxis relevant und insbesondere für das Befragen außenstehender Zeugen. Diese drei Begriffe, die ich während des Befragens außenstehender Zeugen stets im Hinterkopf habe, haben die Art meiner Fragen signifikant geprägt.

Ein weiterer einflussreicher Terminus, der in der vierten Fragekategorie (Bewegtsein) impliziert ist, ist *Katharsis*. Bei diesem Begriff beziehe ich mich auf die klassische Definition der Katharsis als Phänomen, das als Reaktion auf die Bezeugung eines kraftvoll dargestellten Lebensdramas auftritt; insbesondere als Reaktion auf die Vorführung griechischer Tragödien. Nach dieser klassischen Definition ist eine Erfahrung dann kathartisch, wenn sie den Menschen bewegt – und zwar nicht nur im Sinne einer Bewegung der Gefühle, sondern auch in dem Sinne, dass er an einen anderen Ort bewegt wird, an dem er vielleicht

- eine neue Perspektive auf das Leben und seine Identität gewinnt,
- sich mit vernachlässigten Aspekten seiner Lebensgeschichte befasst,
- an positive Werte und Ziele in seinem Leben anknüpft,
- bis dahin unverstandenen Lebenserfahrungen einen neuen Sinn gibt,
- sich mit Lebenswissen und Lebensfähigkeiten, von denen er zuvor kaum etwas wusste, vertraut macht,
- bis dahin nie in Erwägung gezogene Schritte im Leben initiiert und
- über automatisch ablaufende Denkmuster hinausgeht.

Die Anwendung des Katharsisbegriffs steht nach meiner Überzeugung völlig in Einklang mit der Priorität, die der Schilderung der Besonderheiten in den Ausdrucksformen der Klienten beim Befragen außenstehender Zeugen zukommt. Grund dafür ist der, dass sich das Phänomen der Katharsis auf bestimmte Lebensäußerungen bezieht, die eine Saite in uns anrühren, die uns auffallen, die unsere Vorstellungskraft erwecken, die unsere Neugier entfachen und uns faszinieren.

Mithilfe des Katharsisbegriffs lassen sich die Wege ergründen, auf denen die Zuhörer von den Geschichten der Klienten bewegt worden sind. Er erleichtert auch die Anerkennung dieser Wege, auf denen die Geschichten uns zu Orten geführt haben, die wir nicht vorhersehen konnten. Und er zeigt uns, wie wir anerkennen können, dass solche kraftvollen Lebensäußerungen unser Leben geprägt haben und wir andere Menschen geworden sind als die, die wir gewesen wären, wenn wir diese Äußerungen nicht bezeugt hätten. Diese Würdigungen sind besonders kraftvoll dadurch, dass sie in den Besonderheiten ihres Einflusses gründen und nicht schöntuerisch oder schmeichlerisch sind.

Der Katharsisbegriff lässt sich nicht nur auf Neuerzählungen durch außenstehende Zeugen anwenden. Er ist auch für den Therapeuten selbst ein geeignetes Konzept, um die eigenen Reaktionen auf die alltäglichen Lebensdramen verstehen zu können, zu deren Zeugen wir in Therapiegesprächen, in Lehrveranstaltungen und in der Gruppenarbeit werden.

Außenstehende Zeugen haben manchmal Schwierigkeiten, das kathartische Moment zu erkennen. An solchen Punkten kann der Therapeut erkunden, welche Verzweigungen der außenstehende Zeuge auf der Ebene des Widerhalls möglicherweise erlebt. Dieser schildert z. B. im Rahmen der Anerkennung seines Widerhallerlebens, welchen Anteil eine Lieblingstante an seinem Leben und wie sie ihn durch schwere Zeiten begleitet hat, kann aber kein kathartisches Moment identifizieren. In diesem Fall kann der Therapeut den außenstehenden Zeugen kurz fragen, ob die Tante gewusst habe, wie wichtig ihr Beitrag war; verneint er diese Frage, kann der Therapeut ihn fragen, was es ihr bedeuten würde, wenn sie es wüsste, und inwieweit die direkte Anerkennung dieses Wissens sein Leben berühren könnte. Ein anderes Beispiel: Ein außenstehender Zeuge schildert eine Sehnsucht, die er auf der Ebene des Widerhalls erlebt hat, kann darin aber keine Spur von Katharsis erkennen. In diesem Fall kann der Therapeut ihn danach fragen, wie es ist, über diese Sehnsucht öffentlich zu sprechen: Wie ist das für Sie gewesen, hier offen über diese Sehnsucht zu sprechen? Welchen Effekt hat dieser Schritt? Wird es für Sie ein bisschen leichter sein, diese Sehnsucht für andere sichtbar zu machen? Wenn ja, was könnte die Konsequenz sein?

4.5.3 Die Neuerzählung der Neuerzählung

Nach der Neuerzählung kehren die außenstehenden Zeugen in die Rolle des Publikums zurück, und die Klienten werden gefragt, was sie aus der Neuerzählung herausgehört haben. Damit sind diese in der zweiten Runde der Neuerzählungen, d. h. bei der Neuerzählung der von den außenstehenden Zeugen präsentierten Neuerzählung.

Diese Runde erfolgt nach denselben vier Fragekategorien (Ausdruck, Bild, Widerhall und Bewegtsein), nur dass der Fokus der zweiten Fragekategorie (Bild) bei den Bildern von Leben und Identität des Klienten bleibt und nicht auf Bildern von Leben und Identität der außenstehenden Zeugen liegt. Anders gesagt: Der Klient wird nach den Metaphern oder Vorstellungen seines *eigenen* Lebens befragt, die die Neuerzählungen der außenstehenden Zeugen evoziert haben. Der Klient wird befragt nach:

- den Ausdrucksformen der außenstehenden Zeugen, die ihm aufgefallen sind,
- den Bildern oder Vorstellungen, die diese Ausdrucksformen wachgerufen haben (dieses Mal gehören die Bilder oder Vorstellungen zu seinem eigenen Leben und nicht zum Leben der außenstehenden Zeugen), und danach, was das über seine Pläne für sein Leben und über die ihm wichtigen Dinge aussagt,
- den persönlichen Erfahrungen, die diese Ausdrucksformen berührt haben, und
- dem Ort, an den ihn die Ausdrucksformen der außenstehenden Zeugen hingeführt haben in seinen Gedanken, Vorstellungen und Wahrnehmungen seines eigenen Lebens und in seinen Betrachtungen von Handlungsoptionen.

In dieser Phase der Sitzung mit Alison, Fiona, Louise und Jake fragte ich Fiona und ihre Eltern, was sie aus Alisons Neuerzählung herausgehört hätten, das ihnen besonders aufgefallen sei und ihr Interesse geweckt habe. Anschließend fragte ich sie, was diese Ausdrucksformen bei ihnen wachgerufen hätten: Bei Fiona war es eine Vision neuer Hoffnung auf eine Zukunft ohne Anorexie; bei Louise war es das Bild einer Mutter, die trotz enorm entmutigender Kräfte und angesichts der Beflügelung durch Fionas Initiativen, ihr Leben von der Anorexie zurückzufordern, durchgehalten hatte; bei Fiona und Louise war es ein Bild ihrer lebensspendenden Teamarbeit und von Frauen, die ungerechte Erwartungen an ihr Leben hinterfragen; bei Jake war es ein stärkeres Pflichtgefühl in Bezug auf Werte der Fairness, was sich daran zeigte, dass er die Herausforderung annahm, neue Beziehungsmuster mit Louise und Fiona auszuhandeln.

Ich fragte Fiona und ihre Eltern auch nach ihren persönlichen Erfahrungen, die in den von Fiona genannten Aspekten ihrer Neuerzählung mitgeschwungen hätten, und nach den Orten, zu denen sie in ihren Vorstellungen von und Überlegungen zu Möglichkeiten für ihr Leben gelangt seien, eben weil sie Publikum dieser Neuerzählung gewesen seien und an einer Neuerzählung dieser Neuerzählung mitwirkten. Ich erfuhr, dass Fiona unter anderem zu mehr Klarheit über die Arbeitsweisen der Anorexie und ihre Teamarbeit mit Louise gelangt sei; dass Louise einiges an Schuldgefühlen habe abbauen und neue Herausforderungen und Entwicklungen in ihrem eigenen Leben habe annehmen können, die Fionas Erfahrungen ganz ähnlich seien; und dass Jake ein paar Vorschläge habe, wie er einige bis dahin für selbstverständlich gehaltene Reaktionen auf Louise und Fiona modifizieren könne.

4.5.4 Die Übergänge zwischen den drei Stufen des Erzählens und Neuerzählens

Die Übergänge von der Erzählung zur Neuerzählung und zur Neuerzählung der Neuerzählung sind eigenständige und relativ formale Schritte. Bei der Neuerzählung ist es z. B. wichtig, dass außenstehende Zeugen das Publikum nicht einbeziehen; sie sprechen die Personen in der Zuhörerrolle nicht direkt an, sondern sprechen untereinander (oder mit dem Therapeuten) darüber, was sie aus der Erzählung der Personen herausgehört haben. Würden sie den Klienten direkt ansprechen, würden sie ihm den Zuhörerstatus nehmen. Das würde die Orientierung des Publikums tiefgreifend beeinflussen und das einschränken, was es ansonsten hören würde. Die Verwischung dieser beiden unterschiedlichen Positionen würde die Bedingungen verletzen, unter denen dichte Narrationen entstehen.

Um klare Übergänge zu erleichtern, ist es hilfreich, aber nicht unabdingbar, Einwegspiegel und Videokamera zu benutzen. Ich habe festgestellt, dass in vielen Settings, in denen ich mit Definitionszeremonien arbeite – Arbeit mit größeren Gruppen eingeschlossen –, derlei Hilfen selten verfügbar und oft auch nicht situationsgemäß sind. In solchen Kontexten sitzen die jeweiligen Zuhörer getrennt von den Erzählenden, die ihrerseits mit dem Therapeuten einen Kreis bilden.

Zur Beschreibung dieser Struktur von Definitionszeremonien in Therapiesitzungen habe ich drei Stufen des Erzählens und Neuerzählens eingeführt. Doch unter entsprechenden Umständen, mit ausreichend Zeit und Ausdauer der Mitwirkenden können diese Positionen von Zeit zu Zeit geändert werden und zu mehreren Ebenen des Erzählens und Neuerzählens führen. Man kann auch noch eine vierte Phase hinzunehmen, in der alle Parteien zusammenkommen und über ihre Erfahrung während der gesamten Sitzung sprechen. Diese vierte Stufe habe ich an anderer Stelle im Detail diskutiert (White 1995).

Das kathartische Moment ausdehnen

Die einzelnen Stufen von Definitionszeremonien können gegebenenfalls variiert werden, wenn der Klient das kathartische Moment des Gesprächs als äußerst hilfreich empfindet. Das ist besonders dann der Fall, wenn sein Gefühl individueller Kompetenz wenig ausgeprägt ist, was z. B. häufig bei stark traumatisierten Menschen vorkommt. Menschen, denen das Gefühl individueller Kompetenz fehlt, kommen sich oft wertlos vor, fühlen sich leer, hoffnungslos und wie gelähmt – als ob ihr Leben in der Zeit eingefroren wäre. Das kathartische Moment seitens außenstehender Zeugen – ihre Schilderungen, wie die gehörten Geschichten sie bewegt haben – kann in solchen Fällen ein gutes Gegenmittel sein.

Spürt der Therapeut, dass die Klienten durch die Neuerzählungen der außenstehenden Zeugen heftig in Schwingung geraten sind, kann er nach der Definitionszeremonie mit den außenstehenden Zeugen darüber verhandeln, das kathartische Moment auszudehnen. Diese »ausgedehnte Katharsis« soll außenstehenden Zeugen die Möglichkeit geben, die dauerhaften Wirkungen der Katharsis auf ihr Leben anzuerkennen. Eine solche Anerkennung kann entweder in Form von Notizen, Briefen, Hörkassetten oder Videobändern an die Klienten geschickt werden oder auch in Form anderer Gesten mitgeteilt werden, die das kathartische Moment von Ereignissen nach der Definitionszeremonie unterstreichen. Dazu ein Beispiel.

Marianne hatte schon lange an einem schweren und immer wiederkehrenden Trauma gelitten und mit dessen Konsequenzen gekämpft. In der zweiten Sitzung befragte ich Marianne in Anwesenheit dreier außenstehender Zeugen. Zwei davon waren frühere Klienten von mir, die wegen der Folgen eines Traumas behandelt worden waren. Die dritte Person, Hazel, war eine Beraterin, die sich auf die Arbeit mit traumatisierten Menschen spezialisiert hatte.

Im ersten Teil der Sitzung fragte ich Marianne nach ihrer traumatischen Erfahrung, den daraus resultierenden Konsequenzen für ihr Leben, ihren Reaktionen auf das Trauma und Gründen ihrer Reaktionen. Dann befragte ich die außenstehenden Zeugen und bemerkte dabei, dass Marianne vor allem Hazels Anerkennung des kathartischen Moments aufgefallen war. Im Rahmen dieser Anerkennung hatte Hazel von neuen Erkenntnissen darüber gesprochen, was ihr in der Arbeit mit zwei Klientinnen, die sie wegen Traumafolgen gerade behandelte, helfen könnte. Hazel sagte, dass sie sich in der Arbeit mit diesen beiden Frauen bis dahin etwas blockiert gefühlt habe und enttäuscht gewesen sei, keinen gangbaren Weg zu sehen. Außerdem habe sie seit etwa einem Monat die Sorge, an diesen Klientinnen zu scheitern. In ihrer Neuerzählung als außenstehende Zeugin schilderte Hazel diese neuen Erkenntnisse und die Möglichkeiten, die sich in ihren Therapiegesprächen mit ihren Klientinnen eröffnen könnten. Ihre Anerkennung des kathartischen Moments beendete sie mit den Worten: »Was ich von Marianne gehört habe, hat mir eine klare Vorstellung davon gegeben, wie ich die Arbeit mit diesen beiden Frauen fortsetzen kann.« Als ich Marianne nach ihrer Reaktion auf die Neuerzählungen der außenstehenden Zeugen befragte, schilderte sie in epischer Breite ihren potenziellen Beitrag zu Hazels Arbeit. Sie schien voller Ehrfurcht zu sein: »Ich sehe mich immer als etwas, das nutzlos ist und nur eine Last für andere. Wer hätte jemals gedacht, dass ich etwas mache, das jemandem helfen könnte? Das ist ein großes Ding, das ich erst begreifen muss, ja wirklich. Das dauert!«

Am Ende der Sitzung war Hazel sich der Signifikanz ihrer Anerkennung des kathartischen Moments überaus bewusst. Zwei Wochen später erhielt mein Büro zwei Briefe, die an Marianne adressiert waren, und eine beiliegende Notiz von Hazel. In der Notiz erklärte Hazel, dass die Briefe von ihr und den beiden damals erwähnten Klientinnen gemeinsam verfasst worden seien und schilderten, wie Mariannes Lebensgeschichte ihnen neue Wege im Umgang mit den Folgen ihres Traumas aufgezeigt habe. Hazel schlug außerdem vor, dass Marianne in der nächsten Sitzung die beiden Briefe vorlesen sollte.

Marianne war von diesen Briefen so bewegt, dass sie zwei Pausen einlegen musste, um – in ihren Worten – »mich wieder einzukriegen«. Sie war sehr gerührt von den Geschenken, die sie in den beiden Umschlägen entdeckte. Einem Brief lag eine schöne, selbstgefertigte

Karte mit einem Text bei, der Mariannes Beitrag würdigte. Im anderen Umschlag waren fünf Gutscheine für Kaffee und Kuchen in einem Café.

Einige Zeit später teilte Marianne mir mit, dass sie in ihrem ganzen Leben noch nie so eine Art von Anerkennung erlebt habe – sie sei »Lichtjahre« von allem ihr Bekannten entfernt. Es sei auch wichtig gewesen, dass diese Anerkennung nicht in einer Form gewesen sei, die sie hätte zurückweisen oder leugnen können; diese Anerkennung habe sie auch nicht als Versuch erlebt, Positives herauszustellen, sondern als faktische Schilderung der kleinen Wellen, die von ihren Formulierungen ausgegangen seien. Das gebe ihr Mut für neue Initiativen, um sich von ihrem Lebenstrauma zu erholen. Ich erfuhr auch, dass diese Erfahrung eine lang gehegte, geheime Hoffnung bestätigt habe, dass alle ihre schlimmen Erfahrungen nicht umsonst gewesen seien.

Wie gesagt, kann die Ausdehnung kathartischer Momente für Menschen, die ein Trauma erlebt haben, von besonderer Bedeutung sein. Traumatisierte Menschen hegen häufig die geheime Sehnsucht danach, dass die Welt aufgrund ihrer schlimmen Erlebnisse eine andere sein möge, oder die geheime Hoffnung, dass all ihr Leiden nicht umsonst war; oft haben sie auch den geheimen Wunsch, das Leben anderer Menschen mit ähnlichen Erfahrungen zu bereichern, oder die Fantasie, das Leiden anderer Menschen lindern zu können; und manchmal kämpfen sie leidenschaftlich um Wiedergutmachung für die Ungerechtigkeiten der Welt. Ausgedehnte kathartische Momente können solche Sehnsüchte, Hoffnungen, Wünsche, Fantasien und Leidenschaften heftig in Schwingung versetzen und ein Heilmittel gegen Gefühle von persönlicher Leere und Einsamkeit sein.

4.6 Außenstehende Zeugen auswählen

Wie erwähnt, rekrutierte ich am Anfang meiner Arbeit mit Definitionszeremonien außenstehende Zeugen aus der Familie und dem Freundeskreis des Klienten, aus seinem schulischen und beruflichen Umfeld sowie aus seinem Bekanntenkreis, zu dem auch Nachbarn und der »Ladenbesitzer um die Ecke« zählten. Manchmal wählte ich auch aus anderen Kontexten Personen aus, die meinen Klienten unbekannt waren, z. B. Personen aus meinem persönlichen und sozialen Umfeld oder Berufskollegen, die gerade zu Ausbildungs- und Beratungszwecken bei uns waren.

Doch im Zuge der Weiterentwicklung solcher Definitionszeremonien greife ich inzwischen zunehmend auf frühere Klienten von mir zurück, die sich in meine Liste eingetragen und damit bereit erklärt haben, zu Therapiesitzungen mit Menschen beizutragen, denen sie ein Vorbild sein könnten. Das Angebot, sich in diese Liste einzutragen, wird stets begeistert angenommen. Diese Begeisterung geht zum Teil darauf zurück, dass viele Klienten direkte Erfahrung mit Neuerzählungen außenstehender Zeugen in ihren eigenen Therapiesitzungen bei mir gemacht haben. Somit wissen sie, dass sie einen substanziellen Beitrag zum Leben anderer Menschen leisten können. Sie wissen auch, dass sie keine Verantwortung für die Probleme der Menschen übernehmen, denen sie helfen, und dass ihre Teilnahme zeitlich begrenzt ist.

4.6.1 Die Neupositionierung

Wenn die außenstehenden Zeugen aus der Familie des Klienten kommen – und vor allem dann, wenn sie auf den Klienten nicht gut zu sprechen sind, muss man ihnen helfen, sich »neu zu positionieren«, bevor sie als außenstehende Zeugen fungieren. Der Grund dafür ist, dass die Definitionszeremonie von ihnen verlangt, sich von ihren gewohnten Reaktionen auf den Klienten zu distanzieren, der das Thema ihrer Neuerzählung sein wird. In angespannten Familienverhältnissen können gewohnte Reaktionen wie ein Verhau sein, der sehr schwer abzubauen ist.

Eingefahrene Reaktionen werden am besten dadurch verhindert, dass man die Familienmitglieder bittet, während der Definitionszeremonie die Art ihres üblichen Umgangs miteinander zu vermeiden. Dies lässt sich effizient erreichen, wenn sie eine andere Position einnehmen, aus der ihnen eine »normale« Reaktion außenstehender Zeugen leichter fällt. Der Therapeut kann ihnen helfen, diese andere Position einzunehmen, indem er die Familienmitglieder dazu einlädt, Geschichten über ihr Leben mitzuteilen, in denen sie in hohem Maße Anerkennung, Verständnis, Mitgefühl oder Akzeptanz empfangen haben, und dabei die all das vermittelnden Figuren zu identifizieren. Während sie als außenstehende Zeugen dann neu erzählen, können sie sich als eine dieser Figuren neu positionieren. Wichtig ist dabei, dass die von den Familienmitgliedern ausgewählten Figuren auch von denen akzeptiert werden können, die im Zentrum der Definitionszeremonie stehen. Es sollten keine Figuren ausgewählt werden, mit denen der Klient negative Erfahrungen verbindet oder von denen er sich auf irgendeine Weise entfremdet fühlt. Ist eine ausgewählte Figur dem Klienten unbekannt, muss die Identität dieser Figur erst dargelegt werden, bevor ihre Wahl akzeptiert wird.

Einer solchen Neupositionierung geht meistens eine Diskussion über die Schwierigkeiten voraus, die vorhersehbar sind, wenn die außenstehenden Zeugen anders zu reagieren versuchen, als es ihren üblichen Mustern entspricht. Thematisiert wird auch die Beobachtung, dass sich im Rahmen von Familienbeziehungen zwar vieles auf einzigartige Weise erreichen lässt, manches aber besser im Rahmen anderer Beziehungsformen. Dem schließt sich der Vorschlag an die Familienmitglieder an, sich nicht gegenseitig oder als ein anderes Mitglied der engsten Angehörigen neu zu positionieren.

Sind Personen identifiziert, die Kandidaten für diese Neupositionierung sind, dann kann der Therapeut danach fragen, wie sie ihre Anerkennung, ihr Verständnis, ihre Liebe, ihr Mitgefühl oder ihre Akzeptanz zum Ausdruck gebracht haben. Dabei motiviert er die Familienmitglieder, die Art von Fertigkeiten zu formulieren, die diese Personen bei diesen Ausdrucksformen verwendet haben. Auf diese Weise wird das Wissen über die mit diesen Ausdrucksmöglichkeiten verbundenen Beziehungen reichhaltig beschrieben und im Rahmen der Neuerzählungen seitens außenstehender Zeugen leichter reproduzierbar. Der Therapeut kann diese Vorbereitung der außenstehenden Zeugen gegebenenfalls dadurch fördern, dass er die Familienmitglieder danach fragt, was diese Ausdrucksformen über das Lebensgefühl, die Lebensauffassungen, über Ziele, Werte und Überzeugungen der betreffenden Personen aussagen. Für die Schilderung der Fertigkeiten und Gefühle dieser Personen sollte man sich Zeit lassen – wenn es sein muss, eine ganze Sitzung.

Ist dieser Schritt gemacht, informiert der Therapeut die Familienmitglieder, dass er ihnen helfen wird, die von ihnen für diese Definitionszeremonie gewählte Position durchzuhalten. Vereinbart sollte noch werden, wie der Therapeut intervenieren kann, falls Familienmitglieder in ihre gewohnten Reaktionen zurückfallen. Ferner werden die Familienmitglieder darüber informiert, dass ihnen in solchen Fällen Optionen für das weitere Vorgehen nahegelegt werden. Diese können sein: eine einfache Erinnerung oder Ermahnung, wieder in die gewählte Position zurückzufinden; ein zweites Gespräch zur Neupositionierung (damit die Familienmitglieder die Fertigkeiten besser verstehen, die mit dem Ausdruck der Anerkennung seitens der Personen verbunden sind); eine zeitweilige Unterbrechung der Sitzung, um sich über die Hindernisse klar zu werden, die das Einnehmen der gewählten Position erschweren; eine Erkundung der Bedingungen, unter denen die Einnahme dieser Positionen eher möglich wäre; oder ein Abbruch der Arbeit, um andere Ansätze zu verfolgen.

Eine Neupositionierung von Familienmitgliedern ist nicht in allen Situationen erforderlich, aber immer notwendig, wenn es deutliche Spannungen zwischen den Familienmitgliedern und den Personen im Zentrum der Definitionszeremonie gibt. Die Neupositionierung von Familienmitgliedern veranschaulicht mein Artikel *Narrative practice, couple therapy and conflict dissolution* (White 2004).

4.7 Die therapeutische Verantwortung in Definitionszeremonien

Gleichgültig, aus welchen Kontexten die außenstehenden Zeugen kommen, übernimmt der Therapeut die letzte Verantwortung für die Gestaltung der Neuerzählungen. Wenn er nicht von Anbeginn der Neuerzählungen der außenstehenden Zeugen diese Verantwortung übernimmt, ist es relativ sicher, dass andere Arten von Reaktionen auf die Geschichten des Klienten auftreten. Das ist selbst dann der Fall, wenn die außenstehenden Zeugen mit den für die Entwicklung dichter Narrationen relevanten Fragekategorien vertraut sind.

4.7.1 Reaktion auf Übersteigerungen

Es ist nicht ungewöhnlich, dass außenstehende Zeugen ihre Neuerzählungen mit Übersteigerungen beginnen: »Ich meine, dass Joan die erstaunlichste Person ist« oder: »Wow, Harry ist einfach ein außergewöhnlicher Typ«. In einem solchen Fall bringt der Therapeut die außenstehenden Zeugen sofort wieder auf das Ziel der ersten Fragekategorie zurück: auf die Neuerzählung jener Aspekte der Ausdrucksformen, die eine Saite in ihnen angerührt haben. Der Therapeut kann z. B. sagen: »Okay, ich verstehe, dass Sie Joan würdigen wollen. Aber sagen Sie doch, was Sie aus Joans Geschichte herausgehört oder erfahren haben, das Ihnen am meisten aufgefallen ist.«

oder: »Mich interessiert, was Sie gehört haben und was Ihren Eindruck von Harry geprägt hat. Könnten wir damit beginnen, was Harry gesagt hat und was eine Saite in Ihnen angerührt hat?«

4.7.2 Reaktion auf die Präsentation eigener Lebensgeschichten

Außenstehende Zeugen neigen auch häufig dazu, die Würdigung eines Widerhalls mit ihrer eigenen Lebensgeschichte zu würzen. Auf die Bitte, ihr Interesse am Leben eines Menschen darzustellen, reagieren sie gerne mal mit der Präsentation einer persönlichen Episode aus dem eigenen Leben. Solche Mini-Narrationen sind nicht nur Nacherzählungen des Erlebens, das in Aspekten der Geschichte des Klienten mitgeschwungen ist, sondern auch Beschreibungen dessen, wie die außenstehenden Zeugen auf die Erfahrung reagiert haben, was diese für sie bedeutet und in ihrem Leben ermöglicht hat usw. Wenn so etwas nicht bemerkt wird, kann die Neuerzählung außenstehender Zeugen rasch dazu übergehen, in Form einer Moralpredigt Ratschläge zu erteilen oder um der gemeinsamen Erfahrung willen die Erfahrungen des Klienten in den Hintergrund zu drängen.

Wenn außenstehende Zeugen ihre eigenen Lebensgeschichten präsentieren, kann der Therapeut sie auffordern, die in ihnen nachklingende Erfahrung detaillierter zu beschreiben: »Sie haben nun geschildert, wie Sie auf diese Erfahrung im Rahmen Ihrer eigenen Lebensgeschichte reagiert haben und was Ihnen dadurch möglich geworden ist. Ich würde aber gerne mehr über die eigentliche Erfahrung von Ihnen wissen. Ist es in Ordnung, wenn wir einen oder zwei Schritte zurückgehen und ich Ihnen ein paar Fragen dazu stelle?« Eine andere Möglichkeit ist die, dass man die Ausdrucksformen des Klienten wieder ins Zentrum rückt. »Es ist offenkundig, dass die Geschichte, die Sie gerade gehört haben, Sie von Ihrer eigenen Erfahrung her sehr berührt hat. Können Sie auch sagen, welche Aspekte der Geschichte, die Sie gehört haben, Ihnen so nahegegangen sind?«

Das folgende Transkript ist ein Beispiel, wie die Neuerzählung eines außenstehenden Zeugen autobiografische Züge angenommen hat und das Gespräch erfolgreich zurückgeführt wurde auf die Ausdrucksformen der Klienten. Diese Neuerzählung war die Reaktion auf das Gespräch mit Leanne, einer allein erziehenden Mutter, und ihren beiden Kindern, Amy, sieben, und Rebecca, vier Jahre alt. Leannes Hauptsorge war die für sie erkennbare Entwicklungsverzögerung bei Amy, die sie auf ihre gescheiterte Beziehung zu ihrem Kind zurückführte, und dass sie generell als Mutter versagt habe. Einer der außenstehenden Zeugen in dieser Sitzung war John, ein Therapeut. Er begann die Schilderung des Widerhalls, den diese Erzählung in ihm ausgelöst hatte, folgendermaßen:

JOHN: Da waren so viele Echos in mir. Ich fühlte mich in vieler Hinsicht zurückversetzt in die Zeit, als ich ein kleiner Junge war, so klein wie Amy jetzt. Ich hatte auch nicht viel am Hut mit anderen Kindern. Mir wurde schnell langweilig. Ich war manchmal etwas schwierig. Eigentlich die meiste Zeit. Und als die Diagnose ADHS im Raum stand, wusste ich, jetzt ist es so weit, genau wie bei Amy. Aber meine Mutter war wunderbar. Sie sagte den Leuten, das ist mein Sohn, und ich weiß, dass er etwas an sich hat, was anders ist, und vieles davon ist liebenswert, man muss nur wissen, wie man damit umzugehen hat. Ich sage euch, was an ihm anders ist, damit ihr es schätzen lernt. Sie war einfach wunderbar. Und sie sagte auch allen: »Ich sage euch, wie ...«

M: Wie war das für Sie, diesem Bild von Ihrer Mutter wiederzubegegnen?

JOHN: Es war gewaltig. Und es war richtig schön. *(lächelt)* Genau so hat meine Mutter gelebt. Sie hatte Prinzipien des ...

M: Ich würde gerne mehr darüber erfahren, was Sie aus Leannes Geschichte herausgehört oder bezeugt haben, sodass dieses Bild von Ihrer Mutter so stark in Ihnen geworden ist. Wovon sind Sie Zeuge geworden, als Sie Leannes Geschichte zugehört haben, in der sich die Ihrer Mutter gespiegelt hat?

JOHN: Oh! Das ist einfach, Es war, als Leanne ...

Johns Schilderung, welchen Widerhall er erlebt hatte, nahm autobiografische Züge an – er schilderte seine Identifikation mit Amy und ihrem Problem, die wunderbare Reaktion seiner Mutter auf sein Verhalten, die hinter dieser Reaktion stehenden Prinzipien und die Spiegelung ihrer Lebensart. Ich fand es gut, wie John diesen Widerhall beschrieb, war aber unruhig wegen seiner autobiografischen Tendenz – denn Leanne hätte seine Schilderung als Moralpredigt auffassen können und ihre negativen Rückschlüsse auf ihre Identität vielleicht bestätigt gesehen, weil sie sich im Vergleich zu der anderen – verehrten – Mutter wie eine schlechte Mutter vorkommen musste. Dieses Risiko umgingen wir, indem ich John bat, mehr darüber zu sagen, was er aus Leannes Geschichte herausgehört und was dieses starke Bild von seiner Mutter evoziert hatte. Statt eines ungünstigen Vergleichs zwischen ihrem Handeln und dem von Johns Mutter erlebte Leanne Parallelen zwischen ihrer Identität als Mutter und der

Identität einer anderen Mutter, die verehrt wurde. Diese erneute Fokussierung auf Leannes Ausdrucksformen war auch der Auftakt zu meinen Fragen an John, inwieweit er von der gehörten Geschichte bewegt gewesen sei oder kathartische Erfahrungen gemacht habe.

M: Ich sehe, dass Leannes Geschichte eine gewaltige Erfahrung für Sie war – dass Leanne dabei das Bild von Ihrer Mutter in Ihnen wachrief und dass das schön war. Was glauben Sie, wird das für Sie sein, wenn Sie heute mit dieser Erfahrung von hier weggehen?

JOHN: Ich befinde mich an einem großartigen Ort und würde gerne noch ein bisschen da verweilen.

M: Darf ich Ihnen eine Frage zu Ihrer Arbeit stellen?

JOHN: Natürlich, gerne.

M: Kommen manchmal Frauen zu Ihnen, die allein erziehende Mütter sind?

JOHN: Ja, natürlich. Und ich glaube, ich weiß, was Sie jetzt fragen. Ich glaube, dass es in meiner Arbeit Dinge zu hören gibt, auf die ich bis jetzt noch nicht richtig gehört habe.

M: Wollen Sie damit sagen, dass Sie aus Leannes Geschichte und dem Gespräch darüber, was sie in Ihnen ausgelöst hat, etwas herausgehört haben, das dazu führen wird, dass Sie in den Geschichten von anderen Klientinnen etwas heraushören werden, was Sie bis jetzt noch nicht voll und ganz gehört haben?

JOHN: So ist es. Genau das will ich sagen.

Leanne war ganz gerührt, als ich sie im Rahmen der Neuerzählung der Neuerzählung befragte. Johns Schilderung des Widerhalls in ihm, die Parallelen zwischen ihren eigenen Ausdrucksformen und denen seiner Mutter sowie seine Anerkennung des kathartischen Moments hatten sie zutiefst bewegt. Das war offensichtlich ein Mittel gegen ihre Gedanken des Scheiterns. Leanne sagte, dass sie sich jetzt weniger belastet fühle und Möglichkeiten sehe, ihre Sorgen wegen Amy aktiv anzugehen. Johns Neuerzählung ist in Abbildung 4.2 kartiert.

Der Tendenz des außenstehenden Zeugen, in seine eigene Lebensgeschichte einzutauchen, lässt sich entgegenwirken. Der Therapeut macht, wenn er außenstehende Zeugen auf die mit einer Neuerzählung verbundene Kultur der Anerkennung hinweist, darauf aufmerksam, dass nicht die Ereignisse aus ihrem Leben, die ihnen bekannt und vertraut sind, Priorität haben, sondern die Erfahrungen, die ihrer Erinnerung entschwunden waren oder sie nur schwach wahrgenommen hatten, bevor die außenstehenden Zeugen die Geschichte des Klienten hörten.

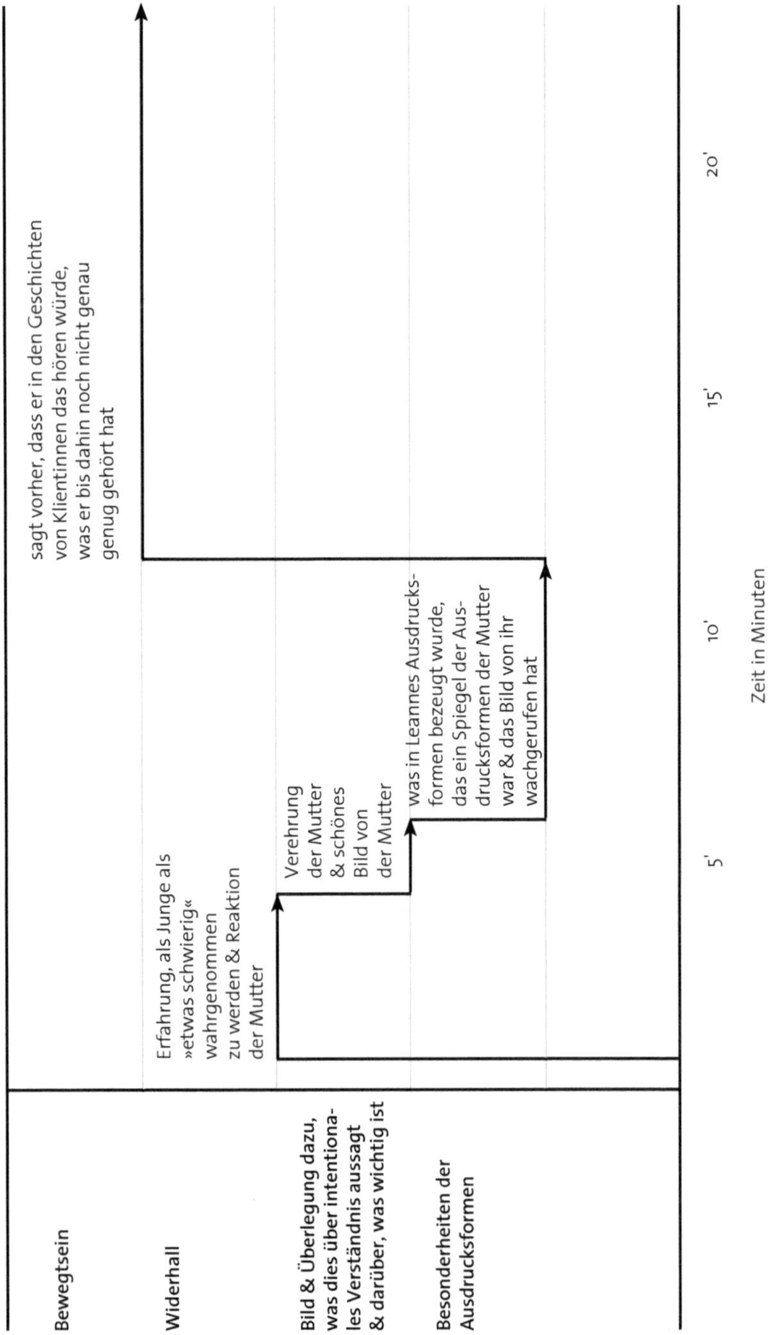
Bewegtsein
Widerhall
Bild & Überlegung dazu, was dies über intentionales Verständnis aussagt & darüber, was wichtig ist
Besonderheiten der Ausdrucksformen
Erfahrung, als Junge als »etwas schwierig« wahrgenommen zu werden & Reaktion der Mutter
Verehrung der Mutter & schönes Bild von der Mutter
was in Leannes Ausdrucksformen bezeugt wurde, das ein Spiegel der Ausdrucksformen der Mutter war & das Bild von ihr wachgerufen hat
sagt vorher, dass er in den Geschichten von Klientinnen das hören würde, was er bis dahin noch nicht genau genug gehört hat
5'
10'
15'
20'
Zeit in Minuten

4.7.3 Reaktion auf eigene Herabsetzung

Im Rahmen der Anerkennung kathartischer Momente reagieren außenstehende Zeugen manchmal mit der Herabsetzung ihres eigenen Lebens. Ein Beispiel: »Als ich hörte, wie Joan das ausgehalten hat, was sie auszuhalten hatte, wurde mir klar, dass ich das, was ich durchzumachen hatte, nicht annähernd so gut bewältigt habe. Joan hat das so viel besser gemacht, als ich es je hätte machen können.« Wenn jemand sich selbst so herabsetzt, ist das eine Schmälerung des eigenen Lebens um der Erhöhung eines anderen Lebens willen und wird stets als wenig hilfreich empfunden; denn es erweckt das Gefühl, missverstanden zu werden, und untergräbt die Arbeit an gemeinsamen Themen.

Ein weiteres Risiko der eigenen Herabsetzung besteht darin, dass um die Identität des Klienten etwas Heroisches aufgebaut wird. Heroische Darstellungen von Identität sind in unserer Gegenwartskultur zwar sehr beliebt, können aber für die Menschen, die als Helden aufgebaut werden, isolierend und entfremdend sein.

4.7.4 Reaktion auf Wut

Aufgrund der ihr eigenen Struktur führt die erste Phase der Definitionszeremonie meistens zu Gesprächen, in denen die Klienten vernachlässigten Initiativen in ihrem Leben einen Sinn zuschreiben und Spuren positiver untergeordneter Erzähllinien freilegen. Bis zu dem Punkt, an dem die Klienten dann in die Publikumsposition gehen und der Neuerzählung zuhören, haben die außenstehenden Zeugen viel Material gesammelt, mit dem sie ihre Reaktionen begründen können. An diesem Punkt reagieren außenstehende Zeugen meistens auf die Ausdrucksformen der Erzählung, die insbesondere mit den positiven untergeordneten Erzähllinien assoziiert sind.

Manchmal jedoch fallen den außenstehenden Zeugen die eher von Wut getragenen Ausdrucksformen auf, z. B. Frustration und Schmerz. Unter solchen Bedingungen muss der Therapeut Fragen stellen, mit deren Hilfe Werte, Hoffnungen, Träume usw. an die Oberfläche kommen, die in den von Wut getragenen Ausdrucksformen implizit waren. Ein paar Beispiele: Sind außenstehenden Zeugen von Schmerz getragene Ausdrucksformen aufgefallen, kann man sie fragen, was dies darüber aussagen könnte, was dem Klienten wichtig ist. Sind außenstehenden Zeugen von Verzweiflung getragene Ausdrucksformen aufgefallen, kann man sie fragen, was dies darüber aussagen könnte, welche Hoffnungen und Träume der Klient vom Leben hat. Sind außenstehenden Zeugen Klagen über die Leere des Lebens aufgefallen, kann man sie fragen, was dies darüber aussagen könnte, inwieweit dem Klienten das Gefühl von menschlicher Wärme wichtig ist.

Dieser Ansatz beruht auf den Gedanken des französischen Philosophen Jacques Derrida (Derrida 1972, 1979, 1983). Derrida konzentrierte sich zwar auf die Dekonstruktion von Texten, allerdings sind seine Überlegungen auch im Hinblick auf Therapiegespräche sehr hilfreich. Derridas Grundbehauptung ist die, dass die Bedeutung eines Wortes, einer Wendung oder eines Satzes von den sie umgebenden Wörtern, Wendungen oder Sätzen abhängt – dass man etwas nur dadurch Bedeutung zuschreiben kann, dass man den Unterschied zwischen ihm und seinem Umfeld heraushebt. Im therapeutischen Kontext bedeutet das: Um eine Lebenserfahrung ausdrücken zu können, muss man diese Erfahrung von den sie umgebenden kontrastierenden Erfahrungen unterscheiden. Um z. B. Verzweiflung auszudrücken, muss man diese Verzweiflung gegen eine Erfahrung abgrenzen, die anders ist – z. B. gegen eine Erfahrung im Leben, die als Ausdruck der Hoffnung definiert wird. Um Schmerz auszudrücken, muss man die dahinter stehenden Erfahrungen gegen eine andere Erfahrung abgrenzen, z. B. gegen eine Erfahrung, die das bezeichnet, was einem im Leben wichtig ist, oder die das repräsentiert, was man für wertvoll hält. Schmerz könnte als Bekundung dessen verstanden werden, was jemand für wertvoll hält und was beschädigt worden ist; fortwährendes Leiden könnte als Tribut verstanden werden, den jemand dafür zahlen muss, dass er eine ihm wichtige Beziehung aufrechterhält, obwohl manche Kräfte ihn dabei entmutigen. Dieses Prinzip und seine Implikationen habe ich an anderer Stelle im Detail diskutiert (White 2000, 2003).

In der dritten Stufe der Befragung außenstehender Zeugen (Widerhall) kann der Therapeut auch das Implizite explizit machen, wenn diese von den eher schmerzlichen Erfahrungen in ihrem Leben gesprochen haben. In diesem Fall motiviert er die außenstehenden Zeugen zu Antworten auf Fragen, was ihnen wichtig ist und was die Ausdrucksformen der Klienten in ihnen berührt haben. Im Hinblick auf Katharsis kann das Implizite mithilfe von Fragen hervorgeholt werden, durch die außenstehende Zeugen über Ausdrucksformen des Schmerzes hinausgehen können und die Wege finden, auf denen sie innerlich bewegt worden sind.

Das folgende Transkript veranschaulicht am Beispiel von Roger, wie ein außenstehender Zeuge seinen von Schmerz getragenen inneren Widerhall beschreibt. Die Neuerzählung war die Antwort auf eine Geschichte, die ein Vater, Patrick, und sein erwachsener Sohn, Kevin, erzählt hatten. Beide hatten sich über die Jahre einander entfremdet, konnten aber im Rahmen unserer Sitzung ihre Beziehung zueinander wieder aufnehmen. Das war für beide sehr wichtig. Durch meine Fragen konnte Roger das explizit machen, was in seiner Wiedergabe implizit geblieben war.

ROGER: Was mir wirklich naheging, das war, als ich die Freude auf Patricks und Kevins Gesichtern sah. Und ich konnte sehen, was es ihnen bedeutete, wieder miteinander verbunden zu sein. Ich konnte die Zuneigung zwischen den beiden sehen. Das hat etwas wirklich Schmerzhaftes in mir angerührt. *(jetzt den Tränen nahe)*

M: Können Sie ein bisschen darüber erzählen?

ROGER: Ich hatte nie so eine Verbindung zu meinem Vater. Er war ein wirklich harter Mann. Ich habe keinerlei Zuneigung von ihm erfahren. Wenn er mir das Leben nicht schwer machen konnte, habe ich für ihn überhaupt nicht existiert. Also so etwas hatte ich nie. Selbst das Sprechen darüber ist schon schmerzhaft.

M: Gab es andere Vaterfiguren in Ihrem Leben?

ROGER: Nein. Und ich habe auch meine Großväter nie kennen gelernt. Ich weiß überhaupt nichts über sie.

M: Aber Sie haben sich nicht einfach mit dem begnügt, was Sie hatten?

ROGER: Nein, ich glaube nicht.

M: Das verstehe ich nicht. Es gab keine anderen Vaterfiguren, von denen Sie etwas anderes bekommen konnten. Was hat Sie davon abgehalten, sich einfach mit dem zu begnügen, was Sie hatten? Einfach zu akzeptieren, woran Sie gewöhnt waren?

ROGER: Ich weiß es nicht. Vielleicht war es einfach eine ... einfach diese Sehnsucht, die ich nach einer Art Verbindung zu meinem Vater hatte?

M: Wissen Sie, was diese Sehnsucht lebendig hielt? Gibt es Geschichten in Ihrem Leben, die erklären könnten, weshalb Sie an dieser Sehnsucht festgehalten haben? Irgendetwas, das diese Sehnsucht erhalten und gestützt oder irgendwie bestätigt haben könnte?

ROGER: Sie erhalten? Nun ... ähm, das macht mich nachdenklich. Meine Mutter starb, als ich noch recht klein war, und die Stiefmutter tat, was sie für mich tun konnte. Und ich erinnere mich, dass es in der Schule nicht gut lief, ich wollte einfach die Schule abbrechen. Aber meine Stiefmutter engagierte eine Weile einen Lehrer, und das brachte mich wieder in die Spur. Das ist erstaunlich!

M: Was ist erstaunlich?

ROGER: Daran hätte ich nie gedacht. Aber, ähm, irgendetwas an Patrick erinnert mich an diesen Typen, der mein Lehrer war. Erstens war er auch Ire, und er war nett zu mir, wirklich nett. Wow!

M: Ich nehme an, dass Sie aufgrund dessen, was Sie heute zwischen Patrick und Kevin gesehen haben, zum ersten Mal offen über diese Sehnsucht gesprochen haben. Und dass Sie zum ersten Mal eine Verbindung zwischen dieser Sehnsucht und Ihrem irischen Lehrer von vor vielen Jahren gezogen haben.

ROGER: Ja. Ja.

M: Wie ist das für Sie?

ROGER: Als ob ich über etwas gesprochen und etwas entdeckt hätte, was die ganze Zeit über hier war, was ich aber nicht sehen konnte.

M: Ist da irgendetwas anders?

ROGER: Natürlich. Selbstverständlich. Ich habe nun etwas, von dessen Existenz ich nichts wusste, dass ich mehr darüber nachdenke und mehr darüber spreche. Es lindert den Schmerz, sogar jetzt noch!

Durch diese Fragen wurde die implizite Sehnsucht in Rogers Ausdruck des Schmerzes sichtbar und benannt. Sein Schmerz war verbunden mit der Sehnsucht, von einem erwachsenen Mann anerkannt und mit ihm verbunden zu sein. Die Sehnsucht war durch die Reaktionen des Lehrers auf den kleinen Roger erhalten worden. Diese Erkenntnis führte dazu, dass Roger seinen inneren Widerhall und die kathartischen Momente anerkennen konnte. (In Abb. 4.3 ist Rogers Neuerzählung kartiert.) Das Miterleben, wie Rogers Leben von Patricks und Kevins Geschichte ihrer wiederaufgenommenen Beziehung berührt war, war für die Klienten eine besondere Erfahrung – und hat zu einer reichhaltigen Geschichte ihrer eigenen Beziehung in erheblichem Maße beigetragen.

Das Implizite auf diese Weise explizit zu machen heißt nicht, dass die Intensität des Ausdrucks von Frustration oder Schmerz reduziert wird, dass solche Erfahrungen gemieden oder durch weniger irritierende ersetzt werden. Der Therapeut bleibt konsequent bei der Annahme, dass das Leben »vielgeschichtig« ist, und bei der Absicht, die Kultur der Anerkennung zu reproduzieren, die zur Entstehung dichter Narrationen führt.

4.7.5 Vorsicht

Unter manchen Bedingungen ist der Therapeut vielleicht anfällig dafür, seine Verantwortung für die Strukturierung der Reaktionen außenstehender Zeugen aus den Händen zu geben. Dies geschieht vor-

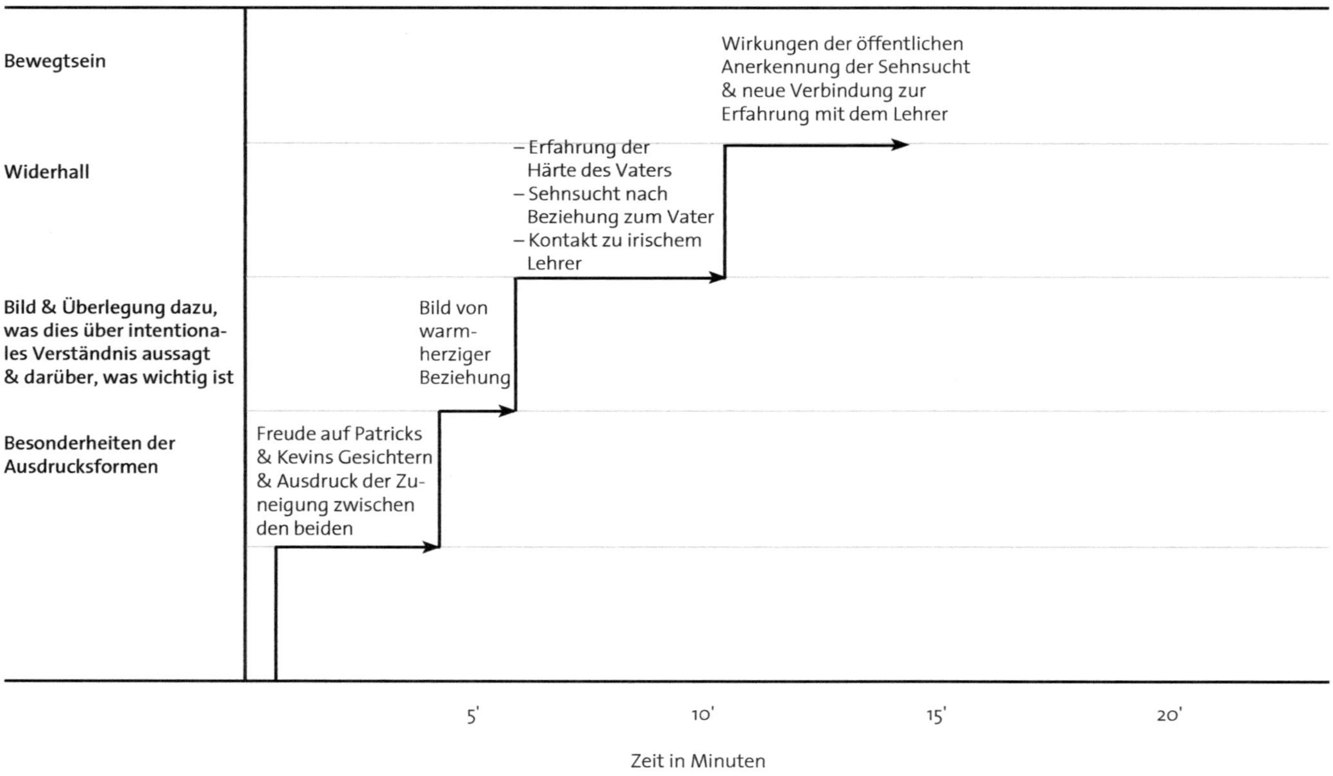

Abb. 4.3: Kartierung der Neuerzählungen außenstehender Zeugen (Roger)

zugsweise dann, wenn die Personen in der Rolle der außenstehenden Zeugen viel internes Wissen über die Erfahrungen und Probleme der Personen haben, die im Zentrum der Definitionszeremonie stehen. Unter solchen Bedingungen habe ich gelegentlich schon an mir festgestellt, dass ich am Anfang der Neuerzählungen relativ inaktiv bin und zu meinem Entsetzen die von den außenstehenden Zeugen gezeigten Reaktionen beobachte, die dann weder zur Entstehung dichter Narrationen führen noch einen Widerhall im Klienten auslösen.

Diese Anfälligkeit ergibt sich dann, wenn internes Wissen und Expertenwissen verwechselt werden. Internes Wissen über bestimmte Erfahrungen und Lebensumstände zu haben, das ist eine Sache; aber wie es sich so ausdrücken lässt, dass es zur Entstehung dichter Narrationen führt, bei anderen nachklingt und deren Heilung befördert, das ist eine andere Sache. Doch es ist möglich, die Verantwortung für die Strukturierung solcher Neuerzählungen zu übernehmen und gleichzeitig die Bedeutsamkeit des internen Wissens außenstehender Zeugen zu akzeptieren.

Die Mitwirkung von Fachkollegen in der Rolle außenstehender Zeugen stellt eine weitere Situation dar, in der der Therapeut dafür anfällig sein kann, seine Verantwortung für die Strukturierung der Reaktionen außenstehender Zeugen abzugeben. Das ist vor allem dann der Fall, wenn die außenstehenden Zeugen das Verfahren der Definitionszeremonie – die Fragekategorien, die Neuerzählungen strukturieren, eingeschlossen – nur oberflächlich kennen. In solchen Situationen habe ich manchmal schon die Verantwortung aus den Händen gegeben, um dann feststellen zu müssen, dass die außenstehenden Zeugen andere Reaktionskulturen reproduzieren, etwa Theorien und Hypothesen über das Leben und die Beziehungen von Menschen aufstellen, Ausdrucksformen beurteilen und nach dem Expertenwissen der Profession Diagnosen stellen, Interventionen und Behandlungen für die Probleme der Klienten formulieren und andere Verfahren anwenden, die an professionellen und populärwissenschaftlichen Diskursen in der Psychologie orientiert sind.

Wenn ich zur Vorsicht gemahne, ist das keine Kritik an den außenstehenden Zeugen, die ungewollt einige dieser Reaktionen auf die Geschichten aus dem Leben von Klienten reproduzieren. Es kann erstaunlich schwierig sein, solche orthodoxen Reaktionen zu durchbrechen. Auch die allgemeine Gültigkeit dieser Diskurse stelle ich nicht in Abrede. Ich unterstreiche vielmehr Überlegungen, die entscheidend sind bei der Schaffung von Bedingungen, unter denen im Rahmen von Definitionszeremonien dichte Narrationen entstehen.

Es gibt jedoch Umstände, unter denen der Therapeut diese führende Rolle in der Strukturierung der Neuerzählung durch außenstehende Zeugen nicht übernehmen muss. Wenn außenstehende Zeugen mehr als nur oberflächliches Wissen über diese Kultur des Neuerzählens haben, kann der Therapeut eine Nebenrolle einnehmen und den außenstehenden Zeugen erlauben, sich dieser Kultur entsprechend gegenseitig zu befragen oder eine Person aus der Gruppe zu berufen, hier eine stärkere Verantwortung zu übernehmen. Wenn außenstehende Zeugen mit dieser Kultur des Neuerzählens gut vertraut sind, schwindet meiner Erfahrung nach schnell die Notwendigkeit, dass der Therapeut die Strukturierung dieser Neuerzählungen vorgibt.

4.8 Moderne Technik, Anonymität und Ethik

Nach meiner obigen Beschreibung lebt eine Definitionszeremonie zwar von der direkten Mitwirkung außenstehender Zeugen, doch das muss nicht immer der Fall sein. So bietet z. B. die Technik der Konferenzschaltung außenstehenden Zeugen die Möglichkeit der Mitwirkung, auch wenn sie physisch nicht präsent sein können oder wenn die Personen im Zentrum der Definitionszeremonie anonym bleiben müssen.

Moderne Technik kann auch eingesetzt werden, um Neuerzählungen außenstehender Zeugen aufzuzeichnen, wenn diese auf die Fragen des Therapeuten nach Geschichten aus dem Leben der Klienten antworten. (Natürlich müssen die beteiligten Parteien dem Verfahren zustimmen.) Anders gesagt: Der Therapeut kann außenstehende Zeugen »von ferne« befragen, indem er ihnen die Geschichten aus dem Therapiegespräch wiedergibt und sie seiner Nacherzählung zuhören. Diese Sitzung, in der die Neuerzählung des außenstehenden Zeugen als Reaktion auf die Erzählung des Therapeuten stattfindet, wird dann aufgezeichnet (auf Tonträger, Videokassette o. Ä.). Die Aufzeichnung wird dann in der nächsten Sitzung den Klienten präsentiert, und anschließend kann der Therapeut durch Befragen der Klienten eine Neuerzählung der Neuerzählung bewirken. Diese Option kommt dann in Frage, wenn die außenstehenden Zeugen beim Therapiegespräch nicht anwesend sein können oder Anonymität gewahrt bleiben muss.

Grundsätzlich ist Anonymität für Personen, die als außenstehende Zeugen mitwirken, selten ein Thema. Doch die Menschen im Zentrum der Definitionszeremonie müssen ausführlich über Ablauf und Struktur des Gesprächs informiert werden, bevor über die Mitwirkung außenstehender Zeugen entschieden wird. Man sollte den Klienten auch die Möglichkeit geben, mit anderen Klienten zu sprechen, die schon einmal im Zentrum einer Definitionszeremonie standen. Ferner muss der Therapeut die betreffenden Personen fragen, ob im Rahmen der Definitionszeremonie bestimmte Themen vermieden werden sollen, und ihnen zusichern, dass keine persönlichen Daten an die außenstehenden Zeugen in spe weitergegeben werden – alles, was die außenstehenden Zeugen über das Leben der Klienten erfahren, hören sie im Zuge der Neuerzählung von den Klienten selbst. Des Weiteren sollten die Klienten darüber informiert werden, dass die üblichen Gepflogenheiten der Vertraulichkeit in gruppentherapeutischen Settings explizit angesprochen und eingehalten werden.

Selten kommt es vor, dass Klienten die Option ablehnen, außenstehende Zeugen zu ihren Therapiesitzungen einzuladen. Menschen, die schon einmal im Zentrum von Definitionszeremonien standen, entscheiden sich fast immer wieder für eine Definitionszeremonie, wenn sie die Wahl zwischen einer Sitzung mit außenstehenden Zeugen und einem Einzelgespräch haben. Beim Thema Vertraulichkeit und Anonymität reagieren die meisten Menschen so, dass sie sich über die Möglichkeit freuen, andere Menschen an den Geschichten aus ihrem eigenen Leben teilhaben zu lassen.

Gelegentlich habe ich im Kollegenkreis schon Bedenken gehört, dass das Verfahren der Definitionszeremonie nicht der Ethik der Profession entspreche. Bei der Überprüfung des Ethikcodes der Profession konnte ich keinen Widerspruch zu den Vorgehensweisen erkennen, wie ich sie in diesem Kapitel beschrieben habe. Ich bin eher noch zu dem Schluss gekommen, dass die Verfahren ganz in Einklang mit den Prinzipien dieses Ethikcodes stehen. Sollte jemand jedoch einen Konflikt zwischen den diskutierten Verfahren und dem Ethikcode seiner Profession sehen, müssen die relevanten ethischen Grundsätze überprüft und die Verfahren so modifiziert werden, dass die Bedenken ausgeräumt sind.

4.9 Fazit

In diesem Kapitel wurden therapeutische Verfahren im Rahmen von Definitionszeremonien vorgestellt. Diese Verfahren tragen dazu bei, eine Kultur der Anerkennung zu reproduzieren, die bei den Menschen im Zentrum der Definitionszeremonie einen starken Widerhall erzeugen können. Gefördert wird die Entwicklung dichter Narrationen und des Gefühls individueller Kompetenz, was den Menschen eine Basis gibt, auf der sie ihre Sorgen und Nöte weiter angehen können.

Es soll nicht unerwähnt bleiben, dass man als Therapeut zu Beginn der Explorationen im Rahmen von Definitionszeremonien oft von einem Gefühl der Peinlichkeit und einem gewissen Unbehagen beschlichen wird. Das Gefühl der Peinlichkeit ist wahrscheinlich auf die Tatsache zurückzuführen, dass man eine Kultur der Anerkennung reproduziert, die nicht den üblichen Reaktionen auf die Geschichten aus dem Leben von Menschen entspricht. Das Unbehagen kann damit zusammenhängen, dass die Strukturierung eines solchen Kontextes dem im heutigen Therapiegespräch gepflegten direkten Dialog von Mensch zu Mensch zuwiderläuft. Peinlichkeit und Unbehagen lassen nach, sobald die Wirkungen dieser Anerkennungsverfahren sichtbar werden und sich abzeichnet, wie wichtig es ist, dass der direkte Dialog von Person zu Person durchbrochen wird.

Von allen therapeutischen Verfahren, denen ich in meiner beruflichen Laufbahn begegnet bin, haben die Definitionszeremonien das stärkste Potenzial. Hin und wieder habe ich beobachtet, dass durch die Neuerzählungen außenstehender Zeugen weit mehr erreicht worden ist, als ich in meiner Rolle als Therapeut überhaupt erreichen kann. Das habe ich schon viele Male bezeugen können, als ich anderen Therapeuten bei der Exploration im Rahmen von Definitionszeremonien zugeschaut habe. Doch das schmälert nicht die Bedeutung des Beitrags des Therapeuten. Die Neuerzählungen in Definitionszeremonien klingen in den Klienten nach, wenn der Therapeut die Neuerzählung nach dem Fragekatalog für außenstehende Zeugen strukturiert und wichtige Überlegungen zum Erfolg dieser Verfahren strikt berücksichtigt.

5 Einmalige Resultate beleuchten

Obwohl das Leben eines Menschen reich an Erfahrungen ist, schaffen es nur wenige davon auf die Ebene der Bedeutsamkeit. Die Aspekte der Erfahrung, denen wir Bedeutung beimessen, sind solche, die wir in die uns bekannten und vertrauten Erzähllinien unseres Lebens aufnehmen; und diese Aspekte werden höchst selektiv bedeutsam. Die zahllosen Erfahrungen des täglichen Lebens ziehen meistens wie Leuchtimpulse über den Schirm unseres Bewusstseins und verschwinden dann im Vakuum der Lebensgeschichte. Viele dieser Erfahrungen sind zu den Handlungen oder Themen der dominanten Lebensgeschichten »phasenverschoben« und werden deshalb nicht registriert oder mit Bedeutung gefüllt. Doch solche phasenverschobenen Erfahrungen können potenziell signifikant sein und unter günstigen Bedingungen als »einmalige Resultate« oder »Ausnahmen« konstituiert werden. Werden solche phasenverschobenen Erfahrungsaspekte identifiziert, kann das der Eintritt zur Entwicklung alternativer Erzähllinien im Leben eines Menschen sein.

Um die Entwicklung einer Erzähllinie vorzubereiten, muss der Therapeut den Klienten helfen, einige der vernachlässigten Aspekte ihrer Erfahrungen bedeutsam werden zu lassen. Im Rahmen dieser Aufgabe ist es nicht ungewöhnlich, dass der Therapeut bei der Zuschreibung von Bedeutsamkeit eine führende Rolle übernimmt. In diesem Fall will der Therapeut die Klienten vom Wert dieser Erfahrungsaspekte überzeugen und übernimmt entsprechend die Urheberschaft dafür. Das ist riskant, denn es kann einer Verordnung gleichkommen und die Klienten vom Therapeuten entfremden. Außerdem wird dabei der Therapeut ins Zentrum des Therapiegesprächs gerückt und die Tür zu Möglichkeiten der gemeinsamen Erkundung geschlossen.

In Gesprächen, die einmalige Resultate beleuchten, steht nicht der Therapeut im Mittelpunkt, wodurch die Urheberschaft der Klienten Vorrang hat. Solche Gespräche helfen den Menschen, spezifische phasenverschobene Aspekte ihrer Erfahrung bedeutsam werden zu lassen und diese Aspekte zu beschreiben und zu reflektieren. Das ist für viele Klienten etwas Neues, weil sie sich oft nur als Gegenstand von Bedeutungszuschreibungen und Haltungen sehen, die andere hinsichtlich der Entwicklungen in ihrem Leben vor- oder eingenommen haben. Das Beleuchten einmaliger Resultate bietet Klienten unter anderem eine Gelegenheit, das zu formulieren, was sie für ihr Leben wollen, und sich mit dem vertraut zu machen, was sie im Leben für wichtig halten. Das ist wie ein Sprungbrett zum Handeln, wenn sie ihre Probleme, Sorgen und Nöte angehen.

5.1 Peter und Trudy

Ich hatte eine Sitzung mit Peter, 14, seiner allein erziehenden Mutter Trudy und ihrer überweisenden Therapeutin Melanie. Melanie arbeitete in einer Jugendstrafanstalt mittleren Sicherheitsgrades, in der Peter gerade einsaß. Diese Strafanstalt war eine von vielen, die Peter im Laufe seines jungen Lebens schon erlebt hatte. Die Gründe für Peters Freiheitsstrafen waren meistens Zerstörung fremden Eigentums, aber auch Körperverletzung und kleinere Diebstähle. Peter hatte seit langem die Gewohnheit zu randalieren, wenn er wegen irgendetwas frustriert war, und konnte bei solchen Gelegenheiten erhebliche Schäden anrichten.

Man hatte schon alles Mögliche versucht, Peter dazu zu motivieren, die Verantwortung für sein Handeln zu übernehmen und die Ernsthaftigkeit seiner Taten zu erkennen, aber ohne Erfolg. Da Peter auf alle diese Bemühungen nicht angesprochen hatte, war man zu der Einsicht gelangt, dass er generell unfähig sei, über sein Leben nachzudenken, die Konsequenzen seines Handelns zu überschauen und Verantwortung zu übernehmen. Man bescheinigte ihm ein konkretes Denkvermögen, sprach ihm aber die Fähigkeit zum abstrakten Denken ab.

Doch Melanie hatte kürzlich eine interessante Entwicklung in Peters Leben bemerkt. Auf einen für ihn frustrierenden Vorfall in der Strafanstalt habe er so reagiert, dass er das Zimmer verließ und in die Sporthalle ging, statt auf andere einzuschlagen und Gegenstände zu demolieren. Da Peter zu diesem Zeitpunkt meistens blindwütig auf Frustration reagierte, fand Melanie diese Reaktion besonders erwähnenswert. Gleichzeitig war ihr klar, dass sich Peters Initiative leicht verflüchtigen könnte, und sie hoffte, in einem Beratungsgespräch dieser Initiative Bedeutsamkeit verleihen zu können und einen Weg zu finden, auf dem sich eine alternative Erzähllinie in Peters Leben entwickeln ließ. Melanie hoffte auch, dass Peter in dieser Sitzung eine Grundlage bekäme, um weitere Schritte dieser Art zu tun.

Der letzte Punkt auf Melanies Liste der Erwartungen an das Beratungsgespräch war der, dass Peters Verhältnis zu seiner Mutter Trudy sich verbessern würde, das durch die Umstände von Peters und Trudys Leben ziemlich zerrüttet war. Da Trudy von der städtischen Behörde kürzlich eine Wohnung zugewiesen bekommen hatte und sie Peter nun ein Zuhause bieten konnte, wenn er Ausgang hatte, schien der Zeitpunkt perfekt zu sein, um Möglichkeiten der Verbesserung der Mutter-Sohn-Beziehung zu erkunden.

Melanies Würdigung von Peters Initiative, »sich zu verkrümeln«, wenn er frustriert ist, und ihre Vorstellung, dass diese Initiative einen Zugang zur Entwicklung einer alternativen Erzähllinie in seinem Leben bieten könnte, klangen stark in mir nach. Und ihre Erwartung an diese Sitzung war auch in Peters Sinne. Also bat ich Peter und Trudy um ihre Zustimmung dafür, ein paar Fragen zu Peters jüngster Initiative, den Schauplatz der Frustration zu verlassen, stellen zu dürfen. Es entwickelte sich folgendes Gespräch:

Trudy: Melanie hat mir davon schon erzählt, und damals dachte ich, das ist ermutigend. Deshalb haben wir schon darüber gesprochen, und ich weiß nicht, ob es nun noch mehr dazu zu sagen gibt. Und just am Tag darauf hatte Peter größeren Ärger, und er ist mal wieder ausgerastet.

M: Melanie hat diesen neuerlichen Vorfall erwähnt, und ich kann verstehen, dass Sie darüber beunruhigt sind. Wenn ich das richtig sehe, sind solche Vorfälle recht häufig, und es entspricht nicht so sehr Peters Lebensgeschichte, dass er den Schauplatz der Frustration verlässt.

Trudy: Mmh! Ja. Das ist wahr. Es war anders. Natürlich war es anders.

M: Nun, deshalb würde ich gerne mehr darüber erfahren, weil es anders war. Ich möchte Ihnen und Peter ein paar Fragen dazu stellen, damit ich etwas mehr darüber herausfinden kann.

Trudy: Ja, ich glaube, das wäre interessant.

M: Wie ist das mit dir, Peter? Bist du auch der Meinung, dass das anders war? Dass es etwas anderes war, den Schauplatz der Frustration zu verlassen?

Peter: Ja.

M: Interessiert es dich, das ein bisschen zu erkunden?

Peter: Meinetwegen.

M: Gibt es bestimmte Dinge, über die du lieber sprechen möchtest?

Peter: Nöh.

M: In Ordnung. Peter, deine Mutter hat gerade gesagt, dass das ermutigend war. Das waren ihre Worte. Würdest du das auch sagen, oder würdest du etwas anderes darüber sagen, dass du den Schauplatz der Frustration verlassen hast? Mit anderen Worten vielleicht?

PETER: Nöh.

M: Wie nöh?

PETER: Was meine Mutter gesagt hat, ist in Ordnung.

M: Also würdest du das Gleiche sagen? Dass dies eine ermutigende Entwicklung war?

PETER: Ja, ich glaube schon.

M: Weshalb würdest du sagen, dass dies ermutigend war?

PETER: Weiß nich'. Vermutlich, weil der Ärger dieses Mal nicht so groß war.

M: Ich nehme an, du warst ziemlich aufgebracht und hättest weiß was machen können. Wie kommt es, dass der Ärger dieses Mal nicht so groß war?

PETER: Hab mich einfach verkrümelt. Das ist alles.

M: Also das ist ein Name für das, was du gemacht hast. Es war so, dass du dich »vor dem Ärger verkrümelt« hast.

PETER: Ja. Ich hab mir überlegt: »Wer braucht das?«

M: Dieses Mal war es anders, weil du dir überlegt hast, dass du das nicht brauchst. Und so ist es dir möglich geworden, zu …

PETER: Abstand zu nehmen, glaube ich.

M: Abstand zu nehmen?

PETER: Ja. Ich habe dieses Mal etwas Abstand genommen.

M: Also waren da die drei Dinge. Abstand nehmen, dir zu überlegen, dass du das nicht brauchst, und dich vor dem Ärger verkrümeln.

PETER: Ja. So ist es.

M: Erzähle noch ein bisschen darüber, dass du »dir überlegt hast, dass du das nicht brauchst«.

PETER: Ich habe mir das einfach so zusammengereimt.

M: Wie hast du dich dabei gefühlt?

PETER: Ziemlich erhitzt.

M: Du warst ziemlich erhitzt, und trotzdem konntest du Abstand nehmen und dir etwas zusammenreimen.

PETER: Ja. Ich habe es nicht verloren.

M: Was hast du nicht verloren?

PETER: Habe aufgepasst. Ich habe es nicht verloren.

M: Okay, also es ging um alle diese Dinge: Abstand nehmen, sich etwas zusammenreimen, sich überlegen, dass man das nicht braucht, aufpassen, es nicht verlieren und sich vor dem Ärger verkrümeln.

PETER: Ja. Das wäre es.

M: Was ist dir dadurch möglich geworden?

PETER: Was meinen Sie?

M: Was geschah nach dem, was nicht geschehen wäre, wenn du es verloren hättest?

PETER: Naja, ich durfte meine Vergünstigungen behalten.

M: Welche Vergünstigungen?

PETER: Wochenendausgang. Meine Schlosserausbildung. Ich musste nicht zur Beratung.

M: Okay. Sonst noch etwas?

PETER: Hatte kein Fernsehverbot und kein Sportverbot.

M: Ich beginne zu verstehen, was Abstand nehmen, sich etwas zusammenreimen, sich überlegen, dass man das nicht braucht, aufpassen, es nicht verlieren und sich vor dem Ärger verkrümeln dir ermöglicht haben.

PETER: Ja. Und ich habe damals auch nichts demoliert. Ich habe nicht wild um mich geschlagen und auch nicht alles kaputt gemacht.

M: Wie bitte?

PETER: Statt wild um mich zu schlagen und alles kaputt zu machen.

M: Kannst du mir noch mehr darüber erzählen, wie du das alles geschafft hast? Statt Gegenstände kaputt zu machen, hast du deine Vergünstigungen behalten.

PETER: Vielleicht. Vielleicht war es ... Ich weiß nich'.

M: Du hast »vielleicht« gesagt. Was hast du gedacht, als du »vielleicht« gesagt hast?

PETER: Nun ... vielleicht habe ich mir den Weg angeschaut, auf dem ich sein wollte.

M: Hat das dazugehört?

PETER: Glaub schon.

M: Ich denke nicht, dass das alles aus heiterem Himmel kam – Abstand nehmen, sich etwas zusammenreimen, sich überlegen, dass man das nicht braucht, aufpassen, es nicht verlieren, sich vor dem Ärger verkrümeln und sich den Weg anschauen. Hast Du eine Vorstellung davon, was dazu geführt haben könnte?

PETER: Zum Beispiel?

M: Etwas, das in jüngster Zeit geschehen ist, das als Grundlage oder Plattform für diese Entwicklung gedient und dir geholfen haben könnte, diesen Schritt zu machen, oder das den Weg geebnet haben könnte, dass du dich vor dem Ärger verkrümeln konntest?

PETER: Mmh ... wahrscheinlich gibt es da etwas. Aber es fällt mir im Moment nichts ein.

M: Vielleicht könnte ich deiner Mutter diese Frage stellen?

PETER: Nur zu.

M: Trudy, wir haben gerade darüber gesprochen, was es damit für Peter alles auf sich hat. Und wir haben auch darüber gesprochen, was ihm das ermöglicht hat. Haben Sie eine Vorstellung davon, was dazu geführt haben könnte? Sonstige Entwicklungen, die Sie in Peters Leben bemerkt und die den Weg dafür bereitet haben könnten?

TRUDY: Ich weiß nur, dass wenn die Dinge aus dem Ruder laufen, wie das bei Peter oft der Fall ist, das wirklich schwere Folgen haben kann. Wenn man gegen das Gesetz verstößt, kann man ins Gefängnis kommen. Und wenn man gegen das Gesetz verstößt und schon sitzt, macht das alles nur noch schlimmer. Peter hat schon lang genug gesessen. Das kann ich Ihnen sagen. Es sieht gerade so aus, als ob er einfach nicht in der Lage ist, sein Leben in die Hand zu nehmen. Es sieht gerade so aus, als ob er keine Verantwortung übernehmen kann.

M: Ich sehe, dass Sie sich sehr Sorgen machen wegen dem, was in Peters Leben abläuft, und wegen dem, was passiert, wenn er aus dem Ruder läuft.

Trudy: Klar mach ich das.

M: Inwieweit wirken sich diese Sorgen auf Sie aus? Inwieweit wirken sich diese Sorgen auf Ihr Leben aus?

Trudy: Nun, ich kann natürlich nicht mehr ruhig darüber schlafen, das kann ich Ihnen sagen.

M: Sie können nicht mehr ruhig darüber schlafen? Was ist es, die Sorge oder ...?

Trudy: Natürlich sind das die Sorgen. Die sind immer da.

M: Und die Sorgen bewirken, dass ...?

Trudy: Machen mich total fertig.

M: Und das macht es Ihnen und Peter schwer, zu ...?

Trudy: Miteinander klarzukommen. Natürlich.

M: Miteinander klarkommen, das ist wichtig, um zu ...?

Trudy: Miteinander klarkommen ist das, was ich immer gewollt habe. Es ist das, was ich gehofft habe. Es ist das, was ich möchte. Wenn doch nur.

M: Danke, Trudy. Ich muss verstehen, was Ihnen wichtig ist, und wenn es Ihnen recht ist, kommen wir darauf zurück.

Trudy: Natürlich.

M: Peter, du hast mir geholfen zu verstehen, was es mit dieser Entwicklung auf sich hat, sich vor dem Ärger zu verkrümeln, und du hast auch erzählt, was dir das möglich gemacht hat. Später würde ich gern darauf zurückkommen und herausfinden, was dazu geführt hat. Aber im Moment interessiert mich, wie diese Entwicklung so für dich ist.

Peter: Äh! Also, ich ... nicht ... mm ...

M: Ich habe hier eine Liste, was es so alles damit auf sich hat: Abstand nehmen, sich etwas zusammenreimen, sich überlegen, dass man das nicht braucht, aufpassen, es nicht verlieren, sich vor dem Ärger verkrümeln und sich den Weg anschauen. Ich habe noch eine andere Liste von den Dingen, die es dir möglich gemacht haben, z. B. deine Vergünstigungen zu behalten und zu vermeiden, dass du wild um dich schlägst und alles kaputt machst. Wie ist das für dich? Wie ist das für dich, wenn du so siehst, was alles in deinem Leben geschieht?

Peter: Es ist gut, das zu sehen, glaube ich.

M: Dies ist gut, und jenes ist gut, und das ist gut. Es gibt viele Arten von gut. Welche Art von gut ist das? Und für wen ist es gut? Glaubst du, es ist gut für dich oder für deine Mutter oder für die Strafanstalt?

Peter: Es ist positiv.

M: Es ist positiv für wen?

Peter: Positiv für mich.

M: Es ist positiv für dich. Kannst du etwas darüber erzählen, inwieweit es für dich positiv ist?

Peter: Ja. Es gibt mir einfach ein gutes Gefühl.

M: Weißt du, warum diese Entwicklung dir ein gutes Gefühl gibt?

Peter: Es ist ein gutes Gefühl, wie irgendwo anzukommen.

M: Es ist ein Gefühl, irgendwo anzukommen. Warum ist irgendwo ankommen für dich wichtig?

Peter: Weil ich etwas mit meinem Leben anfangen kann, deshalb. Ich kann sagen, was ich möchte, und dann entsprechend etwas tun.

M: Du scheinst das ziemlich klar zu sehen.

Peter: Ja. Ich weiß, dass ich etwas zustande bringe. Wenn ich nur weiß, dass etwas nicht richtig läuft, dann kann ich etwas dagegen unternehmen.

M: Ist es dir schon sehr lange wichtig, dass du irgendwo im Leben ankommst und die Richtung in deinem Leben mitbestimmen kannst?

Peter: Ich glaube, ja. Ja. ich glaube, so ist es. Seit mindestens einem Jahr, vielleicht auch länger, glaube ich.

M: Peter, wäre es dir recht, wenn ich deine Mutter frage, was ihr dazu so alles einfällt?

Peter: Natürlich, nur zu.

M: Trudy, das alles habe ich bis jetzt verstanden. In dieser neueren Entwicklung geht es um Peter und Abstand nehmen, sich etwas zusammenreimen, sich überlegen, dass man das nicht braucht, aufpassen, es nicht verlieren, sich vor dem Ärger verkrümeln und sich den Weg anschauen. Und dadurch konnte er vermeiden, wild um sich zu schlagen und alles kaputt zu machen, und stattdessen behielt er seine Vergünstigungen, z. B. Wochenendausgang, Schlosserausbildung, Fernsehen und Sport. Als ich Peter fragte, wie das so für ihn sei, erfuhr ich, dass ihm das ein gutes Gefühl gebe, weil er im Leben irgendwo ankomme. Ich habe auch gehört, dass es ihm seit einiger Zeit wichtig sei, die Richtung seines Lebens mitbestimmen zu können. Wenn Sie das alles nun aus einer gewissen Entfernung betrachten, welchen Namen würden Sie dieser gesamten Entwicklung dann geben?

Trudy: Ich würde sagen, es geht darum, dass er sein Leben in die Hand nimmt, und vor einer ganzen Weile dachte ich noch, dass wir das nie erleben würden.

M: Sein Leben in die Hand nehmen. Passt das zu dir, Peter?

Peter: Ja. Genau das mache ich.

M: Trudy, was für Möglichkeiten, glauben Sie, könnte diese Entwicklung, dass er sein Leben in die Hand nimmt, Peter geben?

TRUDY: Nun, es könnte ihm die Möglichkeit geben, sein Leben zu ändern. Es könnte ihm die Möglichkeit geben, Strafanstalten zu meiden.

M: Sein Leben ändern inwiefern?

TRUDY: Wie ich schon sagte. Es könnte ihm die Möglichkeit geben, Strafanstalten meiden zu können.

M: Sonst noch etwas?

TRUDY: Es könnte ihm die Möglichkeit geben, sein Leben auf vielfache Weise zu ändern.

M: Zum Beispiel?

TRUDY: Nun, auch wenn bei Peter manches schief gelaufen ist, habe ich immer gewusst, dass er auch Fähigkeiten hat. Er war schon immer daran interessiert herauszufinden, wie Sachen funktionieren, und Sachen auseinanderzunehmen, und ich kann Ihnen sagen, dass er schon immer Sachen auseinandergenommen und sie dann wieder zusammengesetzt hat, um herauszufinden, wie sie funktionieren. Also das ist etwas, das könnte sich als nützlich erweisen, wenn er sein Leben besser in die Hand nimmt. Das könnte ihm helfen, voranzukommen und eine gute Stelle zu finden, bei der ihm nicht langweilig ist. Und das könnte ihm einen gewissen Freiraum geben, sein Leben zu leben. Er hätte mehr Freiraum, um sich zu bewegen.

M: Wie wäre das für dich, Peter? Wenn das möglich wäre, weil du dein Leben in die Hand nimmst?

PETER: Das wäre wirklich positiv.

M: Ich weiß, dass du diese Frage schon beantwortet hast, aber ich hätte gern eine genauere Vorstellung davon, was »wirklich positiv« für dich bedeutet. Ich stelle dir diese Frage noch einmal, weil ich glaube, dass da noch mehr in dieser Entwicklung sein könnte, dein Leben in die Hand zu nehmen.

PETER: Ich weiß nicht. Ich würde einfach gern sehen, dass ich etwas in Gang setzen könnte, was in Gang gesetzt werden müsste. Ich würde einfach gerne wissen, dass ich etwas in Gang setzen könnte, was ich gerne möchte.

M: Sehen, dass du etwas in Gang setzen könntest, was in Gang gesetzt werden müsste und du gerne in Gang setzen möchtest?

TRUDY: Eins ist sicher. Er würde sich um einiges wohler fühlen im Leben.

M: Peter?

PETER: Ja. Es wäre angenehmer.

M: Okay. Jetzt verstehe ich besser, was diese Entwicklung, dein Leben in die Hand zu nehmen, für dich bedeuten würde. Es wäre angenehmer, und du würdest gerne sehen, dass du etwas in Gang setzen könntest, was du in Gang setzen musst und in Gang setzen möchtest. Ich habe eine Frage: Warum würdest du das gerne sehen?

PETER: Mmh ... Ich bin mir nicht sicher.

M: Ist es dir recht, wenn ich deiner Mutter diese Frage stelle?

PETER: Ja, tun Sie das.

M: Trudy, weshalb würde Peter Ihrer Ansicht nach diese Entwicklung, sein Leben in die Hand zu nehmen, als wirklich positiv beurteilen?

TRUDY: Er ist dann imstande, Dinge eigenständiger zu klären. Und außerdem hat er das Recht dazu.

M: Er hat das Recht zu was?

TRUDY: Er hat ein Recht darauf, sein Leben in die Hand zu nehmen. Er hat ein Recht darauf, Freiräume zu haben. Jeder hat dieses Recht, aber es wird vielen genommen. Ich weiß, Peter wurde es genommen. Ich weiß, dass er dieses Glück nicht hatte.

M: Wie siehst du das, Peter? Nach Ansicht deiner Mutter ist das eine wirklich positive Entwicklung, weil du ein Recht darauf hast, dein Leben in die Hand zu nehmen, und ein Recht darauf, Freiräume zu haben. Passt das zu dir?

PETER: Ja.

M: Warum würdest du sagen, dass das zu dir passt?

PETER: Weil ich dieses Glück nicht hatte, als ich ein Kind war.

M: Was geschah damals?

PETER: Oh, mein Stiefvater hat mir das Leben schwer gemacht.

M: Hat er dir dieses Recht genommen?

PETER: Ja. Total.

TRUDY: Ich muss gestehen, dass ich ein sehr schlechtes Gefühl deswegen habe, weil ich dieses Problem in Peters Leben gebracht habe. Ich brachte diesen Mann in unser Leben, und ich habe das dann einfach schleifen lassen. Das war Mittäterschaft auf meiner Seite. Oh Gott, es war schrecklich, und ich werde mich dafür immer schuldig fühlen. Ich weiß, dass ich deswegen vor lauter Schuldgefühlen erstarren könnte.

An diesem Punkt des Therapiegesprächs merkte ich, dass wir in relativ kurzer Zeit eine beachtliche Entfernung zurückgelegt hatten. Der Ausgangspunkt dieses Gesprächs war Peters Initiative, den Schauplatz der Frustration zu verlassen. Am Anfang des Gesprächs war Trudy noch der Ansicht, dass darüber schon gesprochen worden sei und es dazu nicht mehr viel zu sagen gebe. Doch sowohl Trudy als auch Peter waren bereit, meine Fragen zu Peters Initiative zu beantworten.

Im Rahmen der darauffolgenden therapeutischen Erkundung stellte sich heraus, dass es noch viel über Peters Initiative, den Schauplatz der Frustration zu verlassen, zu sagen gab. Diese Aktion wurde höchst bedeutsam; sie wurde angereichert mit Bedeutung und Symbolen dafür, was Peter wichtig war. Sie stand sowohl für sein Bestreben, seine Zukunft zu gestalten, als auch für das, was er im Leben für wertvoll hielt, d. h. für ein Recht darauf, sein Leben in die Hand zu nehmen, und für ein Recht darauf, Freiräume zu haben. Zuvor hatte er dieses Bestreben noch nie formuliert und auch nie geäußert, was ihm im Leben wertvoll war.

5.2 Einmalige Resultate

In narrativen Gesprächen werden Handlungen, wie Peter sie z. B. ausgeführt hat, als er sich vor dem Ärger verkrümelte, als »einmalige Resultate« oder »Ausnahmen« bezeichnet. Der Begriff »einmalige Resultate« (unique outcomes) stammt von Erving Goffman (1973, S. 127) und wird zur Strukturierung »der sozialen Wechselfälle im Lebenslauf eines jeden Menschen verwendet ... Einmalige Resultate werden zugunsten derjenigen langfristigen Veränderungen vernachlässigt, die für alle Mitglieder einer sozialen Kategorie grundlegend und allgemein gültig sind, wiewohl sie den einzelnen jeweils unabhängig voneinander widerfahren«. Peters Handlung, sich vor dem Ärger zu verkrümeln, ist einer bestimmten Kategorie einmaliger Resultate zuzuordnen, die sich als »Initiative« klassifizieren lässt. Solche Initiativen sind wie andere einmalige Resultate im Leben eines Menschen immer präsent, werden aber meistens vernachlässigt oder gehen verloren. Wahrscheinlich kann man gut damit leben, wenn nur 97 % solcher Initiativen verloren gehen, d. h., wenn 3 % der Initiativen im Leben überdauern, kann man eine vernünftige Lebensqualität erwarten. Wenn aber 98 % der Initiativen im Leben verloren gehen – also nur 2 % überdauern –, muss man mit einer relativ schlechten Lebensqualität rechnen. Daraus ziehe ich den Schluss, dass der Therapeut die Aufgabe hat, bei seinen Klienten, die mit ihren Sorgen und Nöten zu ihm kommen, 1 % ihrer Initiativen in ihrem Leben freizulegen und diesen Dauer zu geben.

Wenn ich in Therapiegesprächen Entwicklungen bemerke, die den Status einmaliger Resultate haben könnten, suche ich automatisch nach Optionen, wie ich diesen Entwicklungen Gewicht verleihen und sie zum Ausgangspunkt eines Gesprächs machen kann, in dem der Klient die Möglichkeit hat, das zu identifizieren und weiterzuentwickeln, was er für sein Leben will und ihm im Leben wichtig ist. Die Benennung einmaliger Resultate ist etwas völlig anderes als der Prozess, in dem man herausfindet, was einmalige Resultate darüber aussagen, was Menschen im Leben erreichen wollen und ihnen wichtig ist. Hier ist es die Aufgabe des Therapeuten, gemeinsam mit den Klienten diese Kluft zu überwinden. Im Gespräch mit Trudy und Peter konnte die Kluft zwischen Benennung und Prozess durch eine Landkarte der Positionsangabe, wie sie in Kap. 1 diskutiert wird, in einer zweiten Version überbrückt werden.

5.3 Die Landkarte der Positionsangabe, Version 2

Die zweite Version der Landkarte der Positionsangabe besteht im Prinzip aus den gleichen Fragekategorien wie die erste Version. Doch statt das Problem zu externalisieren, indem der Therapeut sich auf die Sorgen und Nöte der Klienten konzentriert, werden alternative Erzähllinien aus deren Leben generiert, indem der Therapeut sich auf einmalige Resultate und Ausnahmen in den dominanten und oft problembeladenen Erzähllinien konzentriert. Die nach dieser Version der Landkarte der Positionsangabe gestaltete therapeutische Erkundung bildet stets die Basis für Gespräche, in denen man neue Erzähllinien entwickelt und wie sie in Kap. 2 diskutiert werden. Der Therapeut kann z. B. als Antwort auf die Vorstellungen der Klienten, was sie im Leben erreichen wollen und was ihnen wichtig ist, Fragen zur Handlungslandschaft entwerfen, die sie dazu motivieren, sich wieder mit ihrer Lebensgeschichte zu beschäftigen und Entwicklungen zu formulieren, in denen sich diese Vorstellungen niederschlagen.

Teilnehmern von Ausbildungsveranstaltungen sagen mir immer wieder, dass sie es mit dieser Version der Landkarte der Positionsangabe geschafft hätten, den positiven, aber vernachlässigten Entwicklungen im Leben von Klienten Bedeutsamkeit zu geben, ohne die eigentliche Urheberschaft für sich zu beanspruchen. Wenn Therapeuten sich selbst als Urheber solcher Vorgänge gerieren, gehen sie meistens in einen »Überzeugungsmodus« über, in dem ihre Reaktionen sich primär darauf beschränken, zu bestätigen, Positives herauszustellen und Umdeutungsversuche zu machen. Mithilfe der zweiten Version der Landkarte der Positionsangabe kann der Therapeut im Therapiegespräch seine dezentrale Position beibehalten und zugleich seinen Einfluss geltend machen. Der Therapeut steht nicht im

Zentrum des Gesprächs, sondern er bemüht sich, die Urheberschaft der Menschen zu privilegieren, die seine Beratung brauchen. Seine Mitwirkung nimmt insofern Einfluss, als er Struktur in die Erkundung der Entwicklungen im Leben seines Klienten bringt, die potenziell einmalige Resultate sein können. Diese Strukturierung gelingt mithilfe der folgenden vier Fragekategorien:

- Fragekategorie 1: Eine erfahrungsnahe, besondere Definition des einmaligen Resultats aushandeln,
- Fragekategorie 2: Die Auswirkungen des einmaligen Resultats kartieren,
- Fragekategorie 3: Die Auswirkungen des einmaligen Resultats beurteilen,
- Fragekategorie 4: Die Beurteilung begründen.

5.3.1 Fragekategorie 1: Eine erfahrungsnahe, besondere Definition des einmaligen Resultats aushandeln

Im ersten Schritt erkundet der Therapeut Entwicklungen, die das Potenzial haben, Bedeutung als einmalige Resultate zu erhalten. Im Rahmen dieser Erkundung bittet er die Klienten, diese Entwicklungen ausführlich zu beschreiben und sie in erfahrungsnahen und besonderen Begriffen detailliert zu charakterisieren. Die Betonung liegt auf erfahrungsnahen und besonderen Begriffen, weil eine Entwicklung im Leben verschiedener Menschen oder zu verschiedenen Zeiten im Leben eines Menschen nie auf identische Weise wahrgenommen oder verstanden wird. Keine Entwicklung ist eine direkte Nachbildung einer anderen Entwicklung in der Lebensgeschichte eines Menschen oder in der Menschheitsgeschichte.

Im ersten Teil des Gesprächs mit Peter und Trudy wurde die Initiative, den Schauplatz der Frustration zu verlassen, als »sich vor dem Ärger verkrümeln«beschrieben. Auch zahlreiche damit zusammenhängende Entwicklungen wurden benannt, z. B.: »Abstand nehmen« und »sich überlegen, dass man das nicht braucht«. Ich setzte Peter nicht unter Zeitdruck, sondern bat ihn kontinuierlich, die Bedeutsamkeit seiner Initiative zu klären. Auf diese Weise beschrieb er seine Initiative detaillierter. Als ich ihn z. B. bat, etwas zu seiner Formulierung »sich überlegen, dass man das nicht braucht« zu sagen, antwortete er mit Formulierungen wie »sich etwas zusammenreimen«, »aufpassen«, »es nicht verlieren« und »sich den Weg anschauen«.

Später definierte Trudy diese Initiative mit den Worten: »sein Leben in die Hand nehmen«.

Diese Art des »absichtsvollen Verweilens« ermöglicht es, solche Entwicklungen umfänglich zu beschreiben und reichhaltig zu charakterisieren. Das ist wichtig, wenn dauerhafte und solide erfahrungsnahe, besondere Definitionen einmaliger Resultate ausgehandelt werden.

Die Entwicklung, die Peter und Trudy als einmaliges Resultat identifizierten und deren Bedeutsamkeit sie sich vor Augen führten, war neueren Datums. Doch in dem Bemühen, solche Entwicklungen zu identifizieren, muss man sich nicht auf Ereignisse in der Vergangenheit beschränken; denn in der Gegenwart sind derlei Entwicklungen ebenfalls vorhanden. Dazu ein Beispiel.

Ich hatte eine Sitzung mit Dillon und seiner Familie – in Anwesenheit einiger »Gäste«, die Teilnehmer eines meiner Ausbildungskurse waren. Die Familie war über das Arrangement der Sitzung unterrichtet und damit einverstanden. Dillon, ein 15-jähriger junger Mann, hatte in fast allen Bereichen seines Lebens Schwierigkeiten. Doch nach der letzten Krise stand er kurz davor, von seiner Familie verstoßen zu werden. Er hatte zwar zugestimmt, an dem Gespräch teilzunehmen, schien aber von Anfang an überhaupt nicht daran interessiert zu sein. Ich fragte ihn, ob er über das Arrangement der Sitzung tatsächlich unterrichtet worden sei, und er bejahte meine Frage. Doch dann sagte er in vorwurfsvollem Ton: »Wer sind eigentlich diese Leute da!?« Dieser Satz war im Prinzip als Aussage formuliert, enthielt aber auch ein fragendes Element.

Ich ergriff die Gelegenheit, um Dillon zu fragen, was er über die Gäste hier wissen wolle. Er antwortete schroff: »Ihre Hobbys.« Also fragte ich die Gäste nach ihren Hobbys und dann Dillon, welche davon ihn interessieren würden. Er habe das interessant gefunden, was er über Reiten und Humor erfahren habe. Dann erkundete ich, mit welcher Art von Initiative er die Gäste eingeladen habe, sich vorzustellen. Dillon war zwar um eine Antwort bemüht, konnte diese Initiative aber nicht benennen. Ich bat die übrigen Familienmitglieder um Mithilfe, woraufhin seine Mutter Dillons Initiative als »Brücken bauen« beschrieb und feststellte, dass sie sehr überrascht gewesen sei, weil ihr Junge eine solche Fertigkeit seit fünf Jahren nicht mehr gezeigt habe. Dillon nahm diese Definition seiner Initiative an – diese war eindeutig erfahrungsnah und etwas Besonderes in seinem Leben –, was dann der Ausgangspunkt dafür war, dass eine untergeordnete Erzähllinie seines Lebens identifiziert und eine reichhaltige Narration darüber entwickelt werden konnte.

5.3.2 Fragekategorie 2: Die Auswirkungen des einmaligen Resultats kartieren

Im zweiten Schritt werden die Auswirkungen des einmaligen Resultats erkundet, denen man in den verschiedenen Lebensbereichen der Klienten nachspüren kann, z. B. im privaten Bereich und in Familienbeziehungen, im beruflichen und schulischen Umfeld, im Verhältnis zu Gleichaltrigen und unter Freunden, in der Beziehung zum eigenen Selbst usw. Erkunden lässt sich zudem, wie sich das einmalige Resultat in diesen Lebensbereichen, auf künftige Möglichkeiten und auf den Lebenshorizont generell »potenziell« auswirkt. In diesem Zusammenhang gibt es auch häufig Gelegenheit, einen Blick auf die Entwicklungen zu werfen, die zu den einmaligen Resultaten geführt haben könnten.

Im Gespräch mit Peter und Trudy waren die ersten beiden Schritte auf dieser »Landkarte der Positionsangabe« in ihrem Verhältnis zueinander nicht so klar definiert wie in vielen anderen Gesprächen. Doch was die Auswirkungen des charakterisierten einmaligen Resultats anbelangte, wurde unter anderem herausgearbeitet, dass Peter dadurch die Möglichkeit hatte, seine Vergünstigungen zu behalten, z. B Wochenendausgang, Schlosserausbildung, Fernsehen und Sport, und zu verhindern, dass er um sich schlug und alles kaputt machte. Später gab es noch Überlegungen, wie dies Peter ermöglichen könnte, sein Leben besser zu gestalten, Strafanstalten zu meiden, Freiräume in seinem Leben und Freiräume für mehr Bewegung zu haben.

Eine solche Erkundung hat den Effekt, dass ein einmaliges Resultat in eine Sequenz sich langsam entfaltender Entwicklungen gebracht und in eine Erzähllinie integriert wird. Dies hebt die Bedeutsamkeit des einmaligen Resultats hervor und bewahrt sie; dieses wird dadurch auch weniger anfällig gegenüber Schlussfolgerungen, z. B. dass es aufgrund glücklicher Umstände zustande gekommen, ein Irrläufer gewesen oder nur durch andere Menschen möglich geworden sei.

5.3.3 Fragekategorie 3: Die Auswirkungen des einmaligen Resultats beurteilen

Im dritten Schritt hilft der Therapeut den Klienten, das einmalige Resultat und seine Auswirkungen oder potenziellen Auswirkungen zu beurteilen. Wie zuvor kann diese Beurteilung durch Fragen initiiert werden wie z. B.: Sind diese Entwicklungen für Sie in Ordnung? Wie schätzen Sie diese Entwicklungen ein? Wie sind diese Entwicklungen für Sie? Wie sehen Sie diese Auswirkungen? Wie ist Ihre Einstellung zu dem, was sich hier gerade entfaltet? Ist diese Entwicklung positiv oder negativ – oder beides oder weder noch oder so im Zwischenbereich?

Solche Fragen motivieren einen Menschen, innezuhalten und über spezielle Entwicklungen in seinem Leben nachzudenken, seine Erfahrungen mit diesen zu eruieren, darüber zu sprechen und schließlich zu urteilen. Für viele Menschen ist das eine neue Erfahrung; denn diese Entwicklungen widersprechen denen, die sie mit etwas Bekanntem und Vertrautem im Leben assoziieren. Für manche Menschen ist das auch deshalb eine neue Erfahrung, weil solche Entwicklungen oft von der Beurteilung durch andere Menschen abhingen. Die beiden Auszüge aus dem Gespräch mit Peter und Trudy zeigen, wie ich diese auf Erfahrung bezogenen und auf Beurteilung zielenden Fragen einsetze.

Auszug 1

M: Ich habe hier eine Liste, was es so alles damit auf sich hat: Abstand nehmen, sich etwas zusammenreimen, sich überlegen, dass man das nicht braucht, aufpassen, es nicht verlieren, sich vor dem Ärger verkrümeln und sich den Weg anschauen. Ich habe noch eine andere Liste von den Dingen, die es dir möglich gemacht haben, z. B. deine Vergünstigungen zu behalten und zu vermeiden, dass du wild um dich schlägst und alles kaputt machst. Wie ist das für dich? Wie ist das für dich, wenn du so siehst, was alles in deinem Leben geschieht?

PETER: Es ist gut, das zu sehen, glaube ich.

M: Dies ist gut, und jenes ist gut, und das ist gut. Es gibt viele Arten von gut. Welche Art von gut ist das? Und für wen ist es gut? Glaubst du, es ist gut für dich oder für deine Mutter oder für die Strafanstalt?

PETER: Es ist positiv.

M: Es ist positiv für wen?

PETER: Positiv für mich.

M: Es ist positiv für dich. Kannst du etwas darüber erzählen, inwieweit es für dich positiv ist?

PETER: Ja. Es gibt mir einfach ein gutes Gefühl.
M: Weißt du, warum diese Entwicklung dir ein gutes Gefühl gibt?
PETER: Es ist ein gutes Gefühl, wie irgendwo anzukommen.

Auszug 2

M: Wie wäre das für dich, Peter? Wenn das möglich wäre, weil du dein Leben in die Hand nimmst?
PETER: Das wäre wirklich positiv.
M: Ich weiß, dass du diese Frage schon beantwortet hast, aber ich hätte gern eine genauere Vorstellung davon, was »wirklich positiv« für dich bedeutet. Ich stelle dir diese Frage noch einmal, weil ich glaube, dass da noch mehr in dieser Entwicklung sein könnte, dein Leben in die Hand zu nehmen.
PETER: Ich weiß nicht. Ich würde einfach gern sehen, dass ich etwas in Gang setzen könnte, was in Gang gesetzt werden müsste. Ich würde einfach gerne wissen, dass ich etwas in Gang setzen könnte, was ich gerne möchte.
M: Sehen, dass du etwas in Gang setzen könntest, was in Gang gesetzt werden müsste und du gerne in Gang setzen möchtest?
TRUDY: Eins ist sicher. Er würde sich um einiges wohler fühlen im Leben.
M: Peter?
PETER: Ja. Es wäre angenehmer.

Weil das Beratungsgespräch über dieses Thema eine recht neue Erfahrung für Klienten sein kann, muss der Therapeut solche Beurteilungsfragen meistens mit einer kurzen Zusammenfassung der wichtigsten Auswirkungen der einmaligen Resultate einleiten, die im zweiten Schritt des Gesprächs schon identifiziert worden sind. Ich bezeichne eine solche Zusammenfassung als »Geleitwort«, das den Klienten eine Basis gibt, auf der sie nachdenken können, bevor sie auf die Beurteilungsfragen antworten. Bevor ich Peter und Trudy diese Beurteilungsfragen stellte, fasste ich die Bedeutungen, die dem einmaligen Resultat zugeschrieben worden waren, und meine Auffassung von seinen wichtigsten Konsequenzen kurz zusammen: »Ich habe hier eine Liste, was es so alles damit auf sich hat: Abstand nehmen, sich etwas zusammenreimen, sich überlegen, dass man das nicht braucht, aufpassen, es nicht verlieren, sich vor dem Ärger verkrümeln und sich den Weg anschauen. Ich habe noch eine andere Liste von den Dingen, die es dir möglich gemacht haben, z. B. deine Vergünstigungen zu behalten und zu vermeiden, dass du wild um dich schlägst und alles kaputt machst. Wie ist das für dich? Wie ist das für dich, wenn du so siehst, was alles in deinem Leben geschieht?«

An diesem Punkt sollte der Therapeut auch sicherstellen, dass Klienten die Möglichkeit haben, komplexe Dinge zu formulieren, die sie in ihrer Perspektive auf die gerade zu erforschenden Entwicklungen entdeckt haben. Der Grund dafür: Therapeuten nehmen gewöhnlich an, dass Klienten solche Konsequenzen als durch und durch positiv bewerten (obwohl dies vielleicht nicht der Fall ist), beenden das Befragen vorzeitig und machen dann auf dieser Grundlage weiter.

5.3.4 Fragekategorie 4: Die Beurteilung begründen

Im vierten Schritt wird erkundet, »warum« Klienten in dem Gespräch bestimmte Beurteilungen vorgenommen haben. Wie zuvor kann diese Erkundungsebene durch Fragen initiiert werden wie: Warum ist das für Sie in Ordnung? Weshalb sehen Sie diese Entwicklung auf diese Weise? Warum nehmen Sie diesen Standpunkt / diese Haltung zu der Entwicklung ein? Die Erkundung kann auch initiiert werden, indem man die Klienten bittet, eine Geschichte zu erzählen, die eine Antwort auf das »Warum« gibt: Bitte erzählen Sie eine Geschichte aus Ihrem Leben, aus der hervorgeht, weshalb Sie diesen Standpunkt zu dieser Entwicklung einnehmen. Welche Geschichten aus Ihrem Leben würde Ihr Vater, Ihre Mutter oder ein Geschwister erzählen, aus denen klar wird, warum Sie über diese Entwicklung so glücklich sind? Die folgenden Auszüge veranschaulichen diesen Schritt der therapeutischen Erkundung.

Auszug 1

M: Weißt du, warum diese Entwicklung dir ein gutes Gefühl gibt?

PETER: Es ist ein gutes Gefühl, wie irgendwo anzukommen.

M: Es ist ein Gefühl, irgendwo anzukommen. Warum ist irgendwo ankommen für dich wichtig?

PETER: Weil ich etwas mit meinem Leben anfangen kann, deshalb. Ich kann sagen, was ich möchte, und dann entsprechend etwas tun.

M: Du scheinst das ziemlich klar zu sehen.

PETER: Ja. Ich weiß, dass ich etwas zustande bringe. Wenn ich nur weiß, dass etwas nicht richtig läuft, dann kann ich etwas dagegen unternehmen.

M: Ist es dir schon sehr lange wichtig, dass du irgendwo im Leben ankommst und die Richtung in deinem Leben mitbestimmen kannst?

PETER: Ich glaube, ja. Ja. ich glaube, so ist es. Seit mindestens einem Jahr, vielleicht auch länger, glaube ich.

Auszug 2

M: Okay. Jetzt verstehe ich besser, was diese Entwicklung, dein Leben in die Hand zu nehmen, für dich bedeuten würde. Es wäre angenehmer, und du würdest gerne sehen, dass du etwas in Gang setzen könntest, was du in Gang setzen musst und in Gang setzen möchtest. Ich habe eine Frage: Warum würdest du das gerne sehen?

PETER: Mmh ... Ich bin mir nicht sicher.

M: Ist es dir recht, wenn ich deiner Mutter diese Frage stelle?

PETER: Ja, tun Sie das.

M: Trudy, weshalb würde Peter Ihrer Ansicht nach diese Entwicklung, sein Leben in die Hand zu nehmen, als wirklich positiv beurteilen?

TRUDY: Er ist dann imstande, Dinge eigenständiger zu klären. Und außerdem hat er das Recht dazu.

M: Er hat das Recht zu was?

TRUDY: Er hat ein Recht darauf, sein Leben in die Hand zu nehmen. Er hat ein Recht darauf, Freiräume zu haben. Jeder hat dieses Recht, aber es wird vielen genommen. Ich weiß, Peter wurde es genommen. Ich weiß, dass er dieses Glück nicht hatte.

M: Wie siehst du das, Peter? Nach Ansicht deiner Mutter ist das eine wirklich positive Entwicklung, weil du ein Recht darauf hast, dein Leben in die Hand zu nehmen, und ein Recht darauf, Freiräume zu haben. Passt das zu dir?

PETER: Ja.

M: Warum würdest du sagen, dass das zu dir passt?

PETER: Weil ich dieses Glück nicht hatte, als ich ein Kind war.

M: Was geschah damals?

PETER: Oh, mein Stiefvater hat mir das Leben schwer gemacht.

M: Hat er dir dieses Recht genommen?

PETER: Ja. Total.

Wie die Beurteilungsfragen werden auch die Begründungsfragen meistens mit einem Geleitwort eingeführt. Ein solches Geleitwort gibt den Klienten eine »Plattform«, auf der sie nachdenken und Antworten auf die gestellten Fragen entwickeln können. Wie in Kap. 1 schon erwähnt, glaube ich fest daran, dass die »Warum«-Frage im Therapiegespräch wieder aufleben wird. Auf eine Frage nach dem »Warum« hat Peter z. B. sein Bestreben formuliert, seine Zukunft selbst gestalten zu wollen. Fragen nach dem »Warum« geben den Klienten Raum, ihrem intentionalen Verständnis vom Leben und dem, was ihnen im Leben wichtig ist, Ausdruck zu verleihen und es weiter auszubauen. Und es war auf eine Warum-Frage, als Trudy die Vorstellung vom »Recht« eines Menschen, sein Leben in die Hand zu nehmen, als bedeutsam wertete – ein Gedanke, der mit dem Fortgang des Gesprächs von Peter weiterentwickelt wurde. Menschen werden durch ihre Ziele im Leben definiert. Dadurch, dass Peter sein Bestreben und das, was ihm im Leben wichtig war, formulieren konnte, bildeten sich Gedanken über seine Identität, die den bekannten und vertrauten negativen Vorstellungen widersprachen, die ihrerseits mit der dominanten Erzähllinie seines Lebens assoziiert waren.

Ein intentionales Verständnis vom Leben und dem, was Menschen wichtig ist, kann zu Gesprächen führen, in denen neue Erzähllinien entwickelt werden und die zur Entstehung dichter Narrationen beitragen. Wenn z. B. im vierten Schritt des Befragens ein solches Verständnis formuliert wird, kann der Therapeut den Klienten auffordern, sich an Ereignisse aus seinem Leben zu erinnern und diese nachzuerzählen – Ereignisse, die die Relevanz und Angemessenheit dieses Verständnisses bestätigen würden. In Kap. 2 bezeichne ich diese Art von Fragen als »Fragen zur Handlungslandschaft«.

Zu erwähnen ist noch, dass ich auf Begründungsfragen nie eine spontane Antwort erwarte. Klienten reagieren tatsächlich oft mit: »Ich weiß es nicht.« Das ist in einer Kultur, in der ein verinnerlichendes Verständnis vom Leben an die Stelle eines intentionalen Verständnisses getreten ist und Menschen selten danach gefragt werden, warum sie bestimmte Entwicklungen in ihrem Leben bevorzugen, nicht anders zu erwarten. Deswegen ist es durchaus normal, dass Klienten Fragen nach dem »Warum« als ziemlich radikal und als große Herausforderung erleben.

Reagieren Klienten mit »Ich weiß es nicht«, muss der Therapeut sie intensiv in ihrem Bemühen unterstützen, eine Antwort zu finden. Unterstützung ist hier auf vielfältige Weise möglich. Außer einem Geleitwort, das der Therapeut seinen Begründungsfragen voranstellt, kann er den Klienten auffordern, den Blick auf die wichtigsten Auswirkungen des einmaligen Resultats zu erweitern und seine Beurteilung dieser Auswirkungen auszudehnen. Dadurch entsteht eine solidere Plattform, auf der die Klienten nachdenken können, wenn sie auf die Frage nach dem »Warum« eine Antwort suchen.

Eine weitere Option, seine Klienten bei der Beantwortung von Begründungsfragen zu unterstützen, besteht darin, dass der Therapeut ihnen erzählt, wie andere Menschen auf ähnliche Fragen reagiert haben: »Vor etwa sechs Wochen hatte ich ein Paar zur Beratung hier, das einen ähnlichen Kraftakt vollbracht hat und sich von dem Konflikt befreien konnte, der die Beziehung der beiden beherrscht hatte. Dieses Paar war ähnlich begeistert über das Ergebnis seiner Initiative, und als ich die beiden fragte, warum ihnen diese gelungen sei, erzählten sie, sie sei möglich geworden, weil ... Hat das eine gewisse Ähnlichkeit mit dem, was Sie sagen würden, weshalb sie von diesen Entwicklungen begeistert sind? Oder würden Sie das völlig anders formulieren wollen?« Derlei Schilderungen von Reaktionen anderer Menschen geben den Klienten eine Basis, auf der sie die Antwort auf die Frage, warum sie die Entwicklungen in ihrem Leben so und nicht anders sehen, beantworten können. Wenn ein Klient nämlich weiß, warum andere Menschen Entwicklungen in ihrem Leben so und nicht anders sehen, hat er die Möglichkeit, seine Sichtweise von Entwicklungen in seinem Leben von dieser Sichtweise der anderen abzugrenzen.

Wenn der Therapeut jüngere Kinder in Behandlung hat, die auf Fragen nach dem »Warum« mit »Ich weiß nicht« antworten, kann ein Ratespiel die therapeutische Erkundung erleichtern (siehe Kap. 1). Eltern und Geschwister des Kindes müssen dann raten, warum dem Kind bestimmte Entwicklungen lieber sind als andere. Auch der Therapeut kann sich an dem Ratespiel beteiligen. Anschließend wird das Kind gefragt, ob irgendwelche der genannten Vorschläge dem Kern der Sache nahegekommen seien; wenn es diese Frage bejaht, wird es gefragt, in welche Worte es die Antwort auf die Frage nach dem »Warum« kleiden würde. Wenn das Kind sagt, dass die genannten Vorschläge dem Kern der Sache nicht nahekämen, kann man es fragen, woher es das denn wisse; und diese Frage hilft Kindern meistens, die Antwort auf die Frage nach dem »Warum« mit eigenen Worten zu formulieren.

Die vier Fragekategorien, die in der zweiten Version der Landkarte der Positionsangabe beschrieben sind, strukturieren die Haltung der Klienten zu jenen Entwicklungen in ihrem Leben, die den Status einmaliger Resultate haben könnten. Sie strukturieren natürlich auch die Haltung des Therapeuten zu solchen Entwicklungen. Im Rahmen dieser Erkundung werden die Bedeutungen solcher Entwicklungen ausgehandelt und die Entwicklungen mit Bedeutung gefüllt. Bekommen solche Entwicklungen mehr Gewicht, weckt das die Neugier der Klienten, die im Zuge des Befragens in Faszination übergeht. Diese Faszination für etwas, das ansonsten vernachlässigt oder als trivial empfunden würde, trägt dazu bei, dass Klienten sich auf die Erkundung einlassen und Antworten auf die Fragen finden.

Die Beschreibung dieser Version der Landkarte der Positionsangabe bezieht sich auf einen geradlinigen Verlauf des Therapiegesprächs. In der Praxis ist ein strikt linearer Fortgang eher selten, und wenn die Antworten der Klienten auf einer Ebene der Erkundung geklärt werden, kann das dazu führen, dass Antworten auf einer anderen Erkundungsebene revidiert oder ausgeschmückt werden.

Die Abbildungen 5.1 und 5.2 zeigen die Kartierung meines Gesprächs mit Peter und Trudy auf der Landkarte der Positionsangabe, wie ich sie in diesem Kapitel beschrieben habe.

5.4 Spontane Anwendung der Landkarte der Positionsangabe

Wenn Klienten während des Therapiegesprächs Initiativen ergreifen, kann der Therapeut diese als einmalige Resultate konsolidieren, indem er spontan die zweite Version der Landkarte der Positionsangabe anwendet.

Genau das war der Fall, als Peter explizit sagte, dass ihm das Recht auf ein eigenes Leben wichtig sei und sein Stiefvater ihm dieses Recht genommen habe, und als Trudy mit starken Worten von ihrer »Mittäterschaft« bei dessen Tyrannei sprach und schilderte, wie sie deswegen vor lauter Schuldgefühlen erstarren könnte. In diesen Schilderungen entdeckte ich zwei Entwicklungen, die den Status einmaliger Resultate hatten: Erstens anerkannte Trudy, Peter gegenüber, den Anteil, den sie ihrer Ansicht nach zu dem beigetragen hatte, was Peter durch seinen Stiefvater hatte erleiden müssen. Zweitens war sie nicht in dem Ausmaß vor Schuldgefühlen erstarrt, wie sie es hätte sein müssen.

Anschließend befragte ich Peter zu diesen Initiativen: Zuerst sprach ich mit ihm über die Konsequenzen von Trudys Weigerung, vor lauter Schuldgefühlen zu erstarren, und darüber, wie er diese Weigerung beurteilt (er beurteilte sie als förderlichen Beitrag zu seinem Leben); dann sprach ich mit ihm über die Initiative seiner Mutter, ihre »Mittäterschaft« anzuerkennen, von der sie fest überzeugt war. Meine Fragen orientierten sich an den vier Fragekategorien: Peter beschrieb Trudys Initiative (»einzugestehen« und »ehrlich zu sein«), schilderte einige Konsequenzen daraus, beurteilte diese und begründete mit Trudys Hilfe seine Beurteilung (die ihm half, ein Gefühl der Sicherheit zu entwickeln, was ihm sehr wichtig war). Ein bedeutsames Ergebnis war, dass Trudy, als sie eine gewisse Verantwortung für das übernahm, was Peter zu erdulden gehabt hatte, sich bewusst wurde, welch bedeutsamen Beitrag sie zum Leben ihres Sohnes leistete.

Das folgende Transkript zeigt, wie ich die zweite Version der Landkarte der Positionsangabe im Gespräch mit Peter und Trudy spontan angewendet habe. In Abbildung 5.3 ist dieser Gesprächsabschnitt kartiert.

TRUDY: Ich muss gestehen, dass ich ein sehr schlechtes Gefühl deswegen habe, weil ich dieses Problem in Peters Leben gebracht habe. Ich brachte diesen Mann in unser Leben, und ich habe das dann einfach schleifen lassen. Das war Mittäterschaft auf meiner Seite. Oh Gott, es war schrecklich, und ich werde mich dafür immer schuldig fühlen. Ich weiß, dass ich deswegen vor lauter Schuldgefühlen erstarren könnte.

M: Peter, wie ist das für dich zu hören, wenn deine Mutter erzählt, was für ein schlechtes Gefühl sie hat, weil sie diesen Mann in euer Leben gebracht hat? Wie ist das für dich zu hören, wenn sie erzählt, dass sie sich zum Teil für das verantwortlich fühlt, was du durchgemacht hast, und dass ihr das leidtut?

PETER: Es ist gut, denke ich.

M: Warum ist es gut?

PETER: Weil es die Wahrheit ist.

M: Was ist für dich daran wichtig?

PETER: Sie gesteht etwas ein.

M: Was ist daran so wichtig, dass sie eingesteht?

PETER: Es ist ehrlich.

M: »Eingestehen« und »ehrlich sein« sind gute Bezeichnungen für diesen Schritt, den deine Mutter hier macht?

PETER: Ja.

M: Trudy, passen diese Wörter »eingestehen« und »ehrlich sein« zu Ihnen?

TRUDY: Sicherlich. Es ist zu spät dafür. Es ist einfach zu spät dafür. Wir haben beide schwere Lasten getragen. Meine sind die Schuldgefühle.

M: Wie wirkt das auf dich, wenn du deine Mutter von Ehrlichkeit sprechen hörst?

PETER: Mmh ...

M: Berührt dich das gefühlsmäßig? Wirkt sich das irgendwie auf deine Beziehung zu deiner Mutter aus? Dass du dich ihr z. B. näher fühlst oder vielleicht weniger verbunden oder vielleicht weder das eine noch das andere?

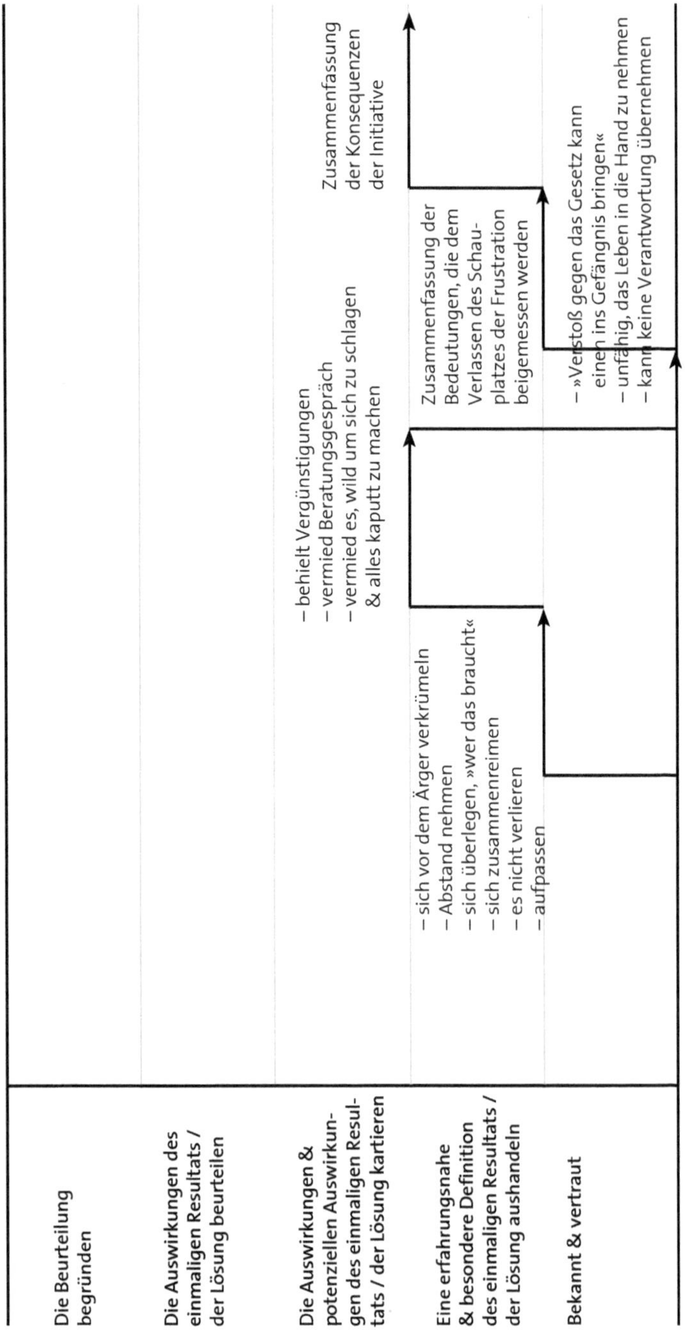
Die Beurteilung begründen
Die Auswirkungen des einmaligen Resultats / der Lösung beurteilen
Die Auswirkungen & potenziellen Auswirkungen des einmaligen Resultats / der Lösung kartieren
Eine erfahrungsnahe & besondere Definition des einmaligen Resultats / der Lösung aushandeln
Bekannt & vertraut
– sich vor dem Ärger verkrümeln
– Abstand nehmen
– sich überlegen, »wer das braucht«
– sich zusammenreimen
– es nicht verlieren
– aufpassen
– behielt Vergünstigungen
– vermied Beratungsgespräch
– vermied es, wild um sich zu schlagen & alles kaputt zu machen
Zusammenfassung der Bedeutungen, die dem Verlassen des Schauplatzes der Frustration beigemessen werden
– »Verstoß gegen das Gesetz kann einen ins Gefängnis bringen«
– unfähig, das Leben in die Hand zu nehmen
– kann keine Verantwortung übernehmen
Zusammenfassung der Konsequenzen der Initiative
0'
5'
10'
15'
Zeit in Minuten

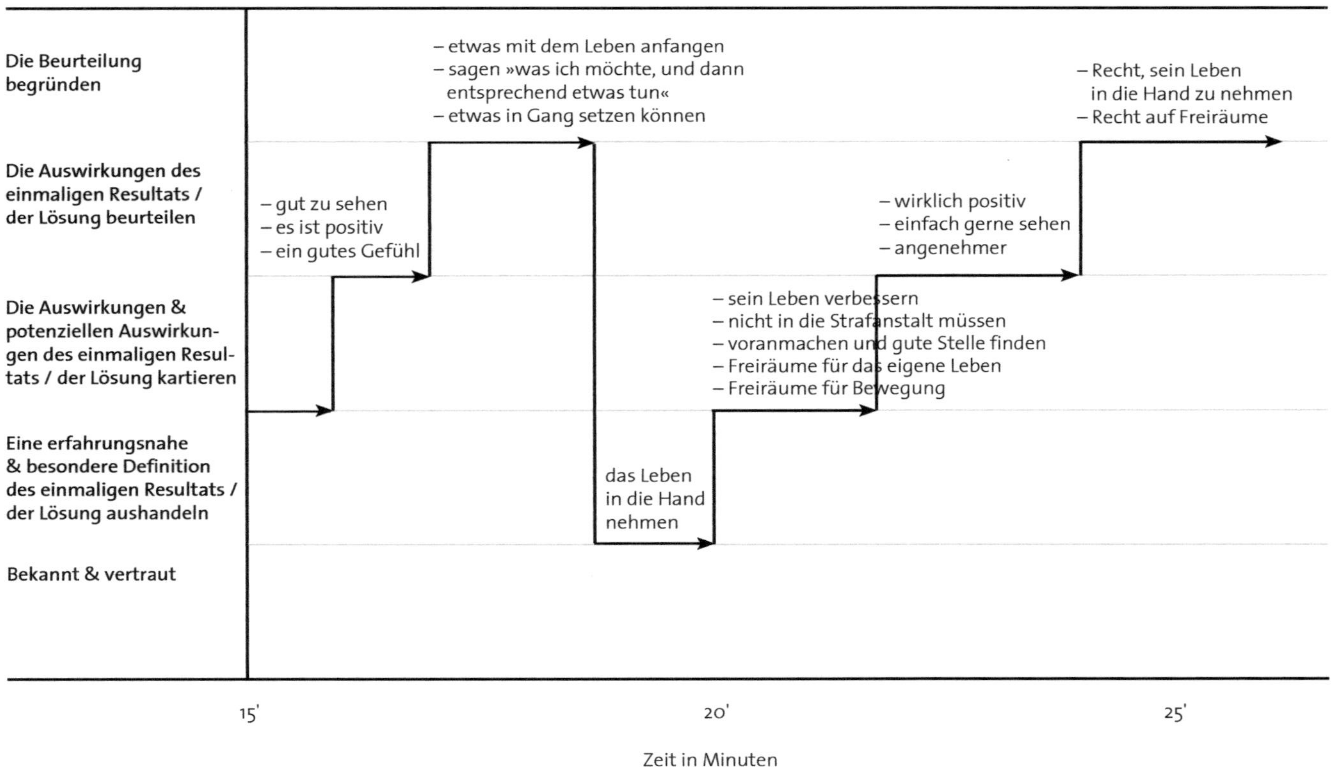

Abb. 5.2: Teil II der Kartierung des Gesprächs, in dem einmalige Resultate beleuchtet werden (Peter)

PETER: Näher.
M: Kannst du noch etwas dazu sagen, wie diese Ehrlichkeit für dich ist?
PETER: Sie gibt mir ein etwas besseres Gefühl über das, was abgegangen ist.
M: Ein etwas besser Gefühl über das, was abgegangen ist. Noch etwas?
PETER: Ja. Ich kann mich entspannen.
M: Diese Ehrlichkeit bringt dich deiner Mutter näher und gibt dir ein etwas besseres Gefühl über das, was abgegangen ist, und du kannst dich entspannen. Und das geschieht jetzt im Moment? Wie ist das für dich, dass das jetzt im Moment geschieht?
PETER: Es macht mich ein bisschen zufriedener.
M: Noch etwas?
PETER: Fällt mir jetzt nichts mehr dazu ein.
M: Verstehst du, weshalb es dich ein bisschen zufriedener macht?
PETER: Vielleicht weil es mir sagt, dass jetzt manches anders ist.
M: Dass ...
PETER: Dass das nicht noch einmal geschieht.
M: Vielleicht könnte ich deine Mutter noch fragen, warum dich das aus ihrer Sicht ein bisschen zufriedener macht?
PETER: Nur zu.
M: Trudy?
TRUDY: Vielleicht deshalb, weil Peter sich sicherer fühlt. Weil es ihm das Gefühl gibt, ich weiß nicht ... Was würden Sie sagen? Vielleicht sicherer in unserer Beziehung. Ich glaube, wir haben diese Art von Beziehung immer schon gewollt. Ich habe sie bestimmt zu ihm. Ich habe diese Art von Beziehung zu meinem Kind immer schon gewollt, aber dem ist immer alles in die Quere gekommen, z. B. auch der Umstand, dass ich diesen Mann ins Haus gebracht habe.
M: Peter, passt das, was deine Mutter gerade sagt, zu dir? Dass es dich ein bisschen zufriedener macht, weil du dich sicherer fühlst und sicherer in deiner Beziehung zu ihr? Und dass ihr beide diese Art von Beziehung immer schon gewollt habt?
PETER: Sicherlich, passt.

5.5 Das Wesen narrativer Gespräche: Von einmaligen Resultaten zur Entstehung dichter Narrationen

Die Entfernung, die in einem Therapiegespräch vom Ausgangspunkt eines einmaligen Resultats bis zu Orten in neuen Lebens- und Identitätsbereichen zurückgelegt wird, ist oft wirklich bemerkenswert. Es ist auch völlig unmöglich, diese Orte am Anfang der Reise vorherzusagen. Das Einzige, was sich in solchen Gesprächen mit Sicherheit vorhersagen lässt, ist, dass sich ihr Ausgang jeglicher Vorhersage entzieht. Das ist ein faszinierender Aspekt in der Beschäftigung mit narrativen Verfahren. In diesen Gesprächen bleibt man, was das Ergebnis betrifft, »in der Schwebe« und weiß nur, dass man sich am Ende in Lebens- und Identitätsbereichen befindet, die man sich am Anfang noch nicht vorstellen konnte. Das in diesem Abschnitt präsentierte Transkript veranschaulich beide Phänomene: die Entfernung, die im Laufe des Gesprächs von den Klienten zurückgelegt wird, und die Unmöglichkeit, den Zielort vorherzusagen.

Das Transkript veranschaulicht noch einen anderen wichtigen Aspekt der Landkarten des narrativen Verfahrens: dass die Grenzen zwischen ihnen oft fließend sind. Ich habe diese Landkarten als in sich geschlossene Einheiten vorgestellt, damit ich sie besser beschreiben konnte. Doch in der Praxis gehen sie meistens ineinander über. Narrative Gespräche sind nicht »diszipliniert«. Sie verlaufen nicht in geordneter Kochbuchmanier, sondern sind irgendwie widerspenstig. Die Mitwirkung des Therapeuten an solchen Gesprächen hängt in hohem Maße von den Reaktionen der Klienten ab, und es führt selten zum Erfolg, wenn er eine Frage stellt, noch bevor der Klient die zuvor an ihn gerichtete Frage beantwortet hat. Die den Antworten der Klienten innewohnenden Möglichkeiten bestimmen über die Mitwirkung des Therapeuten. Im nachstehenden Gesprächsauszug finden sich Elemente unterschiedlicher Landkarten des narrativen Verfahrens wie etwa von Gesprächen, die neue Erzähllinien entwickeln und Zugehörigkeit wiederherstellen, und von Definitionszeremonien.

Der Fokus des Gesprächs mit Peter und Trudy konzentrierte sich nun wieder auf Trudys Erklärung, sie habe es sich nicht zugestanden, vor lauter Schuldgefühlen zu erstarren. Ich wollte wissen, wie dies möglich gewesen sei – auf welcher Basis es ihr nicht möglich gewesen sei, sich von Schuldgefühlen beherrschen zu lassen. Auf meine Frage schilderte Trudy eine etwa eineinhalb Jahre zurückliegende Krise in ihrem Leben. Diese Krise hatte sie zu einigen Erkenntnissen geführt – mit dem Ergebnis, dass sie sich »an einem Scheideweg« sah: Sie konnte es entweder zulassen, dass Schuldgefühle ihr Leben paralysierten, oder sie »konnte einen anderen Weg einschlagen« und eine »realistischere« Sicht auf die Kräfte gewinnen, die hinter den Dilemmata ihrer Lebensgeschichte am Wirken waren – Kräfte, die sie früher nicht hatte kontrollieren können. An diesem Punkt hatte sie »den richtigen Knopf betätigt« und war entschlossen, dass »mir jetzt nichts mehr in die Quere kommt«.

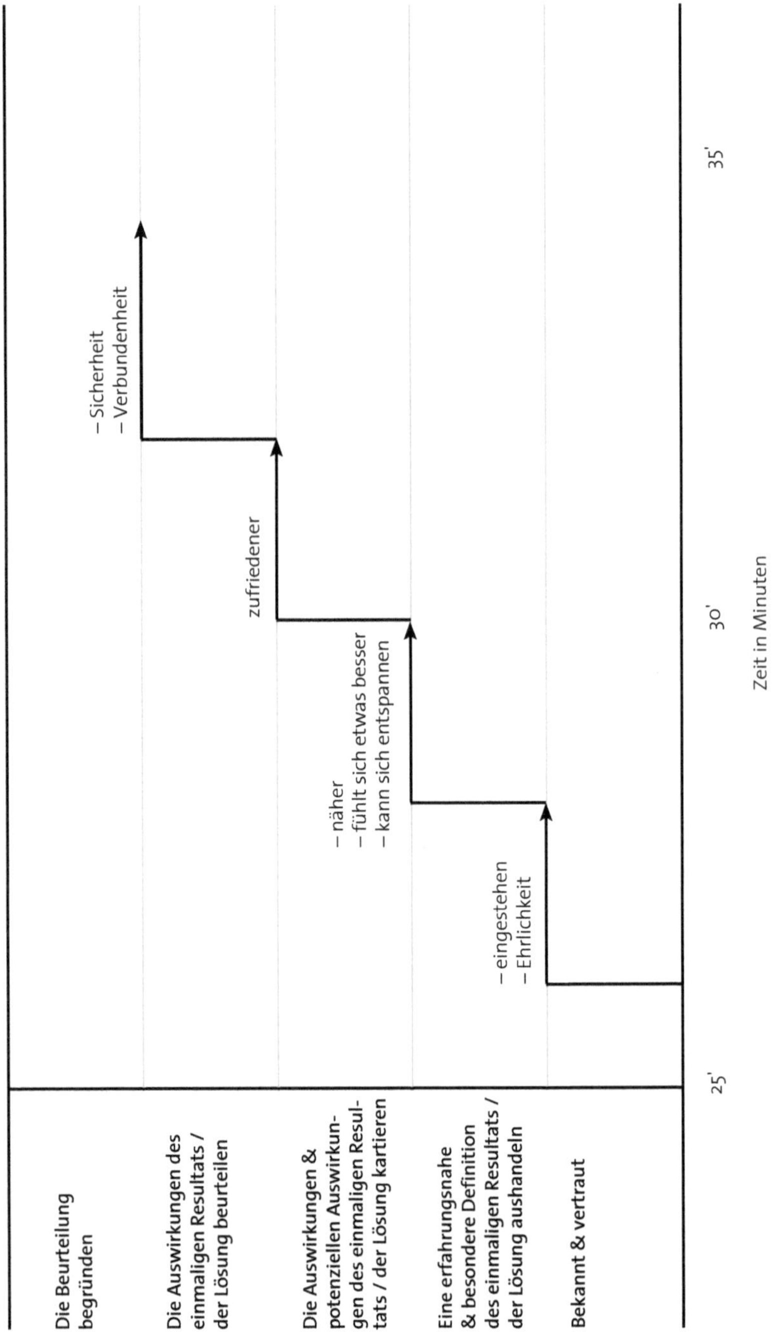

Abb. 5.2: Kartierung des Gesprächs, in dem einmalige Resultate beleuchtet werden (Peter)

M: Da waren Sie also am Scheideweg. Sie sahen plötzlich einen anderen Weg, den Sie gehen konnten, und Sie waren entschlossen, den richtigen Knopf zu betätigen.

Trudy: Ja, genau so.

M: Dann war die Einstellung, dass »mir jetzt nichts mehr in die Quere kommt«, eine neue Entwicklung?

Trudy: Ja. Ich muss sagen, dass ich früher diese Einstellung hatte, als ob ich eine Niederlage erlitten hätte. Eine wirkliche Niederlage. Oh je, das war schrecklich. Es war, als ob über allem ein Schatten liegen würde.

M: Und in den letzten eineinhalb Jahren haben Sie diese andere Einstellung beibehalten, selbst in schweren Zeiten?

Trudy: Genau. Auch wenn ich manchmal noch ein bisschen schwanke. Aber ich werde nicht davon abrücken.

M: Sie haben davon gesprochen, dass Sie immer schon eine enge Beziehung zu Ihrem Kind haben wollten. Gibt es noch andere Dinge, die Sie immer schon haben wollten? Gibt es andere Sehnsüchte oder Hoffnungen, die Ihnen wichtig waren und die aufgrund Ihrer Lebensumstände zunichte gemacht wurden?

Trudy: Ja. Natürlich gibt es die.

M: Erzählen Sie ein bisschen darüber?

Trudy: Nun, zunächst, wie Peter, wollte ich immer ein besseres Leben. Ich hätte gerne ein Leben gehabt, in dem es mehr Verständnis gibt und zumindest eine gewisse Rücksichtnahme. Ich hätte gerne ein friedlicheres Leben gehabt, in dem Achtung möglich ist.

M: Sehnsüchte und Hoffnungen auf ein besseres Leben, auf ein Leben, in dem es mehr Verständnis und Rücksichtnahme gibt. Und ein friedlicheres Leben, in dem Achtung möglich ist.

Trudy: Ja. Und, wie Peter, das Glück zu haben, mein Leben in die Hand nehmen zu können. Auch ein paar Freiräume im Leben zu haben. Genau das wollte ich schon immer tun, aber ich konnte das anscheinend nicht in Gang setzen. Das ist sehr frustrierend.

M: Diese Pläne für Ihr Leben, liegen die schon weit zurück?

Trudy: Ja, natürlich. Natürlich.

M: Wie weit zurück?

Trudy: Nun, bis damals, als ich noch ein kleines Mädchen war. Ja, weit zurück. Ich habe immer etwas anderes gesucht. Ich hätte das damals nicht so ausdrücken können, wie ich das heute mache. Ich hatte damals nicht die passenden Worte dafür. Aber genau das habe ich gesucht. Ich hatte Hoffnungen. Aber ich hatte einfach nicht die Möglichkeit, sie so umzusetzen, wie ich das wollte. Ich hatte nicht die Freiheit dazu. Und das war sehr frustrierend. Denn sehr oft hatte ich das Gefühl, mit dem Kopf gegen eine Mauer zu rennen.

M: Konnten die anderen in der Familie, in der Sie aufgewachsen sind, diese Pläne nachempfinden?

TRUDY: Nein. Überhaupt nicht. Man hatte kein Verständnis. Man hatte keine Geduld. Keine Achtung. Jeder hatte seine festen Ansichten, und jeder machte alles runter, was der andere dachte. Jeder versuchte immer nur, den anderen zu überstimmen. Es war ein rauer Platz zum Leben. Ich wollte damit nichts zu tun haben. Ich wollte das ganz gewiss nicht fortsetzen.

M: Wie haben Sie das dann geschafft, an diesen Plänen für Ihr Leben festzuhalten, wenn sie von keinem in Ihrer Familie unterstützt wurden und wenn es ein so rauer Platz zum Leben war?

TRUDY: Ich weiß es nicht. Widerstandsfähigkeit vielleicht. Vielleicht hatte ich eine gewisse Widerstandsfähigkeit.

M: Widerstandsfähigkeit. Was hat zu dieser Widerstandsfähigkeit beigetragen? Hat jemand schon einmal die Bedeutsamkeit dieser Pläne und Hoffnungen bestätigt oder anerkannt? Gab es jemanden, der an diesen Hoffnungen für Ihr Leben hätte teilhaben können?

TRUDY: Da war eigentlich schon jemand. Ich hatte eine Großmuter, der ich mich verbunden fühlte, mit der ich sehr viel Zeit verbrachte, als ich klein war. Das war Oma Lillian – sie war die Mutter meiner Mutter.

M: Woher wissen Sie, dass sie diese Pläne und Hoffnungen auf ein anders Leben unterstützt hat?

TRUDY: Manches weiß man einfach. Sie hat sich wirklich um mich gekümmert. Von Oma Lillian habe ich jede Menge Unterstützung bekommen. Sie mochte es, dass ich so nachdenklich war. Sie hat nie versucht, mich zu überstimmen. Es war immer in Ordnung, wenn ich bei ihr sagte, was ich dachte. Sie hatte Verständnis, sie hätte mir nie ihre Meinung aufgedrückt.

M: Wie lange hatten Sie diesen Kontakt zu Ihrer Großmutter?

TRUDY: Oh je, das ist eine traurige Geschichte. Als ich etwa zehn war, bekam mein Vater diese neue Arbeit als Angestellter in einer Bergarbeiterstadt im Norden, und wir zogen um. Ich wollte in den Ferien zurück zu meiner Großmutter, aber mein Vater ließ mich nicht. Er sagte immer schlimme Sachen über sie. Ich glaube, er fühlte sich immer ein bisschen von ihr bedroht. Ich erinnere mich, wie er sagte, dass sie sich in »seine Familie« einmischt. Er sprach immer von »seiner Familie«, als ob wir sein Eigentum wären.

M: Oh. Also sind sie nie zu …

TRUDY: Ich erinnere mich, dass ich richtig traurig darüber war, von ihr abgeschnitten zu sein. Sie schickte immer Karten und Briefe, aber mein Vater stellte das ab. Er machte sie weiterhin schlecht, und später fand ich heraus, dass er die meiste Post ungeöffnet an sie zurückgeschickt hatte, ohne mir oder sonst jemandem etwas davon zu sagen. Sie hob alle Post auf, und meine Cousine gab sie mir später dann. Ich stellte fest, dass sie nie aufgegeben hatte. Es war so schön, alle diese Briefe und Karten zu haben, aber es tat auch weh, weil ich Großmutter sehr vermisste.

M: Sie haben gesagt, dass Sie Verständnis und Unterstützung von ihr bekommen hätten.

TRUDY: Und auch viel Liebe.

M: Wissen Sie, warum Sie Ihnen so viel Verständnis und Liebe und Unterstützung entgegengebracht hat? Wissen Sie, was sie an Ihnen so geschätzt hat?

TRUDY: Ich glaube, ich wusste immer, dass sie mich als das kleine Mädchen liebte, das ich war. Sie hatte keine großen Pläne für mein Leben. Sie mochte meine unaufdringliche Art, die Art, wie wir etwas zusammen unternehmen konnten, ohne dass die ganze Zeit Spannung herrschte.

M: Wenn Ihre Oma Lillian jetzt hier sein könnte und ich sie fragen würde, was sie an Ihnen geschätzt hat, was glauben Sie, würde sie sagen?

TRUDY: Ich überlege gerade ... Ich glaube, sie würde sagen, dass ich ein sensibler Mensch bin. Ein nachdenklicher Mensch. Sie wusste, dass ich nicht zu den rechthaberischen Leuten gehöre, die einfach mit dem Kopf durch die Wand gehen. Sie mochte es, dass ich sanfter war. Wir konnten entspannt etwas miteinander machen.

M: Wissen Sie, wie es für Ihre Großmutter war, eine Enkelin zu haben, die auf sie so reagierte, wie Sie es getan haben?

TRUDY: Wie das für sie war? Wie meinen Sie das?

M: Ich nehme an, dass es etwas Besonderes auf sich hatte, wenn Sie beide zusammen waren. Ich weiß, dass Ihnen das sehr viel bedeutet hat. Und Sie haben angedeutet, was Ihre Großmutter an Ihnen geschätzt hat. Ich kann nur vermuten, dass durch Ihre Gesellschaft auch das Leben Ihrer Großmutter auf irgendeine Weise berührt wurde. Wie, glauben Sie, könnte das gewesen sein?

TRUDY: Nun, ich vermute, sie hatte das Gefühl, dass auch ich sie verstehen konnte. Dass ich ein Gespür dafür hatte, wofür sie ein Gespür hatte.

M: Können Sie sich vorstellen, wie sich das vielleicht auf ihr Leben ausgewirkt hat?

TRUDY: Ich weiß, dass sie sich auf meine Besuche immer gefreut hat. Wenn ich sie besuchte, ging ich immer durchs vordere Tor, und dann konnte ich sehen, dass sie aus dem Küchenfenster schaute und auf mich gewartet hatte. Von daher nehme ich an, dass ich sie irgendwie glücklich gemacht habe.

M: Ich würde gerne Peter fragen, was er herausgehört hat aus dem, worüber wir jetzt so gesprochen haben, wenn Ihnen das recht ist.

TRUDY: Natürlich.

M: Wie ist das für dich gewesen, als du die Geschichte gehört hast, wie das so mit der Beziehung zwischen deiner Mutter und ihrer Großmutter war?

PETER: Schön.

M: Schön ist vieles. Was meinst du mit schön?

PETER: Es ist schön, weil ich ein besseres Bild davon bekomme.

M: Wovon bekommst du ein besseres Bild?

Peter: Was mit meiner Mutter und meiner Großmutter geschehen ist.

M: Was ist mit ihnen geschehen?

Peter: Sie hatten nicht den Freiraum, den sie brauchten, und sie wollten es besser haben.

M: Glaubst du, dass das irgendwie zu dem passt, was du in dem Zusammenhang gesagt hast, dass du dich vor dem Ärger verkrümelst und ein Recht darauf hast, dein Leben in die Hand zu nehmen und Freiräume zu haben? Oder ist das hier etwas anderes?

Peter: Ja. Ich würde sagen, es ist irgendwie das Gleiche. Wir sind ein bisschen miteinander verbunden.

M: Wie meinst du das, wir sind ein bisschen miteinander verbunden?

Peter: Nun, wir drei haben unsere Schwierigkeiten gehabt, und wir haben alle weitergemacht.

M: Wie ist das für dich, eine solche Verbundenheit zu haben?

Peter: Ich habe davon nichts gewusst. Ich habe nichts von Oma Lillian gewusst.

M: Du hast nichts von deiner Urgroßmutter gewusst.

Peter: Nein. Wusste nicht einmal, dass ich eine Großmutter Lillian hatte.

M: Trudy, nehmen wir mal an, Ihre Großmutter könnte jetzt hier sein und würde hören, dass ich mit Peter darüber spreche, wie er sich vor dem Ärger verkrümelt hat, und sie würde hören, wie ich mit Ihnen darüber spreche, dass Sie an dem festgehalten haben, was Ihnen beiden wichtig war. Was würde sie Ihrer Ansicht nach am meisten berühren? Was würde ihr Ihrer Ansicht nach besonders auffallen?

Trudy: Also, ich weiß, dass sie auch schwere Zeiten in der Familie hatte, in der sie aufgewachsen war. Sie hatte keine Chance, sich bei irgendetwas bemerkbar zu machen. Und doch hat sie nicht aufgegeben. Sie hat immer Wege gefunden und das Ganze überwunden. Verstehen Sie, sie hat trotz allem einen Weg durch diese ganzen Entmutigungen in den Dingen gefunden, die ihr wichtig waren. Ich bin sicher, sie wäre berührt davon, dass Peter genau das Gleiche macht.

M: Sie wäre berührt davon, dass Peter genau das Gleiche macht. Peter, passt das, was wir gerade über Oma Lillian hören, zu deinen Äußerungen, ein Recht auf ein eigenes Leben zu haben, ein Recht auf Freiräume?

Peter: Ja. Ich denke schon, wir sind uns auch darin ein bisschen ähnlich. Ja, das stimmt.

M: Trudy, Sie haben gesagt, dass, wenn Oma Lillian hier wäre, ihr gefallen würde, dass Peter sich vor dem Ärger verkrümelt. Wie würde sich das Ihrer Ansicht nach darauf auswirken, wie sie über Peter denkt? Wie würde sich das auf ihr Bild auswirken, das sie von Peter hat?

Trudy: Ich glaube, sie würde Peter als jemanden sehen, der Dinge in eine Richtung lenken kann, die für ihn vorteilhafter ist. Als jemanden, der sich seinen eigenen Weg sucht und eher dahin geht, was ihm wichtig ist, obwohl der Weg noch ziemlich steil ist und sehr viel Arbeit vor ihm liegt. Als jemanden, der deshalb nicht dahin zurückkehrt, wo er war.

M: Warum, glauben Sie, würden ihr Peters Aktionen, sich vor dem Ärger zu verkrümeln, so gefallen?

Trudy: Weil sie selbst so im Leben gekämpft hat, frei zu sein. Sie hatte keine große Chance, ihr Leben in die Hand zu nehmen, und sie hatte nicht viel Macht, aber sie hat nicht aufgegeben. Sie hat immer wieder versucht, sich Freiräume im Leben zu schaffen. Und am Ende zählen die Erinnerungen an sie und an das, was sie gemacht hat.

M: Stellen Sie sich vor, Oma Lillian wäre heute anwesend und würde unserem Gespräch über Entwicklungen in Peters Leben und in Ihrem Leben zuhören. Wo wäre sie jetzt im Moment in ihren Gedanken, in ihren Gefühlen oder in ihrem Verständnis oder in ihren Erkenntnissen?

Trudy: Also, sie würde wissen, dass das gesiegt hat, wofür sie stand, dass sie dadurch alle diese großmäuligen Versuche, ihr Leben zu beherrschen, überwunden hat. Zu wissen, dass sich das bis zu ihrem Urenkel durchgesetzt hat; das würde ihr wirklich sehr viel bedeuten.

M: Es würde also bedeuten, dass all ihre Kämpfe mit dem, was sie durchgemacht hat …

Trudy: Es wert waren. Ja. So ist es. Dass all die vielen kleinen Dinge, die sie machte, um diese Hoffnungen am Leben zu erhalten, um das zu tun, was sie im Leben erreichen wollte, es absolut wert waren. Ich glaube, sie würde sich jetzt enorm erleichtert fühlen.

M: Also obwohl sie …

Trudy: Obwohl sie so sehr herumgeschubst und herumgeschoben und niedergemacht wurde, hat sie viel mehr erreicht als all diese Typen, die Macht über sie hatten. Verstehen Sie, sie wäre wirklich stolz auf Peter.

M: Sie wäre wirklich stolz auf Peter?

Trudy: Ja. Und mir ist auch noch eingefallen, dass sie auch mit Schuldgefühlen kämpfte, und das hier würde sie auch von ihren Schuldgefühlen entlasten. Das weiß ich.

M: Peter, wie ist das für dich, wenn du das so hörst? Interessiert dich das? Oder interessiert dich das nicht?

Peter: Es interessiert mich natürlich.

M: Was interessiert dich besonders?

Peter: Wie schwer meine Großmutter es im Leben hatte und dass sie sich dadurch nicht unterkriegen ließ. Und wie sie stolz auf mich wäre.

M: Was bedeutet das für dich, dass deine Urgroßmutter auf dich stolz wäre?

Peter: Viel.

M: Kannst du dazu noch etwas sagen?

Peter: Weil ich weiß, dass sie glücklich wäre, bei mir zu sein. Und weil wir uns ein bisschen ähnlich sind. Ich hatte auch schwere Zeiten. Ich hatte nicht den Freiraum, den ich brauchte, aber ich habe weitergemacht,

> und ich komme jetzt etwas voran. Ich habe einen langen Weg vor mir, aber ich kann sehen, dass ich dahin gelange, wo ich hinwill.

An diesem Transkript wird deutlich, welche Entfernungen in solchen Gesprächen zurückgelegt werden können. Am Ende des Gesprächs waren wir weit vom Ausgangspunkt entfernt, an dem Peters Initiative stand, sich bei akuter Frustration vor dem Ärger verkrümelt zu haben. Diese Aktion war zu einem starken Symbol für Themen geworden, die mit Lebenskampf und einem Recht darauf zu tun hatten, sein Leben in die Hand zu nehmen – Themen, über die Peter mit seiner Mutter und seiner Urgroßmutter verbunden war. Wenn Geschichten aus dem Leben von Menschen über gemeinsame und für sie wichtige Themen miteinander verknüpft werden, fördert das die Entwicklung dichter Narrationen. Im Zuge dieser Entstehung dichter Narrationen werden intentionales Verständnis und Vorstellungen davon, was den Menschen wichtig ist, entwickelt und zu allgemeinen Themen über Leben und Identität gemacht. Das gibt den Menschen eine Grundlage, auf der sie ihr Leben weiterführen können, da etliche Handlungsoptionen, die mit diesen Themen verbunden sind, sich nun deutlicher abzeichnen und machbar erscheinen.

Dieser Gesprächsauszug zeigt auch, wie unvorhersehbar solche Gespräche sind. Am Anfang des Gesprächs konnte ich nicht ahnen, dass Peter schließlich erleben würde, wie sein Leben mit dem seiner Mutter und Urgroßmutter über die genannten Themen verbunden war. Es war nicht abzusehen, dass er eine tiefgreifende Bestätigung erfahren würde und dass das Bezeugen von Entwicklungen in seinem Leben seine Vorstellung von der Urgroßmutter bestärkt hätte, dass »ihre Kämpfe ... es wert waren«, dass sie sich über seine Initiativen »enorm erleichtert fühlen« würde und dass »sie wirklich stolz auf Peter wäre«. Die Erkenntnis, dass Peter seinen Anteil zu einem so hoch geschätzten Erbe beigetragen hat, bildete eine äußerst kraftvolle Anerkennung.

Nicht zuletzt illustriert dieser Gesprächsauszug, wie fließend die Grenzen zwischen den einzelnen Landkarten narrativer Verfahren sind. Wie gesagt, enthält dieser Auszug Elemente von Gesprächen, die neue Erzähllinien entwickelt und Zugehörigkeit wiederhergestellt haben, sowie von Definitionszeremonien. Im Rahmen der Wiederherstellung von Zugehörigkeit ist z. B. (Ur-)Großmutter Lillians Beitrag zu Trudys Leben detailliert beschrieben worden und auch das, was diese an der Identität ihrer Enkelin geschätzt hat. Im weiteren Gespräch sind dann Überlegungen angestellt worden, inwieweit solche Entwicklungen im Leben von Trudy und Peter zu Lillians Leben beigetragen hätten und wie sich das auf das Lebensgefühl der (Ur-)Großmutter ausgewirkt hätte. Man kam unter anderem zu dem Schluss, dass Trudys und Peters Beitrag Lillians Kämpfe um Freiheit im Leben und ihre Entschlossenheit, sich im Leben Freiräume zu schaffen, außerordentlich bestätigt hätte. Aspekte dieser Wiederherstellung von Zugehörigkeit wurden im Rahmen einer therapeutischen Erkundung entwickelt, die in Anlehnung an eine Definitionszeremonie strukturiert war, in der Lillians Anwesenheit als außenstehende Zeugin evoziert wurde.

Peter hat nicht wieder blindwütig um sich geschlagen und wurde aus der Jugendstrafanstalt frühzeitig entlassen. Einige Konflikte in der Beziehung zwischen Peter und Trudy konnten gelöst werden. Trudy wurde Mitglied einer Selbsthilfegruppe für traumatisierte Frauen. Peter schloss sich einer locker organisierten Gruppe junger Menschen an und hatte schon nach einigen Monaten eine führende Rolle inne. Diese Informationen über die weitere Entwicklung von Peter und Trudy erheben nicht den Anspruch, die Wirksamkeit eines einzigen narrativen Gesprächs zu belegen. Peter ist weiterhin bei Melanie, einer erfahrenen Therapeutin, in Behandlung und erhält auch von anderen Menschen viel Unterstützung und Ermutigung. Ich bin aber überzeugt, dass – sogar ein einziges – narratives Gespräch, wie ich es mit Peter und Trudy geführt habe, zu bedeutsamen Ergebnissen führen kann.

5.6 Fazit

In diesem Kapitel wird das Konzept des einmaligen Resultats bzw. das therapeutische Verfahren, mit dem einmalige Resultate höchste Bedeutung erlangen können, nicht erschöpfend behandelt. Diese Themen finden in der Literatur an anderer Stelle ausführlich Berücksichtigung. Mir ging es darum, einen Überblick über Verlauf und Entwicklung narrativer Gespräche zu geben, die nach der zweiten Version der Landkarte der Positionsangabe strukturiert sind. Mit dieser Landkarte lässt sich eine therapeutische Erkundung durchführen, in der Entwicklungen im Leben eines Menschen identifiziert werden, die den Status einmaliger Resultate haben und die Entstehung dichter Narrationen begünstigen.

Gelegentlich wird die Auffassung vertreten, die Fokussierung auf einmalige Resultate würde heroische Lebensgeschichten entstehen lassen, in denen völlig autonome und unabhängige Identitätskonzeptionen reproduziert würden, die Menschen isolierten und das soziale und Beziehungsnetz ihres Lebens verschleierten. Diese Annahme passt aber nicht zu dem, was ich über die Ergebnisse solcher Erkundungen weiß. Im Gegenteil: Aus eigener Anschauung weiß ich, dass solche Gespräche Klienten ermöglichen, ihre Beziehungen zu anderen Menschen so umzudefinieren, dass sie über der Entwicklung eines eigenen Identitätsgefühls die Standpunkte anderer Menschen anerkennen können. Diese Neudefinition fördert ein eher beziehungsbezogenes Identitätsgefühl. Ich denke, dass dieser Vorgang im Gespräch mit Peter und Trudy sehr deutlich wird.

Die in diesem Kapitel vorgestellte Landkarte ist wie die übrigen Landkarten in diesem Buch einfach eine Konstruktion, die auf meinen therapeutischen Explorationen und auf meinen Ideen beruht; ihre Anwendung ist nicht zwingend notwendig in Therapiegesprächen, in denen Klienten eine Basis für neue Möglichkeiten in ihrem Leben bekommen sollen. Sollte aber jemand diese Landkarte im Rahmen seiner eigenen therapeutischen Arbeit anwenden, hoffe ich, dass er sie mit der gleichen Freude einsetzt, wie ich das tue.

6 Ein Gerüst aufbauen

Menschen suchen therapeutische Hilfe, wenn sie Schwierigkeiten im Leben haben. Unter schwierigen Lebensumständen macht man, um mit seinen Sorgen und Nöten fertig zu werden, meistens das, was einem bekannt und vertraut ist: Man handelt so, dass es in Einklang steht mit den vertrauten Vorstellungen von seinem Leben und seinen Beziehungen und mit dem üblichen Wissen über das Leben allgemein. Die Kluft zwischen dem, was den Menschen bekannt und vertraut ist, und dem, was sie über ihr Leben wissen könnten, lässt sich als »Zone der nächsten Entwicklung« betrachten.

Diese Zone kann partnerschaftlich in Gesprächen beschritten werden, in denen das nötige Gerüst dafür aufgebaut wird – d. h. ein Gerüst, das Klienten die Möglichkeit gibt, diese Zone in gangbaren Schritten zu durchqueren. Im Rahmen der therapeutischen Arbeit leistet der Therapeut einen signifikanten Beitrag zum Aufbau des Gerüsts für die Zone der nächsten Entwicklung und rekrutiert auch noch andere Personen, die an diesem Prozess teilhaben. Mithilfe dieses Gerüsts können die Klienten sich dann Schritt für Schritt von dem Bekannten und Vertrauten entfernen und sich auf das zubewegen, was sie wissen und wie sie handeln könnten.

In der Überbrückung dieser Kluft zwischen dem Bekannten und Vertrauten und dem, was möglich ist, erfahren die Klienten ein völlig neues Gefühl individueller Kompetenz: das Gefühl, das eigene Leben in die Hand nehmen, sein Leben nach eigenen Plänen gestalten und dabei so vorgehen zu können, dass die eigenen Lebenserfahrungen und -fertigkeiten genutzt werden.

6.1 Petra

Petra, ein junge Frau, suchte therapeutische Hilfe, weil ihr Leben ein »Chaos« war. Nachdem sie die verschiedenen Sorgen, Nöte und Probleme geschildert hatte, mit denen sie kämpfte, fragte ich sie nach ihren Erfahrungen.

M: Und das alles hat Sie an einen Ort geführt, wo …

PETRA: Es ist ein jämmerlicher Ort. Ich bin zu Ihnen gekommen, weil ich ziemlich unglücklich bin. Wie Sie sehen, ist mein Leben ein solches Chaos, wirklich. Und das geht jetzt schon viel zu lange so.

M: Wie lange?

PETRA: Mehr oder weniger immer. Zumindest kommt es mir so vor.

M: Mehr oder weniger dauernd?

PETRA: Ja. Hin und wieder denke ich, dass ich jetzt Ordnung in mein Leben bringe, aber es ist einfach nur eine Illusion.

M: Demnach haben Sie schon vieles ausprobiert?

PETRA: Ja. Tja, manchmal denke ich, dass ich etwas ausprobiere, dass ich eine neue Idee habe. Aber dann löst sich alles in Rauch auf.

M: Wie meinen Sie das?

PETRA: Manchmal habe ich das Gefühl, an etwas Neuem dran zu sein, verstehen Sie, um Ordnung zu schaffen. Aber es funktioniert nicht, und dann stelle ich fest, dass es gar nicht so viel anders war als das, was ich bis jetzt probiert habe. Es ist, als ob ich mich ständig im Kreis drehe.

M: Als wenn Sie sich ständig im Kreis drehen?

PETRA: Ja, ich nehme Anlauf, und mache alles nur noch komplizierter. Sie denken vielleicht, ich würde dazulernen? Sie denken, ich würde klüger? Aber ich gerate immer wieder in dieselbe Falle. Es ist so frustrierend.

M: Und das hinterlässt bei Ihnen …

PETRA: Ein Gefühl der totalen Niederlage.

M: Haben Sie schon mal mit anderen darüber geredet, wie das bei Ihnen so ist?

PETRA: Ein bisschen. Aber ich glaube, die meisten wollen davon gar nichts wissen. Es ist sowieso mein Chaos, und ich bin dafür verantwortlich.

M: Demnach haben Sie schon mal mit anderen darüber geredet, was Sie so erleben?

PETRA: Nur wenig, aber es hat keinen Sinn. Es ist wirklich mein Problem, und ich schäme mich einfach für das Chaos, das in meinem Leben herrscht.

M: Sie müssen also eigenständig einen Weg hindurchfinden?

PETRA: Äh, ja. Es ist mein Problem, und wenn ich mir selbst schon keinen Gefallen tun kann, wer denn dann? Es ist nicht die Aufgabe anderer, mich da rauszuholen. Ich bin verantwortlich dafür. Wenn ich das nicht allein schaffe, habe ich doch kein Verantwortungsbewusstsein, oder? Es müsste doch so einfach sein.

M: Kein Verantwortungsbewusstsein, weil es so einfach sein sollte, etwas zu …?

PETRA: Ja, das sage ich mir schon die ganze Zeit. Ich denke immer, dass ich vielleicht imstande sein werde, mich auf diese Weise zu motivieren.

M: Aber das funktioniert nicht?

PETRA: Tja, es geht überhaupt nicht voran, oder? Ich sehe keine Perspektive für die Zukunft. Ich habe in meinem Leben überhaupt keine Richtung, und ich vermute, dass sich nichts ändern wird. Für meine Zukunft, meine ich.

M: Sie haben schon mal in die Zukunft geblickt und gehofft, dass sich etwas ändern wird?

PETRA: Ja. Das wäre klasse. Das dürfte doch nicht so schwierig sein, oder?

6.2 Individuelle Kompetenz und verantwortungsbewusstes Handeln

Wenn Menschen sich wegen lang anhaltender Sorgen und Nöte an einen Therapeuten wenden, ist es oft so, dass sie sich frustriert über ihre zwecklosen Bemühungen äußern, diese Sorgen und Nöte abzustellen. Bei manchen ist die Enttäuschung sehr groß, weil sie glauben, dass ihre Versuche, die Probleme zu lösen, sogar noch mehr Komplikationen erzeugt hätten. In solchen Fällen tadeln Klienten sich oftmals selbst dafür, dass ihnen die Weitsicht und Weisheit fehlten, mit deren Hilfe sie die Unangemessenheit ihrer Problemlösungsversuche hätten begreifen und die Entwicklung dieser Komplikationen antizipieren können.

Unter solchen Bedingungen werfen Menschen sich häufig vor, ganz offenkundig inkompetent und unzulänglich zu sein. Die Suche nach therapeutischer Hilfe wird dann oft als Bestätigung dieser Inkompetenz und Unzulänglichkeit begriffen; denn sie sei eine weitere Bestätigung der Tatsache, dass sie, die Betroffenen, nicht das fertig brächten, was von jedem anderen erwartet werden könnte – d. h., die Dinge in eigener Verantwortung zu regeln, die ihr Leben stark beeinträchtigen, und ihr Leben nach dem zu gestalten, was ihnen wichtig ist.

Petra war von derlei Gedanken regelrecht besessen und versunken in einem Gefühl von Hoffnungslosigkeit und Fatalismus. Sie war überzeugt, dass ihre Zukunft nur noch eine Reproduktion ihres sehr unglücklichen gegenwärtigen Lebens sein würde. Und dennoch brachte sie das Gefühl zum Ausdruck, dass es »so einfach sein müsste«, aus ihrem Leben etwas zu machen.

Das wirft die Frage auf: Ist es so einfach? Ist diese Art von Weitsicht und Weisheit, deren Fehlen Petra beklagt hat, wirklich so einfach zu erwerben? Ist es so einfach, eine signifikante Verantwortungsebene zu erreichen, auf der man sein Leben gestalten kann? Ist es so einfach, auf autonome und unabhängige Weise zu handeln, um die Probleme im Leben erfolgreich zu bewältigen? Und ist die Gestaltung und Ausrichtung des Lebens nach dem, was einem wichtig ist, auch so einfach?

In Kollegenkreisen erhält man auf Fragen dieser Art oftmals Antworten wie z. B.: »Ja, bei einer normalen Entwicklung kann man erwarten, dass Menschen fähig sind, ihre Lebensumstände zu durchschauen, Verantwortung für die persönlichen Dinge in ihrem Leben zu übernehmen, im Umgang mit den Problemen ihres Lebens erfolgreich zu sein und dabei autonom und unabhängig zu handeln und ihr Leben danach zu gestalten, was ihnen wichtig ist.« Und die Antwort auf Fragen, warum dies nicht allzu vielen Menschen gelingt, lautet dann z. B.: »Wenn jemand dieses Ziel nicht erreichen kann, weist das auf eine Dysfunktion hin, die sich in der Unfähigkeit manifestiert, über sein Leben in abstrakten Begriffen nachzudenken, die Konsequenzen seines Handelns zu begreifen, bei der Lösung von Problemen von anderen abhängig zu sein und bei der Gestaltung des eigenen Lebens zu versagen. Und eine solche Dysfunktion hat oft psychopathologische Gründe.«

Doch so einfach scheint die Sache nicht zu sein. Begriffe wie Dysfunktion und Psychopathologie verschleiern das komplexe Geflecht hinter menschlichen Handlungen, das oft aus dem konkreten Lebensumfeld der Klienten entstanden ist. Viele Menschen haben z. B. den Eindruck, dass ihre Möglichkeiten, individuelle Kompetenz und verantwortungsbewusstes Handeln zu zeigen, sehr eingeschränkt sind, weil sie den in der Lokalkultur verankerten »traditionellen Machtverhältnissen« ausgesetzt sind, z. B. im Hinblick auf soziale Benachteiligung, ethnische Zugehörigkeit, Geschlecht, sexuelle Orientierung, kulturspezifische Merkmale usw.

Solche Machtverhältnisse sind oft ein signifikanter Faktor, wenn Menschen von ihren Bemühungen frustriert sind, ihr Leben nach dem zu gestalten, was ihnen wichtig ist, und daraus den Schluss ziehen, sie seien inkompetent und unzulänglich. In solchen Fällen muss man ihnen Gelegenheit geben, diese Machtverhältnisse erkennen und als Hintergrund ihrer negativen Erfahrungen und Vorstellungen von ihrer Identität sehen zu können, und sie im Umgang mit diesen Machtverhältnissen unterstützen. Sie müssen ferner die Möglichkeit haben, beliebte Definitionen von individueller Kompetenz und verantwortungsbewusstem Handeln zu hinterfragen; denn im Rahmen solch traditioneller Machtverhältnisse sind Handlungen, die als Reflexion von individueller Kompetenz und verantwortungsbewusstem Handeln gelten, solche Handlungen, die auf dem Zugang zu Privilegien begründet sind.

Um verstehen zu können, wie Menschen das Gefühl von Inkompetenz, Unzulänglichkeit und persönlichem Versagen erleben, muss man die Arbeitsweisen »moderner Macht«[10] verstehen und von den Arbeitsweisen traditioneller Macht unterscheiden. Im System moderner Macht wird soziale Kontrolle durch normative Vorstellungen von Leben und Identität ausgeübt und dadurch, dass die Menschen dazu angeregt werden, sich im eigenen Leben und im Leben anderer Menschen so zu engagieren, dass ihr Handeln und Denken in Einklang mit diesen Normen steht. Aus diesem Grund wird moderne Macht auch als System der »normierenden Sanktion« bezeichnet. Das Konzept vom »autonomen und unabhängigen Handeln« – und die Vorstellung, was es heißt, eine »reale« und »authentische« Person zu sein – beruhen auf diesen konstruierten Normen. Wenn jemand diese Normen nicht reproduziert, gehört er sowohl in den eigenen Augen als auch in denen anderer Menschen in die Kategorie »Versager«.

Viele Normen der gegenwärtigen westlichen Kultur verehren eine Version erfolgreicher Persönlichkeit, die dem Ideal des »eingekapselten Selbst« entspricht. Dieses Konzept betont eine Form von Autonomie und Unabhängigkeit, die durch Selbstbeherrschung, Selbstkontrolle, Eigenständigkeit, Eigenmotivation und Selbstverwirklichung gekennzeichnet ist. Trotz aller Bemühungen, diese Normen einer erfolgreichen Persönlichkeit zu reproduzieren, haben die meisten Menschen den leisen Verdacht, dass sie nicht in dem Maße »bei sich« sind, wie sie sich nach außen präsentieren. Viele Menschen ziehen aus dieser Diskrepanz den Schluss, sie seien inkompetent und unzulänglich. In solchen Fällen muss man dafür sorgen, dass sie Erfahrungen persönlichen Versagens in den Kontext dieser »normierenden Sanktion« stellen können und Unterstützung finden, die Arbeitsweisen moderner Macht zu unterminieren.

---

10 Zur Entstehung »moderner Macht« und eine Analyse der Arbeitsweisen dieses Machtsystems als Mechanismus sozialer Kontrolle siehe Foucault (1988, 1989).

6.3 Individuelle Kompetenz, verantwortungsbewusstes Handeln und Begriffs- oder Konzeptbildung

Wir haben nun individuelle Kompetenz und verantwortungsbewusstes Handeln aus drei Perspektiven beleuchtet:

- als Ergebnis einer »normalen Entwicklung« und eines Kernselbst, das der menschlichen Natur innewohnt;
- als Privileg im Rahmen traditioneller Machtverhältnisse;
- als Konstrukt der Normen moderner Macht.

Diese Perspektiven auf individuelle Kompetenz und verantwortungsbewusstes Handeln bzw. deren Implikationen für die therapeutische Praxis sollen hier nicht weiter diskutiert werden. Das habe ich an anderer Stelle getan.

Individuelle Kompetenz und verantwortungsbewusstes Handeln lassen sich aber noch aus einer weiteren Perspektive beleuchten: Aus dieser Perspektive betrachtet, gründen die Erfahrung von individueller Kompetenz und die Fähigkeit zu verantwortungsbewusstem Handeln auf einer besonderen Art des sozialen Austauschs. Mithilfe dieses sozialen Austauschs können die Klienten den Raum durchqueren, der zwischen dem liegt, was ihnen bekannt und vertraut ist, und dem, was sie über ihr Leben und ihre Identität wissen könnten. Diese letzte Perspektive habe ich vor allem aus meinen eigenen Forschungen im Rahmen meiner therapeutischen Arbeit entwickelt. Zur Erklärung dieser Sichtweise kehre ich kurz zu dem Gespräch mit Petra zurück und beginne mit der relativ direkten Beobachtung, dass sie anscheinend in etwas Bekanntem und Vertrautem gefangen war und bei ihren Versuchen, die Probleme in ihrem Leben anzugehen, dieses Bekannte und Vertraute offensichtlich immer wieder reproduzierte. Petra hatte deshalb nicht nur das Gefühl, im Leben nirgendwo anzukommen ihre Bemühungen machten die Sache sogar noch komplizierter. Ihr Erleben war eindeutig nicht auf individuelle Kompetenz und verantwortungsbewusstes Handeln hin orientiert.

Ausgehend von dieser Beobachtung wurden einige Gedanken zu der Frage miteinander verknüpft, was notwendig sein könnte, damit Petra die Probleme in ihrem Leben erfolgreich bewältigen und das Gefühl entwickeln kann, ihr Leben gehe weiter. Dazu wäre es notwendig, dass Petra

- sich von einigen Aspekten dessen trennt, was sie über ihr Leben und ihre Identität weiß und was ihr vertraut ist,
- sich darauf zubewegt, was sie über ihr Leben und ihre Identität wissen könnte und welche Handlungsoptionen ihr möglich wären,
- den Raum zwischen dem, was ihr bekannt und vertraut ist, und dem, was sie wissen und tun könnte, erfolgreich durchquert,
- die Art von Unterstützung findet, die sie benötigt, um ihren Weg durch diesen Raum zu finden,
- beim Aufbau eines Gerüsts Hilfe bekommt, damit sie den Raum in gangbaren Schritten durchqueren kann,
- ihre Reise durch diesen Raum überprüft, um ihren Verlauf anpassen zu können,
- während der Durchquerung des Raums herausfindet, was ihr wichtig ist und sie im Leben für wertvoll hält, und
- sich überlegt, wie sie ihr Leben so gestalten kann, dass dies in Einklang mit dem steht, was ihr wichtig ist und was sie im Leben für wertvoll hält.

Wenn Petra diese Art von sozialem Austausch finden würde, durch den sie Unterstützung erfährt und der ihr Struktur gibt, während sie den Raum zwischen dem, was ihr bekannt und vertraut ist, und dem, was sie über ihr Leben wissen könnte, durchquert, könnte sie wahrscheinlich Initiativen ergreifen, um ihre Probleme erfolgreich zu bewältigen und ihr Leben zu gestalten. Das würde Petra das Gefühl von individueller Kompetenz und verantwortungsbewusstem Handeln verleihen, das sie als so schwer erreichbar empfindet.

Mit Begriffen wie *Entfernung, Raum, Gerüst aufbauen, sozialer Austausch, individuelle Kompetenz und verantwortungsbewusstes Handeln* rufe ich das Werk des russischen Psychologen Lew Wygotski (1896–1934) in Erinnerung (Wygotski 1971). Wygotski war Entwicklungstheoretiker, den besonders das menschliche Lernen in den frühen Lebensjahren interessierte. Meine Explorationen narrativer Verfahren orientierten sich ursprünglich nicht an Wygotskis Denken, aber seit einigen Jahren sind viele seiner Ideen für mich wichtig geworden. Der Hauptgrund dafür ist, dass diese Explorationen Wygotskis Schlüsse über Lernen und Entwicklung bestätigt haben. Seine Auffassungen tragen außerdem zu einem neuen Verständnis von Veränderungen in der therapeutischen Praxis bei, stellen das

Bedeutsame in narrativen Therapiegesprächen klar heraus und untermauern verschiedene narrative Verfahren. Seine Gedanken helfen mir auch, einige meiner narrativen Verfahren weiterzuentwickeln. Im folgenden Abschnitt gehe ich kurz auf Wygotskis Denken ein.

6.3.1 Die Zone der nächsten Entwicklung

Wygotski untersuchte vor allem die Entwicklung in den frühen Lebensjahren. Aus seinen Untersuchungen zog er den Schluss, dass die Entwicklung in den meisten Fällen auf Lernvorgängen basiert. Mit dieser Auffassung wurde die damals vorherrschende Entwicklungstheorie, wonach die Entwicklung dem Lernen vorausgehe und Lernen folglich auf der Basis der Entfaltung genetischer oder neurologischer Voraussetzungen erfolge, in Frage gestellt.

Wygotski hob ferner hervor, dass Lernen keine Errungenschaft eigenständiger Bemühungen ist, sondern das Ergebnis sozialen Austauschs. Im Rahmen eines solchen sozialen Austauschs, so beobachtete er, wird das Lernen des Kindes durch erwachsene Betreuungspersonen und ältere Kinder so strukturiert, dass es von dem ihm Bekannten und Vertrauten und seinem Routinewissen zu dem weitergehen kann, was es wissen und leisten könnte. Er beschreibt diese Entwicklung als eine Bewegung durch eine Lernzone, die er als »Zone der nächsten Entwicklung« bezeichnete. Diese Zone ist die Entfernung zwischen dem, was das Kind eigenständig wissen und leisten kann, und dem, was es im Austausch mit anderen Menschen wissen und leisten könnte.

Die Durchquerung dieser Zone ist eine signifikante Aufgabe insofern, als sie verlangt, dass das Kind sich von der Unmittelbarkeit seiner Erfahrung entfernt. Laut Wygotski kann das Kind diese Aufgabe nur erfüllen, wenn sie in gangbare Einzelschritte zerlegt wird. Betreuungspersonen und ältere Kinder tragen dazu bei, dass diese Zone der nächsten Entwicklung mit einem Gerüst versehen wird. Das Gerüst ermutigt das Kind, bei der Durchführung dieser Lernaufgaben sein Denken »zu erweitern« und seine Vorstellungskraft zu »üben«, aber nicht so, dass unmögliche oder unwahrscheinliche Sprünge verlangt werden, die das Kind erschöpfen oder ihm das Gefühl des Versagens geben würden.

Nach Wygotskis Auffassung kann das Kind durch diese schrittweise Entfernung vom Bekannten und Vertrauten und von der Unmittelbarkeit seiner Erfahrung »Assoziationsketten« bilden, die Bindungen und Beziehungen zwischen dem herstellen, was ansonsten lediglich undifferenzierte Objekte und Ereignisse seiner Welt bleiben würden. Diesen Vorgang bezeichnete er als Entwicklung des »komplexen Denkens«, und er zeigte, wie die Entwicklung dieses komplexen Denkens zur Basis für die Entwicklung von »Begriffen« oder »Konzepten« von Leben und Identität wird. Diese Begriffsbildung resultiert daraus, dass sich Wortbedeutungen entwickeln, die von spezifischen konkreten Erfahrungen losgelöst und abstrahiert werden. So bezieht sich z. B. im Leben der kleinen Amy das Wort »Freundin« auf Mary, die nebenan wohnt, und Mary könnte wenig tun, um diese Definition zu erschüttern. Mit der Zeit entwickelt sich die Bedeutung des Wortes »Freundin«, der Begriff Freundschaft wird zu einem abstrakten Konzept, und Amy kann bei Mary Handlungen erkennen, die das Freundschaftskonzept überschreiten oder verletzen, und entsprechend reagieren.

Mit dieser Begriffsbildung erwirbt der Mensch die Grundlage dafür, sein Leben zu steuern: das eigene Handeln zielgerichtet zu beeinflussen, im Leben zu intervenieren und den Verlauf von Ereignissen zu gestalten und Probleme zu lösen. So verstanden, haben Handlungen, die man als verantwortungsbewusst und autonom betrachtet, ihre Grundlage im sozialen Austausch. In der Entwicklung einer solchen Selbststeuerung spiegelt sich das, was Wygotski als »Selbstkontrolle« bezeichnet. Er verwendet diesen Begriff für ein Phänomen, das ich als »individuelle Kompetenz« bezeichne.

Im Folgenden finden sich Wygotskis wichtigste Gedanken zur Zone der nächsten Entwicklung und zum Lernen. Die Beobachtung von Lernprozessen führt ihn zu folgenden Schlüssen:

- Lernen ist das Ergebnis von sozialem Austausch und nicht von eigenständigem Bemühen oder der Entfaltung »fest verdrahteter« biologisch-genetischer Prozesse. Bei diesem Austausch geben versierte Betreuungspersonen und ältere Kinder dem Kind Unterstützung bei Lernaufgaben, die es erfüllen kann, die ihm aber beträchtliche Anstrengungen abverlangen.
- Anhand dieser Lernaufgaben hat das Kind die Möglichkeit, sich von der Unmittelbarkeit seiner Erfahrung zu entfernen. Dies ist ein Schritt hin zu dem, was es im Austausch mit anderen wissen und leisten könnte.
- Damit durchschreitet es eine Zone des Lernens, die so genannte Zone der nächsten Entwicklung. Diese ist der Bereich zwischen

dem, was das Kind eigenständig wissen und leisten kann, und dem, was es im Austausch mit anderen wissen und leisten könnte. »Diese Divergenz«, so Wygotski (ebd. S. 236 f), »zwischen dem geistigen Alter oder dem aktuellen Niveau der Entwicklung, das mit Hilfe selbständig zu lösender Aufgaben bestimmt wird, und dem Niveau, das das Kind bei der nicht selbständigen, sondern gemeinschaftlichen Lösung von Aufgaben erreicht, bestimmt eben den Bereich der nächsten Entwicklung des Kindes.«

- Bewegt sich das Kind durch diese Zone, erfolgt eine Verschiebung von der Sammlung der Objekte und Ereignisse der Welt hin zu »Anhäufungen« – von der Vereinigung verschiedener Objekte und Ereignisse in Gruppen unter einem gemeinsamen Familiennamen – hin zur Gruppierung der Objekte und Ereignisse der Welt zu Assoziationsketten oder Komplexen, die Bindungen und Beziehungen zwischen diesen Objekten und Ereignissen herstellen.
- Bei der Entwicklung solcher Assoziationsketten und Komplexe gibt es mehrere Ebenen: von der vorläufigen Vereinigung von Objekten und Ereignissen auf der Basis maximaler Ähnlichkeit bis hin zur Gruppierung von Objekten und Ereignissen auf der Basis eines einzigen Attributs (z. B. nur runde Objekte oder nur flache Objekte).
- Diese Entwicklung des komplexen Denkens ist die Grundlage der »Begriffsbildung«: »Aber der Begriff«, so Wygotski (ebd. S. 151), »setzt nicht nur die Vereinigung und Verallgemeinerung der einzelnen konkreten Erfahrungselemente voraus, sondern auch die Herauslösung, das Abstrahieren und die Isolierung der einzelnen Elemente, also die Fähigkeit, die Elemente außerhalb der konkreten Verbindung zu betrachten, in der sie in der Erfahrung gegeben sind.«
- Diese Begriffsbildung gibt dem Kind die Grundlage, sein Handeln selbst zu gestalten und sich im Leben einzurichten. Laut Wygotski ist das Kind aufgrund dieser Entwicklung fähig, die Begriffe nach Belieben und so, wie es die Aufgabe erfordert, zu benutzen – und sich dieser Operationen bewusst zu sein, die es als Prozesse einer bestimmten Art versteht. Diese Entwicklung führt laut Wygotski zur »Selbstkontrolle« bei intellektuellen Funktionen: Diese Begriffsbildung ist die Grundlage »der will-

kürlichen Aufmerksamkeit, des logischen Gedächtnisses, der Abstraktion, des Vergleichs und der Unterscheidung« (ebd. S. 171). In meinen Termini, wie ich sie in diesem Kapitel verwendet habe, kann diese Entwicklung des begrifflichen Denkens die Grundlage von »individueller Kompetenz« sein. Durch die Entwicklung des begrifflichen Denkens ist es dem Kind sukzessive möglich, sein eigenes Leben zu bewohnen.

- Die Entwicklung von Sprache und Wortbedeutung ist die Voraussetzung der Begriffsbildung; anders gesagt: Der Weg zur Begriffsbildung ist die Entwicklung von Wortbedeutungen. »Mit dem Augenblick, da sich das Kind erstmals ein mit einer bestimmten Bedeutung verbundenes neues Wort angeeignet hat, steht das Wort nicht am Ende, sondern erst am Anfang seiner Entwicklung. Es ist zunächst eine Verallgemeinerung des allgemeinsten Typs, und erst in dem Maße, wie sich das Kind entwickelt, geht es von der elementaren Verallgemeinerung zu immer höheren Typen der Verallgemeinerung über, um den Prozeß der Bildung echter Begriffe zum Abschluß zu bringen« (ebd. S. 171).

6.4 Die Zone der nächsten Entwicklung und die therapeutische Praxis

Wygotskis Forschungen konzentrierten sich zwar auf die Entwicklung in den frühen Lebensjahren eines Menschen, doch seine Schlussfolgerungen über Lernen und Entwicklung sind für alle Entwicklungsstufen und Lebensalter relevant – und auch für ein besseres Verständnis und die weitere Entwicklung wirksamer therapeutischer Verfahren.

Wie anfangs dieses Kapitels erwähnt, kann die »Zone der nächsten Entwicklung« nicht ohne partnerschaftliches Gespräch durchquert werden, in dem das Gerüst aufgebaut wird, damit die Betroffenen in gangbaren Schritten weitergehen können. Im Rahmen der therapeutischen Arbeit trägt der Therapeut (und andere von ihm rekrutierte Personen) signifikant dazu bei, dass das Gerüst für die nächste Zone der Entwicklung entsteht. Das schrittweise Wegbewegen vom Bekannten und Vertrauten heißt nicht, dass man sich von seinem Leben abspaltet. Mit dieser Art von Distanzierung legt man die Grundlage dafür, dass man eine stärkere Rolle bei der Gestaltung der eigenen Entwicklung nimmt und dadurch sein Leben räumlich betrachtet mehr ausfüllt.

Angeregt durch Wygotskis Gedanken habe ich ein Landkarte für Gespräche entwickelt, mit deren Hilfe ein »Gerüst aufgebaut« wird und die nach fünf Fragekategorien[11] strukturiert ist. Diese Karte kann Orientierung sein in Therapiegesprächen, die eine schrittweise Durchquerung der nächsten Lernzone erleichtern sollen. Die Fragekategorien dieser Landkarte enthalten spezifische Lernaufgaben, die folgendermaßen definiert sind:

- *Distanzierungsaufgaben auf niedrigem Niveau:*
  Mit ihrer Hilfe entfernt sich die Person nur gering von Bekanntem und Vertrautem und der Unmittelbarkeit ihres Erlebens von Ereignissen in ihrer Umwelt. Anhand dieser Fragen kann die Person bestimmten Ereignissen, die ihr entweder unvertraut oder namenlos geblieben sind, eine Bedeutung zuschreiben und diese charakterisieren.
- *Distanzierungsaufgaben auf mittlerem Niveau:*
  Mit ihrer Hilfe entfernt sich die Person mittelweit von Bekanntem und Vertrautem und der Unmittelbarkeit ihres Erlebens von Ereignissen in ihrer Umwelt. Anhand dieser Aufgaben kann die Person eine Beziehung zwischen bestimmten Ereignissen und der Entwicklung von Assoziationsketten herstellen, die Bindungen und Beziehungen zwischen diesen Ereignissen bilden. Diese Aufgaben begünstigen auch, dass diese Ereignisse miteinander verglichen und kategorisiert und Betrachtungen über Unterschiede und Ähnlichkeiten angestellt werden.
- *Distanzierungsaufgaben auf mittlerem bis hohem Niveau:*
  Mit ihrer Hilfe entfernt sich die Person wesentlich von Bekanntem und Vertrautem und von der Unmittelbarkeit ihres Erlebens von Ereignissen in ihrer Umwelt. Anhand dieser Aufgaben kann die Person über Einsichten und Erkenntnisse aus diesen

11 Diese Landkarte von Gesprächen, in denen ein »Gerüst aufgebaut« wird, wurde an der Schnittstelle zwischen Praxis und Theorie entwickelt. Die dabei verwendeten Kategorien von Distanzierungsaufgaben orientieren sich zwar an Wygotskis Gedanken, wurden aber relativ unabhängig davon formuliert. Ich habe noch andere Versionen dieser – manchmal vielschichtigeren – Landkarte entwickelt. Einige beinhalten z. B. »Distanzierungsaufgaben auf sehr niedrigem Niveau«, durch die Klienten spezifische Ereignisse in ihrem Umfeld erkennen können, die dem widersprechen, was ihnen bekannt und vertraut ist.

Assoziationsketten reflektieren, diese beurteilen und darauf zurückgreifen.

- *Distanzierungsaufgaben auf hohem Niveau:*
  Mit ihrer Hilfe entfernt sich die Person weit von der Unmittelbarkeit ihres Erlebens von Ereignissen in ihrer Umwelt. Anhand dieser Aufgaben kann die Person Begriffe von Leben und Identität bilden, indem sie diese Einsichten und Erkenntnisse von ihren konkreten und spezifischen Lebensumständen abstrahiert.
- *Distanzierungsaufgaben auf sehr hohem Niveau:*
  Mit ihrer Hilfe entfernt sich die Person sehr weit von der Unmittelbarkeit ihres Erlebens von Ereignissen in ihrer Umwelt. Anhand dieser Aufgaben kann die Person Vorschläge für die weiteren Schritte in ihrem Leben machen, die in Einklang stehen mit den neu entwickelten Begriffen von Leben und Identität; sie kann Voraussagen formulieren, wie diese Vorschläge umgesetzt werden; und sie kann solche Handlungen planen und initiieren.

Diese Fragekategorien spielen eine wichtige Rolle, wenn für die Zone des Bekannten und Vertrauten und dem, was die Person wissen und leisten könnte, ein Gerüst aufzubauen ist. Bei Peter (siehe Kap. 5) war zwar der Umstand bekannt und vertraut, dass dieser junge Mann generell nicht über sein Leben nachdenken, die Konsequenzen seines Handelns nicht vorhersehen und keine Verantwortung übernehmen konnte. Man bescheinigte ihm zwar ein konkretes Denkvermögen, sprach ihm aber die Fähigkeit zum abstrakten Denken ab. Im ersten Teil des Gesprächs, das nach der zweiten Version der Landkarte der Positionsangabe strukturiert war, hatten Peter und Trudy die Möglichkeit, sich von dieser bekannten und vertrauten Aussage zu distanzieren und zu eruieren, was über Peters Leben und Identität bekannt sein und was er leisten könnte.

Die Fragekategorie »Aushandlung einer erfahrungsnahen, besonderen Definition des einmaligen Resultats« entspricht einer »Distanzierungsaufgabe auf niedrigem Niveau« und fordert Klienten dazu auf, Ereignisse in ihrer Umwelt zu beschreiben, die ihnen unvertraut oder namenlos geblieben sind. Die Fragekategorie »Kartierung der Auswirkungen des einmaligen Resultats« entspricht einer »Distanzierungsaufgabe auf mittlerem Niveau« und fordert die

Klienten auf, eine Beziehung zwischen bestimmten Ereignissen und der Entwicklung von Assoziationsketten herzustellen, die Bindungen und Beziehungen zwischen diesen Ereignissen bilden. Die Fragekategorie »Beurteilung der Auswirkungen des einmaligen Resultats« entspricht einer »Distanzierungsaufgabe auf höherem Niveau« und fordert die Klienten auf, über Einsichten und Erkenntnisse aus diesen Assoziationsketten zu reflektieren, diese zu beurteilen und darauf zurückzugreifen. Die Fragekategorie »Begründung der Beurteilung« entspricht schließlich einer »Distanzierungsaufgabe auf hohem Niveau« und fordert die Klienten auf, Begriffe von Leben und Identität zu bilden, indem sie diese Einsichten und Erkenntnisse von ihren konkreten und spezifischen Lebensumständen abstrahieren.

Abbildungen 6.1 und 6.2 zeigen die Kartierung meines Gesprächs mit Peter und Trudy (siehe Kap. 5) auf der in diesem Kapitel beschriebenen Landkarte des »Gerüstaufbaus«. Als ein Gerüst aufgebaut wurde für die Zone zwischen dem, was bekannt und vertraut war in Bezug auf Peters Leben und Identität, und dem, was er hätte wissen und leisten können, vermochte er eine Beziehung zu erkennen zwischen bestimmten Handlungen und ihren Konsequenzen bzw. potenziellen Konsequenzen, einige sehr bedeutsame Gedanken über sein Leben zu formulieren und Begriffe von Leben und Identität zu entwickeln, indem er bestimmte Einsichten und Erkenntnisse von ihren konkreten, spezifischen Umständen abstrahierte. Dies war ein starker Kontrast zu dem, was in Bezug auf sein Leben und seine Identität bekannt und vertraut war: dass er nämlich die Konsequenzen seines Handelns nicht vorhersehen, generell nicht über sein Leben nachdenken-und nur in konkreten Begriffen denken könne.

Diese Entwicklungen waren keine eigenständigen Leistungen, sondern das Ergebnis des Austauschs zwischen Peter, Trudy, Melanie und mir. In diesem stützenden Klima der Mitwirkung war es günstig, eine Reihe von Lernaufgaben zu stellen. Um dahin zu gelangen, die Konsequenzen seines Handelns vorhersehen, über spezielle Entwicklungen in seinem Leben nachdenken und Begriffe von Leben und Identität entwickeln zu können, indem Einsichten und Erkenntnisse über das eigene Leben abstrahiert werden, braucht es solchen sozialen Austausch. Diese Leistungen sind zudem abhängig von der Sprache.

Auf dem Weg zur Begriffsbildung ist die Sprache ein entscheidendes Element. Peter kannte z. B. das Wort »Freiheit«, aber es war für ihn noch kein Begriff. Die »Bedeutung des Wortes« Freiheit wurde im Gespräch mit Peter und Trudy entwickelt und weiterentwickelt, und in diesem Prozess wurde es von konkreten und spezifischen Umständen abstrahiert, um ein Orientierung bietender Lebensbegriff zu werden. Diese Begriffsbildung konstituiert das, was Wygotski als »Selbstkontrolle bei intellektuellen Funktionen« bezeichnete. Sie ist auch die Basis für individuelle Kompetenz und verantwortungsbewusstes Handeln.

Demzufolge bildet sich individuelle Kompetenz nicht einfach aus der menschlichen Natur und ihrer Befreiung und ist auch nicht das Produkt entwicklungsbezogener Voraussetzungen. Individuelle Kompetenz und verantwortungsbewusstes Handeln werden im Wesentlichen durch den sozialen Austausch bei der Entwicklung von Wortbedeutung erlangt.

6.5 Die Verantwortung des Therapeuten

Wygotskis Gedanken über Lernen und Entwicklung können generell zum Verständnis von Veränderungen in der therapeutischen Praxis beitragen, das Bedeutsame in narrativen Therapiegesprächen herausstellen und die Weiterentwicklung narrativer Verfahren fördern. Wichtig sind auch seine Ausführungen über die sozialen und relationalen Ursprünge der Begriffsbildung und darüber, wie diese Begriffsbildung zur Basis für »Selbstkontrolle« und »Selbststeuerung« wird. Vor dem Hintergrund dieser Überlegungen sollten wir als Therapeuten die besondere Verantwortung dafür übernehmen, unseren Klienten die Basis zu bieten, auf der sie individuelle Kompetenz entwickeln können.

Wenn wir es als unsere Aufgabe ansehen, das Gerüst für die nächste Zone der Entwicklung aufzubauen, ist das ein wichtiger Aspekt der Würdigung dieser Verantwortung. So gesehen, werden wir, wenn der Klient auf Fragen des Therapeuten mit »Ich weiß nicht, was ich dazu sagen soll«, »Ich weiß nicht, wie ich darauf reagieren soll« antwortet, auf unsere Verantwortung hingewiesen, dass wir ein weiteres Gerüst im Gespräch aufbauen sollen. Dies kann erfordern, dass wir unsere Erkundung eine Ebene tiefer ansiedeln, damit die Klienten eine reflektierende Oberfläche finden und dann in der Lage sind, auf die nächste Frageebene zu reagieren. Vielleicht müssen wir auch Gelegenheit zur Erkundung der horizontalen Dimension

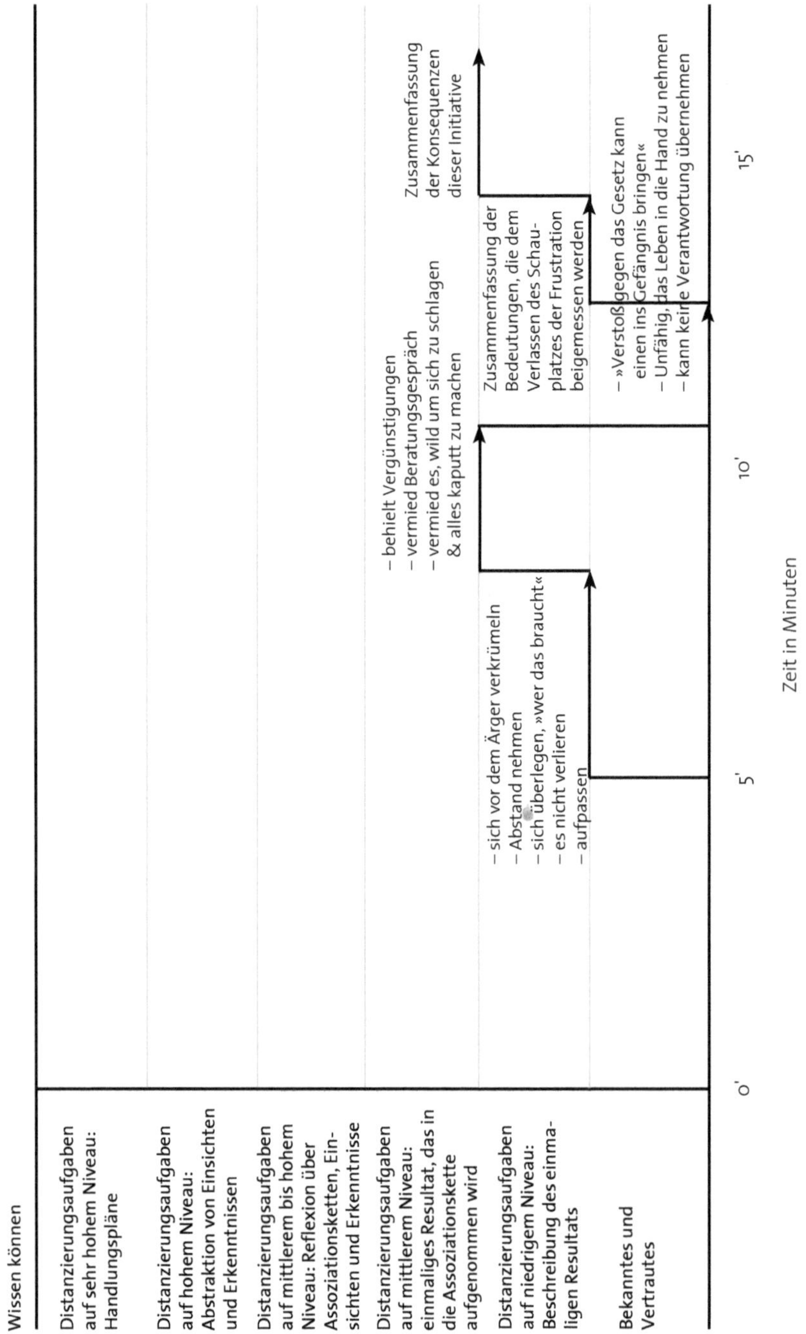
Wissen können
Distanzierungsaufgaben auf sehr hohem Niveau: Handlungspläne
Distanzierungsaufgaben auf hohem Niveau: Abstraktion von Einsichten und Erkenntnissen
Distanzierungsaufgaben auf mittlerem bis hohem Niveau: Reflexion über Assoziationsketten, Einsichten und Erkenntnisse
Distanzierungsaufgaben auf mittlerem Niveau: einmaliges Resultat, das in die Assoziationskette aufgenommen wird
Distanzierungsaufgaben auf niedrigem Niveau: Beschreibung des einmaligen Resultats
Bekanntes und Vertrautes
– sich vor dem Ärger verkrümeln
– Abstand nehmen
– sich überlegen, »wer das braucht«
– es nicht verlieren
– aufpassen
– behielt Vergünstigungen
– vermied Beratungsgespräch
– vermied es, wild um sich zu schlagen & alles kaputt zu machen
Zusammenfassung der Bedeutungen, die dem Verlassen des Schauplatzes der Frustration beigemessen werden
– »Verstoß gegen das Gesetz kann einen ins Gefängnis bringen«
– Unfähig, das Leben in die Hand zu nehmen
– kann keine Verantwortung übernehmen
Zusammenfassung der Konsequenzen dieser Initiative
0'
5'
10'
15'
Zeit in Minuten

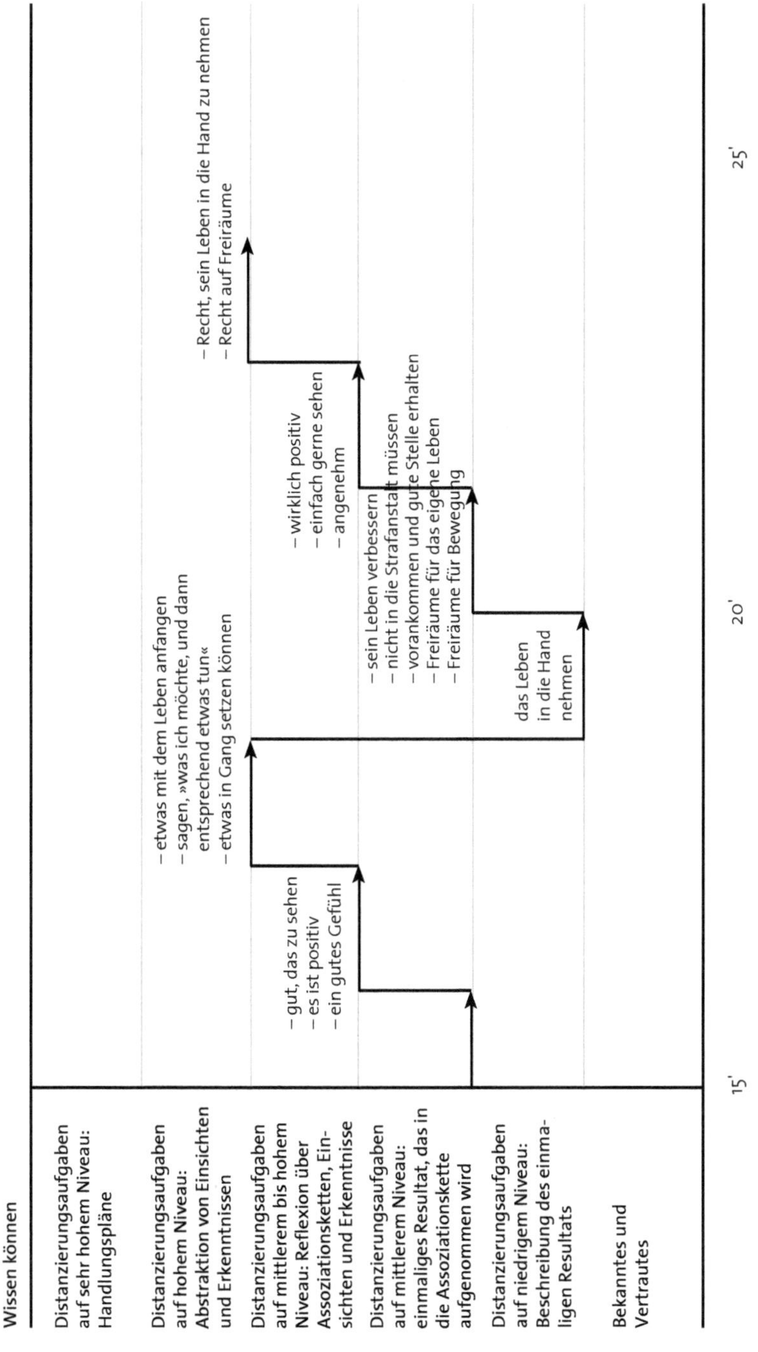

Abb. 6.2: Teil II der Kartierung des Gesprächs, in dem ein Gerüst aufgebaut wird (Peter)

geben, indem wir andere Anwesende auffordern, eine angemessene Antwort auf unsere Fragen zu geben, oder schildern, wie andere mit ähnlichen Problemen auf solche Fragen reagiert haben, und zum Nachdenken darüber anregen.

Wir haben auch die Verantwortung dafür, dass Klienten nicht Opfer von falschen Schlüssen werden wie: »ihm fehlt einfach die Motivation«, sie ist »total verantwortungslos«, ist »therapieresistent«, er kann »die Konsequenzen seines Handelns nicht vorhersehen«, sie »kann nicht über ihr Verhalten nachdenken«, er kann nur in konkreten Begriffen denken, ist »zum abstrakten Denken unfähig«. Derlei Schlüsse können ein Weckruf sein. Sie zeigen, wie tief jemand im Sumpf des allzu Bekannten und Vertrauten steckt und dass ihm die Art von sozialem Austausch fehlt, die er bräuchte, damit er ein Gerüst hat für die Zone der nächsten Entwicklung. Auf solche Weisen werden wir darauf aufmerksam, dass wir nicht aufmerksam genug ein »Gerüst aufgebaut« haben oder im Umgang mit bestimmten Klienten oder besonderen Themen an die Grenzen unserer Fertigkeiten gestoßen sind. Wenn wir erkennen, dass wir an die Grenzen unserer Fertigkeiten gestoßen sind, legen wir eine Pause ein und erkunden Wege, wie wir diese Grenzen überwinden können.

6.6 Probleme externalisieren nach dem Verfahren des »Gerüstaufbaus«

Der letzte Abschnitt dieses Kapitels beschreibt ein Beispiel für die Externalisierung eines Problems aus der Perspektive des »Gerüstaufbaus«. Diese an der Landkarte für gerüstaufbauende Gespräche orientierte Vorgehensweise geht über die mit der Externalisierung von Problemen verbundenen Prozesse hinaus und dient der weiteren Entwicklung dieser Art von Gesprächen.

Auf Bitte der Sozialarbeiterin des Jugendamtes sprach ich mit Jack, 13, seiner Mutter Abby und seinem Vater Neil. Die Sozialarbeiterin war in einem der beiden Ämter tätig, die sich seit längerem intensiv mit Jack und seiner Familie beschäftigten. Jack hatte fast überall und mit jedem Ärger: in der Schule, mit Gleichaltrigen, mit der Polizei, mit seinen Geschwistern und Eltern. Aufgrund von Jacks Verhalten jagte eine Krise die andere, und inzwischen waren seine Eltern der Ansicht, ihnen bleibe nichts anderes mehr übrig als ein geeignetes Heim für Jack zu finden oder ihn in die Psychiatrie einweisen zu lassen.

Viele dieser Krisen waren durch Jacks Gewalttätigkeit – meistens gegen seine Mutter und Geschwister – ausgelöst worden, doch kürzlich hatte er auch seinen Vater bedroht. Allgemein sah man in Jack einen Jungen, der über sein Verhalten nicht nachdenken, für seine Aktionen keine Verantwortung übernehmen könne, dessen verbale Fähigkeiten begrenzt seien und der gegen seine Probleme nichts unternehmen wolle.

Jack schien am Anfang der Sitzung überhaupt nicht daran interessiert zu sein, an dem Gespräch teilzunehmen. Unterdessen berichteten Abby und Neil von ihren Sorgen, von der jüngsten Krise und ihren Überlegungen, Jack in ein Heim zu geben. Abby glaubte, als Mutter versagt zu haben, und zeigte sich besorgt darüber, dass Jacks jüngere Geschwister später einmal keine guten Erinnerungen an diese Zeit in ihrem Leben haben würden. Sie erwähnte auch, wie sehr sie physisch und psychisch von Jack verletzt worden sei. Neil zeigte sich äußerst frustriert und erzählte, wie zwecklos alle seine Bemühungen seien, Jacks unangenehmes Verhalten einzudämmen. Er war der Ansicht, dass Jack willentlich alle Initiativen zur Entwicklung einer bejahenden Vater-Sohn-Beziehung zurückweise.

Jack schien von Abbys und Neils Schilderungen dieser Entwicklungen unbeeindruckt, bestätigte aber einige Einzelheiten ihrer Ausführungen. Daraufhin versuchte ich, mit Jack ein Gespräch darüber zu beginnen, wie sich diese Gewalttätigkeiten auf sein eigenes Leben auswirkten. Deshalb fragte ich ihn, wie diese Aktionen beschrieben werden könnten. Nach weiteren Fragen dieser Art bezeichnete er seine Gewalttätigkeiten als »aggro«[12].

Nach der Landkarte der Positionsangabe war diese Definition das Ergebnis des »Aushandelns einer erfahrungsnahen, besonderen Problemdefinition«. Nach der Landkarte für gerüstaufbauende Gespräche war sie eine »Distanzierungsaufgabe auf niedrigem Niveau«.

Die nächsten 20 Minuten stellte Jack mit meiner Hilfe fest, dass »aggro« zu sein unter anderem seine schulische Laufbahn zerstöre, ihn von seiner Familie entferne, ihm Kraft raube, sein Leben auf unterschiedliche Weise beherrsche und ihm das Gefühl von Verlo-

12 »Aggro« ist eine Abkürzung für »aggressiv« und ein Begriff aus der Szenesprache, z. B.: »Der Typ ist voll aggro.«

renheit gebe. Gemäß der Landkarte der Positionsangabe entstanden Verknüpfungen zwischen »aggro« sein und diesen Konsequenzen, indem Jack der Aufforderung nachkam, in verschiedenen Bereichen seines Lebens die »Auswirkungen des Problems zu kartieren«. Nach dem Verfahren des Gerüstaufbaus gelangen diese Verknüpfungen dadurch, dass ich Jack »Distanzierungsaufgaben auf mittlerem Niveau« stellte. Denn wenn Jack über der Entwicklung einer Assoziationskette seine Gewalttätigkeiten in Zusammenhang bringen konnte mit diesen anderen Ereignissen in seinem Leben, war das an sich schon eine bedeutende Leistung für ihn.

Anschließend forderte ich Jack auf, über diese Konsequenzen nachzudenken und sie zu beurteilen. Im Rahmen eines gerüstaufbauenden Gesprächs konstituierte dies eine Reihe von »Distanzierungsaufgaben auf höherem Niveau«. Danach sollte Jack »diese Beurteilungen begründen«. Nach dem Verfahren des Gerüstaufbaus führte dies zu einer Reihe von »Distanzierungsaufgaben auf hohem Niveau«. Dieser Versuch, ein Gerüst aufzubauen, würde Jack hoffentlich helfen, ein intentionales Verständnis von seinem Leben und dem, was ihm wichtig war, zu entwickeln. Ein solches Verständnis würde hoffentlich auch weiterentwickelt werden und zu Begriffen von Leben und Identität führen. Der folgende kurze Auszug aus dem Transkript meines Gesprächs mit Jack und seinen Eltern zeigt, wie ich für Jack ein Gerüst aufgebaut und Abby und Neil zur Mitwirkung angeregt habe. An diesem Auszug wird demonstriert, wie mithilfe von »Distanzierungsaufgaben auf höherem und hohem Niveau« ein Gerüst entsteht. Abbildung 6.3 zeigt die Kartierung dieses Gesprächs.

M: Aus dem, was ich bis jetzt herausgehört habe, schließe ich, dass »aggro« zu sein dich und deine Familie auseinanderdividiert?

Jack: Ja.

M: »Auseinanderdividiert« ist das Wort, das deine Mama verwendet hat. Trifft dieses Wort auch aus deiner Sicht zu, oder gibt es andere Wörter, die hier besser passen?

Jack: Zum Beispiel?

M: Zum Beispiel »trennt« dich von der Familie. Oder »trennt dich ab«. Oder »zerstört deine Verbindung«. Oder ...

Jack: Trennt mich ab.

M: Weshalb würdest du »trennt mich ab« sagen?

Jack: Weil die Sache zwischen mir und dem Rest zerstört ist.

M: »Aggro« zu sein zerstört die Sache zwischen dir und dem Rest, und das trennt dich ab?

Jack: Ja.

M: Wie ist das für dich so?

Jack: Was?

M: Macht es dir etwas aus, von der Familie abgetrennt zu sein? Ist das für dich in Ordnung? Fühlst du dich wohl, wenn die Sache zwischen dir und deinen Eltern zerstört ist, und zwischen dir und deinem Bruder und deinen Schwestern?

Jack: Es ist nicht so gut.

M: Es ist nicht so gut. Fühlst du dich wohl, wenn die Sache nicht so gut ist?

Jack: Es macht mir etwas aus.

M: Wie kommt das? Weshalb würdest du gerne zur Familie gehören?

Jack zuckt mit den Schultern.

M: Nun, ich nehme an, du hast deine Gründe dafür. Ich weiß nur nicht, welche das sind.

Jack: Ein Freund von mir ist aus seiner Familie rausgeflogen.

M: Ist das ein Problem für ihn?

Jack: Weiß nich', aber ich würde so nicht leben wollen.

M: Wieso nicht?

Jack: Weil er eine Menge Mist am Bein hat, was ihn ziemlich fertig macht. Das möchte ich nicht.

M: Okay. Ich sehe, dass du nicht so leben möchtest wie dein Freund. Aber ich begreife noch nicht, weshalb du zu dieser Familie gehören möchtest. Würdest du etwas verlieren, wenn du von deiner Familie abgetrennt wärst? Würdest du etwas zurücklassen, was dir wichtig ist? Würde in deinem Leben etwas fehlen, das du gerne hättest?

Jack zuckt mit den Schultern.

M: Wäre es für dich in Ordnung, wenn ich deine Mama und deinen Papa fragen würde, was sie dazu meinen?

Jack: Das ist in Ordnung.

M: Wie sehen Sie die Sache? Weshalb macht es Jack etwas aus, von der Familie abgetrennt zu sein?

Abby: Weil er nirgendwo so richtig dazupassen würde. Er würde sich nirgendwo in seinem Leben so wohl fühlen können, dass er einfach er selbst sein darf.

M: Ist das für Sie persönlich wichtig?

Abby: Natürlich. Wenn man gebraucht wird und erwünscht ist, ist das das Wichtigste, was ich mir vorstellen kann. Das ist ein weiterer Grund, der mich so traurig macht, wenn ich sehe, was mit Jacks Leben geschieht.

M: Neil, wie sehen Sie die Sache?

Neil: Nun, ich stimme Abby zu. Wenn Jack nicht zur Familie gehören würde, würde er nirgendwo hingehören. Und das wäre ziemlich schlimm, meine ich.

M: Das heißt, wenn er nirgendwo hingehört, könnte das ziemlich schlimm sein. Wie kommen Sie auf diese Idee?

NEIL: In meinem Leben gab es ziemlich schwere Zeiten, in denen ich das Gefühl hatte, nirgendwo hinzugehören, und das war mit das schrecklichste Gefühl, das ich jemals hatte. Das Gefühl, irgendwo dazuzugehören, muss etwas sein, das jeder Mensch auf die eine oder andere Art möchte. Irgendwo dazuzugehören ist das Allerhöchste.

M: Jack, was sagst du zu den Ansichten deiner Eltern?

JACK: Was Papa über das Dazugehören gesagt hat. Das stimmt.

M: Weißt du, weshalb dieses Wort »Dazugehören« auf dich passt?

JACK: Passt einfach, denke ich. Wie verankert zu sein.

M: Dazugehören passt deshalb, weil ...?

JACK: Ich möchte ein anständiges Leben.

M: Du würdest also sagen, dass Dazugehören für dich wichtig ist, weil es wichtig ist, verankert zu sein, und das kann dir ein anständiges Leben geben.

JACK: Ja.

M: Was ist ein anständiges Leben?

JACK: Da, wo es gut ist.

Jacks Bestätigung, dass »Dazugehören« für ihn wichtig sei, markierte einen Schritt in der Entwicklung der Bedeutung eines Wortes, das ihm durchaus vertraut war. Dieses Wort wurde im weiteren Gespräch überprüft und reflektiert und in weiteren Bedeutungen veranschaulicht, nachdem ich Jack noch einmal aufgefordert hatte, über die Konsequenzen des »Aggro«-Verhaltens nachzudenken. An diesem Punkt erwiderte er, dass »aggro« zu sein »Dazugehören zerstört«. Hier wurde das Wort »Dazugehören« in einem eindeutig abstrakten Sinn verwendet – es war losgelöst von der konkreten und speziellen Situation in seinem Leben –, und es war auf dem Weg zur Begriffsbildung.

Am Ende des Gesprächs schilderte Jack mehrfach, was er in seinem Leben gerne hätte und was ihm wichtig ist. In weiteren acht Sitzungen, teilweise gemeinsam mit Jacks gesamter Familie und manchmal unter Mitwirkung außenstehender Zeugen, entwickelten wir die Bedeutung von Wörtern, die definierten, was Jack in seinem Leben gerne hätte und was ihm wichtig war, sodass sie zu Begriffen von Leben und Identität wurden. Diese Begriffe hatten die Form von Lebensprinzipien. Auf dieser Plattform konnte Jack einige jüngere Ereignisse in seinem Leben neu interpretieren und sich machbare Initiativen überlegen, die sich mit diesen Begriffen deckten und es ihm ermöglichen würden, seine Gewalttätigkeit einzudämmen und seine Probleme im Leben anzugehen. Mit der Zeit konnte Jack die Angelegenheiten besser formulieren, die sein Leben und seine Bezie-

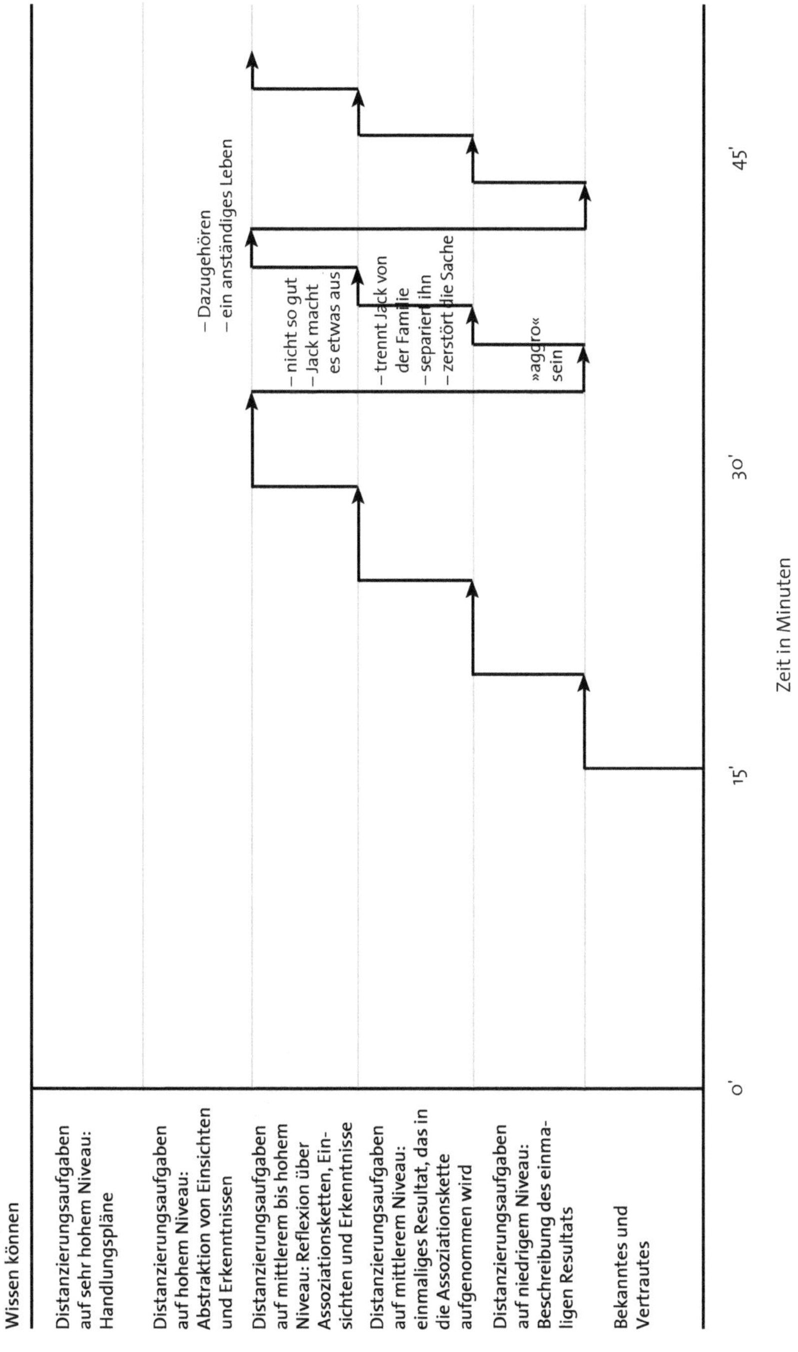

Abb. 6.3: Kartierung des gerüstaufbauenden Gesprächs (Jack)

hungen zu anderen Menschen betrafen; er konnte die Konsequenzen seiner Aktionen besser antizipieren, begeisterte sich für die Gestaltung seines Lebens und konnte entsprechend handeln. So nahmen z. B. seine Gewalttätigkeit ab und sein Interesse an Reparaturarbeiten zu. In einer Sitzung eineinhalb Jahre später erfuhr ich, dass – abgesehen von ein paar kleineren Rückfällen – diese positiven Entwicklungen angehalten hatten.

Durch das in diesem Therapiegespräch aufgebaute Gerüst ergab sich eine Reihe von »Lernaufgaben«, mit deren Hilfe Jack und seine Eltern die Zone durchquerten zwischen dem, was ihnen in Bezug auf Jacks Leben und Identität bekannt und vertraut war (nämlich dass er ein Junge war, der über sein Verhalten nicht nachdenkt, für seine Aktionen keine Verantwortung übernimmt, dessen verbale Fähigkeiten begrenzt sind und der nichts gegen seine Probleme tut), und dem, was sie über sein Leben und seine Identität wissen konnten und was er leisten konnte.

6.7 Fazit

Im Fokus dieses Kapitels stand die Erforschung von individueller Kompetenz und verantwortungsbewusstem Handeln. In diesem Zusammenhang habe ich Wygotskis Gedanken über Lernen und Entwicklung zusammengefasst. Wygotskis Forschung konzentriert sich zwar auf das frühe Lebensalter des Menschen, doch sein Konzept der »Zone der nächsten Entwicklung« und der sorgfältige Aufbau eines Gerüsts für diese Zone sind auch für Therapiegespräche bedeutsam, unabhängig von Lebensalter und Entwicklungsstufe unserer Klienten.

Ich habe einige Implikationen dieser Überlegungen für die therapeutische Praxis diskutiert, eine »Landkarte für gerüstaufbauende Gespräche« präsentiert und diese Landkarte auf beide Versionen der Landkarte der Positionsangabe übertragen. Die Landkarte für gerüstaufbauende Gespräche lässt sich auch auf andere Landkarten narrativer Verfahren übertragen, wie sie in diesem Buch vorgestellt werden, was ich hier allerdings nicht demonstriert habe.

Zu Beginn dieses Kapitels habe ich nach dem Wesen individueller Kompetenz und von verantwortungsbewusstem Handelns gefragt und anschließend eine Version dieser Überlegungen exploriert, die sich an Wygotskis Gedanken über Lernen und Entwicklung anlehnen. Nach dieser Version basieren individuelle Kompetenz und die Fähigkeit zu verantwortungsbewusstem Handeln auf einer besonderen Form des sozialen Austauschs, der dazu beiträgt, dass ein Gerüst für die nächste Zone des Lernens aufgebaut wird. Dieses Verständnis von Entwicklung individueller Kompetenz und von verantwortungsbewusstem Handeln nährt meinen Optimismus, dass man Menschen, die wegen unterschiedlichster Probleme und Dilemmata therapeutische Hilfe suchen, im Gespräch Möglichkeiten bieten und sie dadurch unterstützen kann.

Schlusswort

Dieses Buch zu verfassen war wie eine Reise. Ich bin mit dem Ziel aufgebrochen, viele meiner therapeutischen Erkundungen der letzten zwei Jahrzehnte in einem einzigen Band zusammenzufassen. Damit habe ich die Hoffnung verknüpft, die Besonderheiten dieser Erkundungen auf gelungene Weise darzustellen und sie in gedruckter Form wieder lebendig werden zu lassen. Ich wollte erreichen, dass der Geist meiner Erkundungen spürbar wird, und die Leserschaft auf eine Weise informieren, die für ihre eigene therapeutische Arbeit relevant ist. Ferner wollte ich einige der Kinder, Frauen und Männer zu Wort kommen lassen, mit denen ich Therapiegespräche geführt habe, und veranschaulichen, wie reichhaltig unsere Gespräche miteinander waren.

Ein Buch zu schreiben ist ein bedeutsames Unternehmen – und kann am Anfang recht entmutigend sein. Ich begann diese Reise mit einer leeren Seite, einer groben Reiseroute im Kopf und mit vielen Hoffnungen und Bestrebungen. Schon bald stellte ich fest, dass mein Kopf voller Ideen war, die sich nicht so leicht in Papierform bringen ließen, und das führte mich weit über das geschriebene Wort hinaus. Ich erkundete viele Routen, wie ich das, was ich sagen wollte, zum Ausdruck bringen konnte, verwarf anschließend einige und verfolgte andere bis zu den erwünschten Zielorten. Es gab Phasen, in denen ich mich in Sackgassen befand und mir den Kopf über einen Ausweg zerbrach. Manchmal befand ich mich auf Durchgangsstraßen und eilte – aufgeregt und mit einem Hochgefühl – meinem Ziel entgegen. Zwischendurch gab es immer wieder Punkte, an denen ich glaubte, die hinter diesem Buch stehenden Ziele seien zu allgemein, und ernsthaft überlegte, einige meiner Utensilien wegzulassen und die Reise abzukürzen. Doch ich behielt den Kurs bei, und jetzt stelle ich plötzlich überrascht fest, dass ich auf den letzten Seiten angekommen bin.

Das Gefühl, das ich jetzt beim Abschluss dieses Buches habe, ist so ähnlich, wie wenn ich mich nach einer langen Tour auf dem Rennrad durch hügeliges Gelände der Ziellinie nähere. An diesem Punkt ist jeder Umriss des Geländes, das ich durchfahren habe, unlöschbar in meinem Kopf eingebrannt. Ich empfinde Erleichterung darüber, die eher herausfordernden Momente der Fahrt hinter mir zu haben, z. B. die steilen Anstiege und die anstrengenden Wetterbedingungen, und bin noch voller Freude über die schnellen Abfahrten und die Wettfahrten mit Freunden über flacheres Gelände. Der Augenblick, in dem ich die Ziellinie überfahre, ist dann immer ein Moment besonderer Freude – unabhängig davon, an wievielter Stelle ich liege.

Bevor ich nun die Ziellinie beim Schreiben dieses Buches passiere, möchte ich noch weiteren Personen meinen Dank aussprechen. Dazu gehören zunächst die Menschen, die an diesem Buchprojekt dadurch mitgewirkt haben, dass sie sich mit ihren Geschichten und Worten eingebracht haben. Ohne ihre Beiträge wäre mein Buch nicht zu dem geworden, was es ist, sondern eine Chronik diffuser Ideen über therapeutisches Arbeiten geblieben. Ich kann diesen Menschen für ihren Beitrag nicht genug danken. Dazu gehören auch die Menschen, die in all den Jahren Unterstützung bei mir gesucht haben. Für mich sind sämtliche in diesem Buch beschriebenen therapeutischen Verfahren das Ergebnis unserer gemeinsamen Forschungsarbeit. Im Laufe der Behandlung bitte ich meine Klienten immer wieder um Rückmeldung, welche Wege im Therapiegespräch für sie förderlich waren und welche nicht; und am Ende der Behandlung bitte ich sie um eine kritische Überprüfung, was in unserem Bemühen, die Sorgen und Nöte ihres Lebens anzugehen, hilfreich war und was nicht. Solche Rückmeldungen und kritischen Überprüfungen sind für die Gestaltung meiner therapeutischen Arbeit enorm wichtig und für die Entwicklung der Ideen und Landkarten, wie ich sie hier vorgestellt habe, von fundamentaler Bedeutung. Während ich dieses Buch abschließe, danke ich euch allen von ganzem Herzen für die Beiträge, die in meiner Arbeit und meinem Leben für immer präsent sein werden.

Literatur

Andersen, T. (1990): Das Reflektierende Team – Dialoge und Dialoge über Dialoge. Dortmund (Modernes Leben).

Bachelard, G. (1960): Poetik des Raums. München (Carl Hanser).

Bruner, J. (1986): Actual minds, possible worlds. Cambridge, Mass. (Harvard University Press).

Bruner, J. (1997): Sinn, Kultur und Ich-Identität: Zur Kulturpsychologie des Sinns. Heidelberg (Carl-Auer-Systeme). [Orig. (1990): Acts of meaning. Cambridge, Mass. (Harvard University Press).]

Derrida, J. (1972): Die Schrift und die Differenz. Frankfurt/Main (Suhrkamp).

Derrida, J. (1979): Die Stimme und das Phänomen: Ein Essay über das Problem des Zeichens in der Philosophie Husserls. Frankfurt/Main (Suhrkamp).

Derrida, J. (1983). Grammatologie. Frankfurt/Main (Suhrkamp).

Foucault, M. (1973): Wahnsinn und Gesellschaft. Eine Geschichte des Wahns im Zeitalter der Vernunft. Frankfurt/Main (Suhrkamp).

Foucault, M. (1980) Power/Knowledge. Selected interviews and other writings 1972–1977. New York (Pantheon).

Foucault, M. (1988): Die Geburt der Klinik. Eine Archäologie des ärztlichen Blicks. Frankfurt/Main (Suhrkamp).

Goffman, E. (1973): Asyle: Über die soziale Situation psychiatrischer Patienten und anderer Insassen. Frankfurt/Main (Suhrkamp). [Orig. (1961): Asylums: Essays in the social situation of mental patients and other inmates. New York (Harper).]

Griemas, A., a. Courtes, J. (1976): The cognitive dimension of narrative discourse. *New Literary History* 7: 433–447

Hoyt, M. F. (2001a): On ethics and the spirituality of the surface: A conversation with Michael White and Gene Combs. In: M. F. Hoyt (ed.): Interviews with brief therapy experts. Philadelphia (Brunner-Routledge), pp. 71–96.

Hoyt, M. F. (2001b): Direction and discovery: A conversation about power and politics in narrative therapy with Michael White and Jeff Zimmerman. In: M. F. Hoyt (ed.): Interviews with brief therapy experts. Philadelphia (Brunner-Routledge) pp. 265–293.

Iser, W. (1984): Der Akt des Lesens. Theorie ästhetischer Wirkung. 2. durchg. und verb. Aufl. München (UTB, Wilhelm Fink).

Kermode, F. (1980): Secrets and narrative sequence. *Critical Inquiry* 7 (1): 83–101.

Kogan, S. E. a. J. E. Gale (1997): Decentering therapy: Textual analysis of a narrative therapy session. *Family Process* 36 (2): 101–126.

Myerhoff, B. (1982): Life history among the elderly: Performance, visibility, and remembering. In: J. Ruby (ed.): A crack in the mirror: Reflexive perspective in anthropology. Philadelphia (University of Pennsylvania Press), pp. 99–117.

Myerhoff, B. (1986): Life not death in Venice: Its second life. In: V. Turner a. E. Bruner (eds.): The anthropology of experience. Chicago (University of Illinois Press), pp. 261–286.

Probst, E. (1992): Rekorde der Urzeit. Die Entstehung der Erde und die Entwicklung des Lebens. München (Omnibus).

Todorov, T (1972): Poetik der Prosa. Frankfurt/Main (Athenäum).

White, M. (1984): Pseudo-encopresis: From avalanche to victory, from vicious to virtuous cycles. *Family Systems Medicine* 2 (2): 150–160.

White, M. (1995): Reflecting teamwork as definitional ceremony. In: M. White (ed.): Re-authoring lives: Interviews and essays. Adelaide, Austr. (Dulwich Centre Publications), pp. 172–198.

White, M. (2000): Re-engaging with history: The absent but implicit. In: M. White (ed.): Reflections on narrative practice: Essays and interviews. Adelaide, Austr. (Dulwich Centre Publications), pp. 35–58.

White, M. (2003): Narrative practice and community assignments. *The International Journal of Narrative Therapy and Community Work* 2: 17–55.

White, M. (2004): Narrative practice, couple therapy and conflict dissolution. In: M. White (ed.): Narrative practice and exotic lives: Resurrecting diversity in everyday life. Adelaide, Austr. (Dulwich Centre Publications), pp. 1–41.

White, M. (2005): Das Wiedereingliedern der verlorenen Beziehung bei erfolgreicher Trauerarbeit. Systhema 19 (1): 5–15; online unter: http://www.if-weinheim.de/images/stories/systhema/2005/1_2005/Sys_1_2005_White.pdf. [Orig. (1988): Saying hullo again: The incorporation of the lost relationship in the resolution of grief. *Dulwich Centre Newsletter:* 7–11.]

White, M. (2006): Narrative practice with families and children. Externalising conversations revisited. In: M. White a. A. Morgan (eds.): Narrative therapy with children and their families. Adelaide, Austr. (Dulwich Centre Publications), pp. 1–56.

White, C. (2009): Where did it all begin? Reflecting on the collaborative work of Michael White and David Epston. *Context* 105 (Oct.): 59–60.

White, M. a. Epston, D. (2009): Die Zähmung der Monster: Der narrative Ansatz in der Familientherapie, 6. Aufl. Heidelberg (Carl-Auer-Systeme). [Orig. (1990): Narrative means to therapeutic ends. New York (Norton).]

Wygotski, L. S. (1971): Denken und Sprechen. 3., korr. Aufl., Frankfurt/Main (S. Fischer); [Neuübers. des russ. Originals (2002): Vygotskij, L. S.: Denken und Sprechen. Weinheim (Beltz).]

Über den Autor

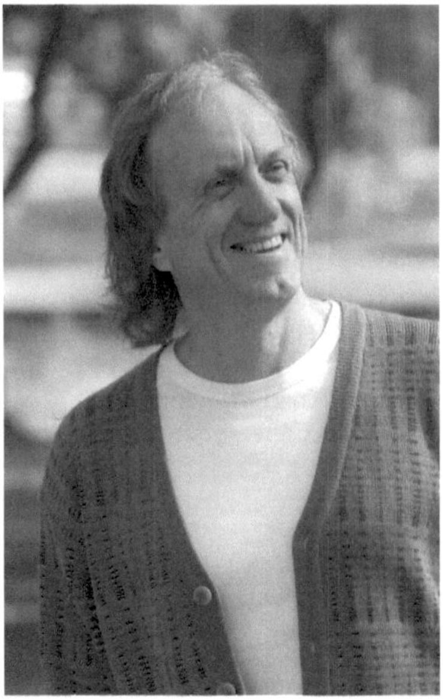

Michael White (1948–2008) gilt als Mitbegründer der Narrativen Therapie und hat mit diesem Ansatz weltweit zahlreiche Therapeuten beeinflusst. Zusammen mit seiner Frau Cheryl White leitete er das Dulwich Centre in Adelaide, Australien, in dem er über 25 Jahre lang Mitarbeiter aus dem Gesundheitswesen weiterbildete. White ist Autor mehrerer Bücher, darunter der gemeinsam mit David Epston verfasste Longseller *Die Zähmung der Monster. Der narrative Ansatz in der Familientherapie* (9. Aufl. 2024).